Christian und Elisabeth Busser

Gesundheit durch die Kraft der Natur

aethera®

die heilenden Kräfte im Menschen stärken,
die Bildung des eigenständigen Urteils unterstützen,
die Initiativbereitschaft von Patienten und Verbrauchern fördern.

Über dieses Buch: Wie kann ich eine Heilpflanze von Gewächsen unterscheiden, die ihr ähneln? Welche Teile der Pflanze finden in der Heilkunde Verwendung? Bei welchen Erkrankungen hilft die jeweilige Pflanze? Wie wende ich sie an?
Bei der Beantwortung dieser und vieler weiterer Fragen schöpfen die erfahrenen Autoren aus dem vielfach verloren gegangenen Wissensschatz der Volksheilkunde, einer wahren Fundgrube an Behandlungsmöglichkeiten, die auf einem tieferen Verständnis von Erkrankungen und ihren Heilungsprozessen beruhen. Ein praktisches Buch für unterwegs und zu Hause.

Die Autoren: Christian und Elisabeth Busser sind Pharmazeuten und ausgesprochene Pflanzenliebhaber. Ihr 2005 in Frankreich erschienenes Buch über die Pflanzenwelt der Vogesen gilt inzwischen als Standardwerk. Als Gründer der ›École Plantasanté‹ bieten sie außerdem verschiedene Schulungen zum Thema Natur und Gesundheit sowie über die (volks-)medizinische Anwendung von Heilpflanzen an, die es ermöglichen, Heilpflanzen selbst anzuwenden, sich gesund und natürlich zu ernähren und somit an Lebensqualität zu gewinnen (www.plantasante.fr).

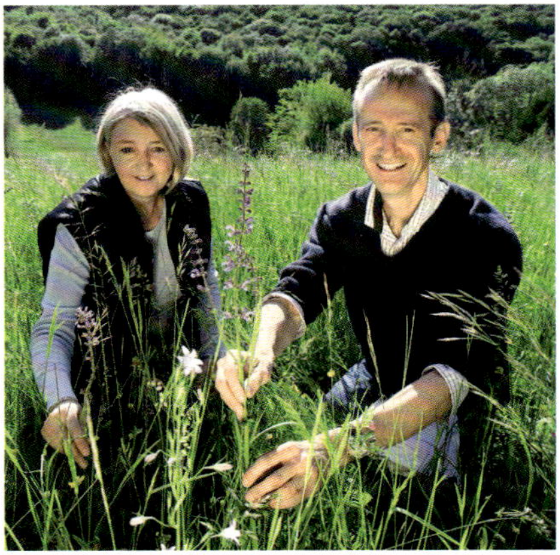

Christian und Elisabeth Busser

Gesundheit durch die Kraft der Natur

Die 150 wichtigsten Heilpflanzen erkennen und anwenden

aethera®

Wichtiger Hinweis: Sämtliche Angaben und Empfehlungen in diesem Buch wurden mit größter Sorgfalt überprüft und in Übereinstimmung mit dem neuesten Wissensstand erarbeitet. Bei Heilmittel- und Therapieempfehlungen handelt es sich um eine subjektive Auswahl ohne Anspruch auf Vollständigkeit. Die Nennung von Handelsnamen oder Warenbezeichnungen geschieht im Rahmen der allgemeinen Pressefreiheit ohne Rücksicht auf Erzeugerinteressen; eine Werbeabsicht ist damit keinesfalls verbunden.
Es wird empfohlen, die angegebenen Dosierungen einzuhalten sowie keine Selbstmedikation bei Neugeborenen, Kleinkindern, in der Schwangerschaft oder Stillzeit vorzunehmen. Angaben zu Medikamenten und therapeutischen Maßnahmen erfolgen mit der Einschränkung, dass Dosierungs- und Anwendungshinweise durch neue Erkenntnisse in der Forschung, klinische Erfahrungen und das sich verändernde Angebot an Präparaten dem Wandel der Zeit unterworfen sein können. Da auch menschliche Irrtümer oder Druckfehler nie ganz auszuschließen sind, wird für Anwendungs- und Dosierungshinweise sowie für die Wirkung der Heilpflanzen und Präparate keine Gewähr übernommen.
Im Zweifelsfall fragen Sie Ihren Arzt oder Apotheker, um die am besten geeigneten Naturheilmittel für Ihren Bedarf zu wählen. Er wird Sie bei der Identifizierung der Pflanzen und der richtigen Dosierung beraten und Sie auf Risiken und Gegenanzeigen hinweisen. Der Kauf beim Fachmann ist dem Bezug über das Internet, wo Herkunft und Qualität stark vom Zufall abhängig sind, vorzuziehen.
Die Angaben in diesem Buch sind weder dazu bestimmt noch geeignet, einen notwendigen Arztbesuch zu ersetzen. Jeder Benutzer wird dringend aufgefordert, die Angaben anhand der Herstellerinformationen auf dem Beipackzettel auf ihre Richtigkeit zu überprüfen und die dort gegebenen Empfehlungen für die Dosierung und Kontraindikationen zu beachten. Eine Haftung vonseiten der Autoren oder des Verlags für Personen-, Sach- und Vermögensschäden ist ausgeschlossen.

Die französische Originalausgabe erschien 2009 unter dem Titel *En bonne santé avec les plantes des Vosges et d'ailleurs* bei Éditions La Nuée Bleue in Straßburg.

Deutsch von Corinna Tramm

ISBN 978-3-8251-8006-5

aethera® ist ein Imprint des Verlags Urachhaus, Stuttgart
Landhausstraße 82, 70190 Stuttgart
www.aethera.de

Satz und Gestaltung: Janine Weikert
Gesamtherstellung: DZA Druckerei zu Altenburg GmbH, Altenburg

Wiederbelebung alten Wissens und der Praxis unserer Vorfahren

Christian und Elisabeth Busser haben mit ihrem Buch über die Pflanzenwelt der Vogesen (2005), einem umfassenden Lexikon mit 200 Heilpflanzen dieser Region, bislang fast 20.000 Leser begeistert. Sie sind Pharmazeuten und leben in Obernai. Als Botaniker, Ethnologen und passionierte Pflanzenliebhaber haben sie, geleitet von ihren wissenschaftlichen Kenntnissen und ihren Befragungen von Menschen, die noch über altes Heilwissen verfügen, gewissenhaft die Tradition der Volksmedizin schriftlich festgehalten und sie so vor dem Vergessen bewahrt.

In diesem praktischen Buch widmen sie sich mehr der konkreten Anwendung, um dem Leser eine erste Bekanntschaft mit der Phytotherapie zu ermöglichen. Man lernt zum Beispiel, dass eine Angina mit Salbei oder Thymian behandelt werden kann und mehrere Pflanzen wie der Baldrian und die Passionsblume zur Bekämpfung von Schlaflosigkeit eingesetzt werden können. Oder dass die Afrikanische Teufelskralle und der Ackerschachtelhalm, die Schwarze Johannisbeere und andere bei der Volkskrankheit Rückenbeschwerden wirksam sind.

Die ausgewählten 150 Pflanzen gehören zu denjenigen, die am häufigsten in der Phytotherapie eingesetzt werden. Die meisten von ihnen findet man wild in verschiedenen Regionen Europas, andere werden in diesen Gegenden kultiviert. Wieder andere vielfach verwendete Pflanzen kommen aus fernen Regionen, Ländern oder Kontinenten. So stammt die Zitronenverbene aus Südamerika und wird im Süden Europas kultiviert. Der Ginseng aus Korea und die Afrikanische Teufelskralle aus Südafrika haben einen wohlverdienten Platz neben den einheimischen Heilpflanzen gefunden. Zu jeder dieser Pflanzen, die in alphabetischer Reihenfolge geordnet sind, gibt es eine kurze Beschreibung ihres Aussehens, Hinweise zur Erntezeit, zu ihrer therapeutischen Wirkung, den aus ihr gewonnenen Heilmitteln und Gegenanzeigen. Ein nach Krankheiten sortiertes Register am Ende des Buches ermöglicht es, die jeweils geeignete(n) Heilpflanze(n) zur Linderung der einzelnen Beschwerden aufzufinden.

In Zeiten der Krise unserer Konsumgesellschaft lädt dieses Buch dazu ein, die Wohltaten und unermesslichen Ressourcen der Natur wiederzuentdecken.

Achtung: Manche Pflanzen dürfen nicht gepflückt werden!

Bestimmte wild wachsende Pflanzen, die in diesem Buch vorgestellt werden, stehen auf der sogenannten ›Roten Liste der gefährdeten Tier- und Pflanzenarten‹: beispielsweise Engelwurz, Arnika, Buchsbaum, Moosbeere, Gelber Enzian, Wildes Stiefmütterchen, Baldrian u.a. Das Pflücken ist verboten oder genehmigungspflichtig. Auskünfte erteilt das Bundesamt für Naturschutz in Bonn (www.bfn.de). Nützliche Hinweise zu den gefährdeten Pflanzen finden sich ferner unter www.bfn.de/0322_pflanzen.html.

Glossar der Anwendungsformen

Aufguss (Infus): Pflanzenteile werden mit heißem bzw. kochendem Wasser übergossen, um die Wirkstoffe aus ihnen zu lösen, und nach einer bestimmten Ziehzeit in abgedeckten Gefäßen abgeseiht. Wird vor allem bei fein zerkleinerten Pflanzenteilen (Blätter, Stiele) oder flüchtigen Inhaltsstoffen angewendet.
Augenkompresse: Eine mit einem Pflanzenaufguss getränkte Kompresse, die 10 bis 20 Minuten lang auf die Augen gelegt wird.
Augentropfen: Pharmazeutische Zubereitung zur Anwendung am Auge; wird in den Bindehautsack eingeträufelt.
Auszug, alkoholischer (Tinktur): Hierbei lässt man Pflanzen in Alkohol ziehen. Anschließend wird die Lösung filtriert.
Auszug, öliger (Pflanzenöl): Öle, die durch Einlegen von Pflanzenteilen mit den entsprechenden fettlöslichen Wirkstoffen angereichert werden. Hergestellt durch Mazeration bei einer bestimmten Temperatur; zur äußeren Anwendung.
Auszug, wässriger: siehe Kaltwasserauszug.
Breiumschlag (Kataplasma): Heilmittel zur äußeren Anwendung, bei dem entweder feines Pulver in einer Flüssigkeit gelöst wird oder komplette Pflanzenteile (beispielsweise Leinsamen) oder dickflüssige zerstoßene Pflanzen verwendet werden.
Dekokt (Absud): Pflanzenteile werden in Wasser gekocht, um die löslichen Bestandteile zu extrahieren. Anschließend lässt man das Ganze ziehen und seiht schließlich ab. Vor allem für ›harte‹ Pflanzenteile geeignet (Hölzer, Rinden).
Flüssigextrakt (Fluidextrakt): Hochkonzentrierter Extrakt von Pflanzenteilen, bei dem 1 kg Pflanzenmaterial 1 l Flüssigextrakt ergibt.
Frischsaft: Die frische Pflanze wird gepresst und der entstehende Pflanzensaft zentrifugiert oder filtriert.
Gel: Zur äußeren Anwendung. Fettfrei, auf Wasserbasis. Gele können beispielsweise aus wässrigen oder verdünnten alkoholischen Extrakten hergestellt werden.
Globuli (Streukügelchen): Kleine Laktosekugeln, die mit einem homöopathischen oder anthroposophischen Wirkstoff besprüht sind.
Glyzerin-Mazerat: Man lässt Knospen- oder andere Pflanzenteile in einer Mischung auf Glyzerin-, Alkohol- und Wasserbasis ziehen.
Gurgellösung: Flüssigkeit zum Gurgeln, um eine entzündungshemmende und antiseptische Wirkung zu erzielen.
Inhalation: Einatmen von Dämpfen, die mit den Wirkstoffen einer Heilpflanze gesättigt sind.
Kaltwasserauszug (Mazerat): Pflanzenteile werden mit kaltem Wasser (bzw. Wasser in Zimmertemperatur) aufgegossen und nach einer bestimmten Ziehzeit abgeseiht.
Kapseln oder Dragees mit Trockenextrakt: Ein Trockenextrakt ist eine feste Drogenzubereitung, die beispielsweise in Tabletten, Dragees und Kapseln einge-

arbeitet wird. Nach der Extraktion in ein Lösungsmittel wird dieses verdampft und der feste Rückstand in einen Trocknungsprozess geführt.

Kompresse: Saugfähige Gaze, die mit entzündungshemmend, antiseptisch oder blutstillend wirkenden Substanzen getränkt oder auch zum Schutz beispielsweise auf die Haut aufgelegt wird.

Lotion: Wasserhaltige flüssige Pflegezubereitung, zum Auftragen auf die Haut oder die Haare, zur Pflege, Aufbau und Reinigung.

Mazeration: Gewinnung von einem Extrakt, indem man Pflanzenteile in Wasser, Öl oder Alkohol bei Normaltemperatur ziehen lässt.

Mundspülung: Eine antiseptische Flüssigkeit zur Anwendung im Mundraum, häufig als Spray.

Muttertinktur (Urtinktur): Pharmazeutische Zubereitung, die durch Mazeration frischer Pflanzen(-teile), seltener auch getrockneter Pflanzen, in Alkohol bestimmter Konzentration gewonnen wird und zur Herstellung homöopathischer Präparate und Dilutionen dient.

Nebulisat: Die Wirkstoffe der Pflanze werden zuerst mittels eines Lösungsmittels (Wasser, Alkohol, Äther) extrahiert und dieser Flüssigextrakt dann in heißer Luft schnell zu Trockenpulver eingedampft.

Öl, ätherisches: Ölige, wasserdampfflüchtige Extrakte aus aromatischen Pflanzen oder Pflanzenteilen, die abhängig von der Herkunftspflanze einen starken, charakteristischen Geruch haben und durch Destillation oder Auspressen gewonnen werden.

Ölkapseln: Kapseln, die mit (ätherischem) Öl in einer bestimmten Dosierung gefüllt sind (Beispiel: Nachtkerzenöl).

Pflanzenbad: Ein konzentrierter Pflanzenaufguss, der dem Badewasser zugegeben wird; auch als Säckchen mit getrockneten Pflanzen, das 10 bis 20 Minuten im Badewasser verbleiben sollte.

Pulverkapseln oder -dragees: Hergestellt unter Verwendung von Pulver aus der rohen Pflanze. Enthält alle Bestandteile der gesamten Pflanze.

Sirup: Dickflüssige Substanz, basierend auf einer Zuckerlösung.

Trinkampulle: Flüssige Anwendung in Form versiegelter und steriler Ampullen (nicht für Injektionen geeignet), zur oralen Verabreichung, meist aus Glas, hervorragend geeignet zur Konservierung frischer Pflanzen. Um die Flüssigkeit trinken zu können, muss man die Ampulle an beiden Enden öffnen.

Zubereitung, wässrige: Bei der Herstellung wird nur Wasser und kein Alkohol verwendet.

Acerola-Kirsche

Malpighia punicifolia L. Malpighiaceae

• Müdigkeit, Erschöpfung | • Stress | • hohe Belastung | • Überarbeitung • Rekonvaleszenz | • jahreszeitlich bedingte Umstellungsbeschwerden

Erschöpfung, Stärkung des Immunsystems

Die Laubblätter dieses immergrünen Strauches sind gegenständig angeordnet, oval oder elliptisch und spitz zulaufend. Rosafarbene Blüten gruppieren sich zu axialen Blütenständen. 3-mal im Jahr blüht diese Pflanze. Die feuerroten Früchte sind essbar, schmecken säuerlich und angenehm, sie zu konservieren ist aber schwierig.

Heilwirkung: Die Früchte sind sehr reich an Vitamin C: Der Gehalt beträgt 1 bis 2 g / 100 g, das ist 20- bis 30-mal mehr als in der Orange. Auch Vitamine der Gruppe B sind in erhöhten Konzentrationen enthalten. Außerdem lassen sich in der Acerola-Kirsche Antioxidantien und Mineralien nachweisen (Phosphor, Kalzium, Eisen, Kalium und Magnesium). Sie ist ein hervorragendes Mittel, um Infektionen entgegenzuwirken, zur Vorsorge oder als Kur, weil sie das Immunsystem stimuliert und oxidationshemmend wirkt.
Diese Frucht vermindert die Zerstörung der Zellmembranen, indem sie freie Radikale hemmt. Sie ist ein sehr wirksames Stärkungsmittel und hat remineralisierende Wirkung (im Wachstum, in Schwangerschaft, und Stillzeit, bei Heilungsprozessen nach Knochenbrüchen, bei Mineralienmangel). Wegen ihrer entgiftenden Eigenschaften kann sie auch im Rahmen einer Tabakentwöhnung sehr empfohlen werden.

Acerola wächst wild in den tropischen Regionen Südamerikas und auf den Antillen. Die ›Antillenkirsche‹ wird bis zu 4-mal im Jahr geerntet.

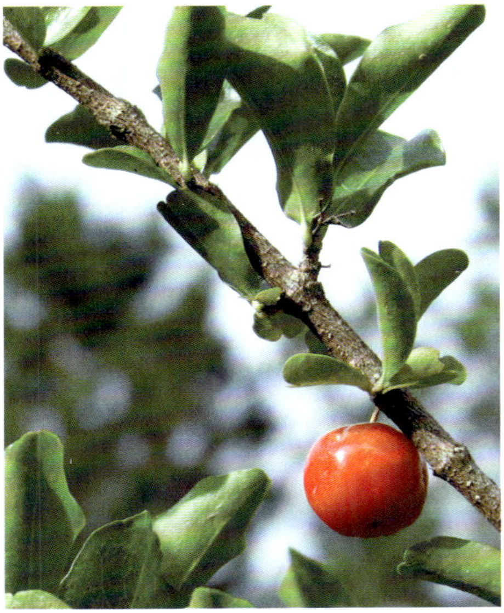

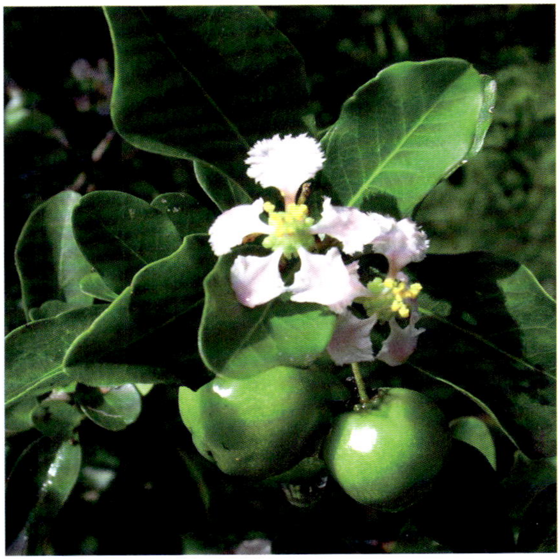

Anwendung: Von dem aus den Früchten gewonnenen Pulver in Kapsel- oder Tablettenform werden 500 bis 2000 mg pro Tag eingenommen: empfohlen bei allgemeiner Schwäche, zur Gewichtszunahme nach Abmagerung; ganz allgemein bei Erkältungen und gegen Erschöpfung.

Ackerschachtelhalm (Zinnkraut)

Equisetum arvense L. Equisetaceae

• harntreibend | • remineralisierend

Rheumatische Krankheiten bzw. Beschwerden, Schmerzen

Im Frühling erscheint die Pflanze in unverzweigten kurzen fertilen (fruchtbaren) Sprossen mit einer charakteristischen zapfenähnlichen, bräunlichen Sporenähre. Wenn diese abgestorben sind, folgen im Sommer bis 50 cm hohe grüne sterile Triebe mit in regelmäßigen Abständen quirlig verzweigten Seitenästen.

Heilwirkung: Die Pflanze ist reich an Mineralstoffen (Kalium, Silizium, teilweise in gelöster Form). Schachtelhalm wirkt harntreibend, fördert die Bildung von weißen Blutkörperchen und stärkt das Bindegewebe, weshalb er auch bei rheumatischen Beschwerden helfen kann. Außerdem wirkt er blutstillend.

Anwendung: Zur inneren Anwendung bei Nierenleiden, Rheuma, Dickleibigkeit, Osteoporose, Knochenbrüchen oder Krampfneigung gießt man 2 bis 4 g getrocknetes und fein geschnittenes Pflanzenkraut mit 200 ml kochendem Wasser auf, lässt das Ganze 10 bis 15 Minuten ziehen und trinkt davon täglich 3 Tassen. Man kann auch ein wässriges Mazerat herstellen, indem man 2 bis 4 g getrocknetes und fein geschnittenes Pflanzenkraut in 200 ml kaltem Wasser 12 Stunden ziehen lässt und dann filtert. Diesen Auszug trinkt man in 2 Portionen über den Tag verteilt. Von einem flüssigen Extrakt gibt man 25 Tropfen in ein Glas Wasser und trinkt dies 4-mal täglich. Die remineralisierende Wirkung wird vor allem mit Pflanzenpulver erreicht (am besten mit mikronisiertem Pulver; mindestens 6 Kapseln mit 300 mg Pflanze täglich über mehrere Monate).
Äußerliche Anwendung: Zur Narbenpflege (z.B. bei Windpocken) bereitet man ein wässriges Mazerat oder einen Aufguss zu und trägt diesen entweder nach Abkühlung oder lauwarm auf die Haut auf oder verwendet ihn als Badezusatz.

Risiken und Gegenanzeigen: Ackerschachtelhalm darf nicht mit dem Sumpfschachtelhalm (Equisetum palustre) verwechselt werden, dieser enthält toxische Alkaloide und wächst in nassen Wiesen und Mooren.

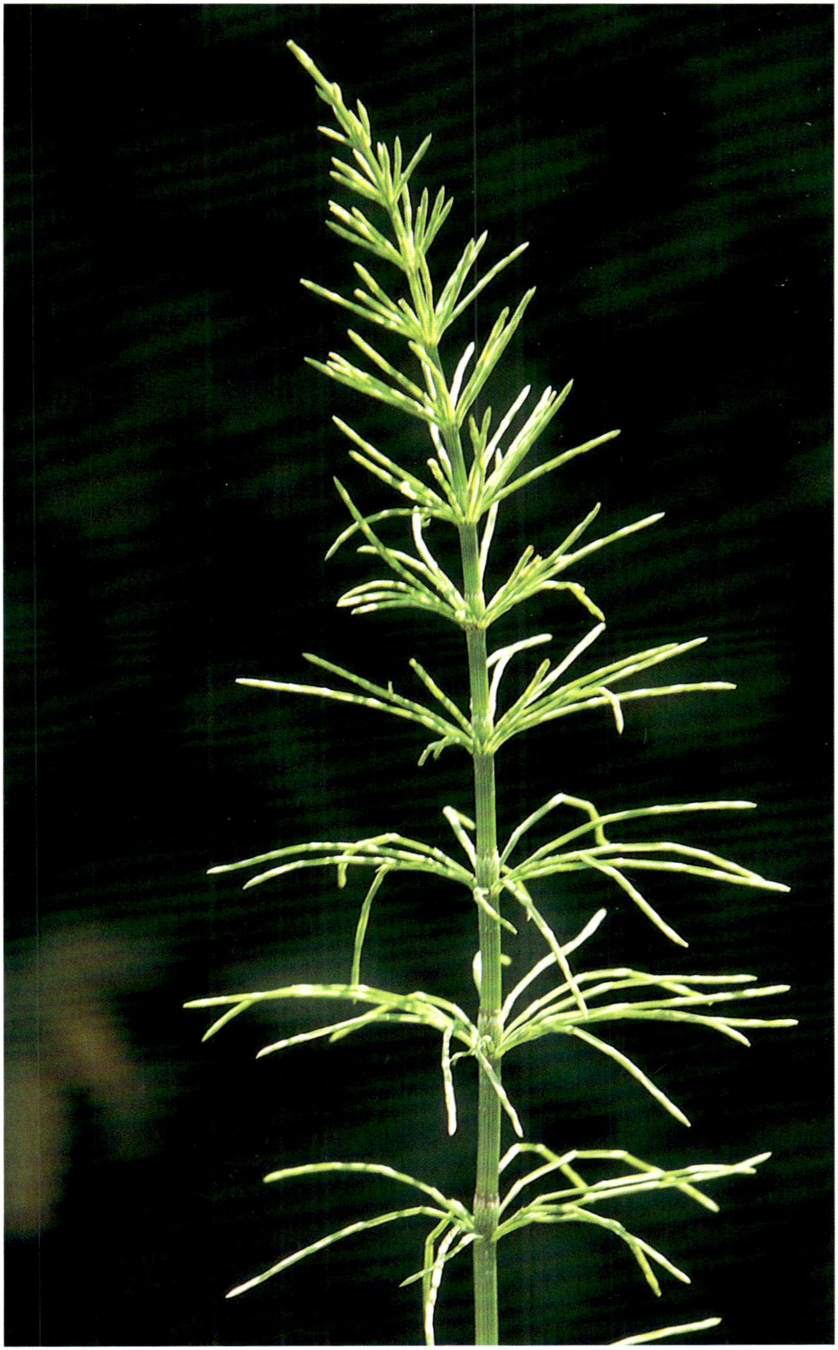

Im Sommer werden ausschließlich die grünen sterilen Halme gepflückt. Man kann sie in der prallen Sonne oder im Ofen trocknen. Die Pflanze bewahrt ihre Eigenschaften über einen langen Zeitraum.

Aktivkohle

Carbo vegetabilis

• Blähungen | • Flatulenz (verstärkte Entwicklung von Gasen in Magen und/oder Darm) | • Aerophagie (Luftschlucken) | • Bauchschmerzen

Verdauung

Die Aktivkohle ist ein schwarzes, leichtes Pulver, das sich hauptsächlich aus Kohlenstoff zusammensetzt, nicht wasserlöslich (hydrophob) und von poröser Struktur ist. Sie ist eine Form der Holzkohle, die eine stark adsorbierende Fähigkeit aufweist.

Heilwirkung: Verschiedene neueste Versuche haben bewiesen, dass die Aktivkohle die Fähigkeit hat, bestimmte Viren (Maul- und Klauenseuche, Schafpocken, Humane Rotaviren, Coronavirus, Enteroviren etc.) und gewisse Bakterien zu absorbieren. Sie bietet sich deshalb bei zu starker Darmfermentation an, bei einem Blähbauch (Meteorismus), Blähungen (Luftschlucken und Füllung der Gallenwege mit Luft: Aerocholie) und den daraus resultierenden Bauchschmerzen sowie bei Durchfall und bestimmten Lebensmittelvergiftungen.

Anwendung: In Form von Tabletten oder Kapseln (1 g pro Tag oder mehr, je nach ärztlichem Rat, wobei uns bewusst ist, dass in der Vergangenheit bis zu 30 g täglich verwendet wurden!).

Risiken und Gegenanzeigen: Wie jedes durchfallhemmende Mittel kann Aktivkohle bei hoher Dosierung Verstopfung verursachen. Durch ihre absorbierenden und adsorbierenden Eigenschaften besteht die Gefahr, dass die Wirksamkeit gewisser Behandlungen verringert wird (deshalb insbesondere die ›Pille‹, kardiologisch verwendetes Digitalis usw. im Abstand von 2 Stunden zur Aktivkohle einnehmen).

Die Aktivkohle wird meistens durch Karbonisierung unter Luftabschluss aus Pappel- oder Kokosnussholz bei sehr hoher Temperatur (600 bis 900 °C) gewonnen, gefolgt von einer erneuten Erhitzung unter Hinzufügung von Wasserdampf, Luft oder oxidierendem Gas, das die Entwicklung von Poren ermöglicht.

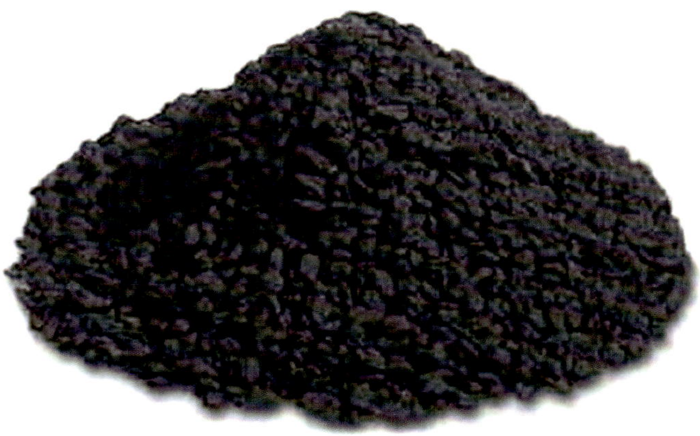

Andorn, Weißer

Marrubium vulgare L. Lamiaceae

• Verdauungsstörungen | • regt zur Bildung von Gallensaft an (Choleretikum) • entzündungshemmend | • lindert Schmerzen | • Herzklopfen | • Husten • krampflösend (Bronchien) | • Atemwegsbeschwerden | • Infektionen

Verdauung, Atemwege und HNO

Diese Pflanze enthält Bitterstoffe (ihr Name stammt vom Hebräischen ›mar‹, bitter, und ›rob‹, Saft) und duftet nach Thymian. Ihre ovalen oder runden, kreuzgegenständigen Blätter sind an der Unterseite filzig und gräulich behaart. Die Blüten sind weiß. Am Grund der Blütenröhre befindet sich der Kelch mit seinen zehn feinen Zähnen, deren Spitzen meist hakenförmig gebogen sind und wie Kletten haften.

Heilwirkung: Der Weiße Andorn wirkt gegen Appetitlosigkeit und Verdauungsstörungen, besonders bei Blähungen und Blähbauch (Meteorismus). Durch ihre Bitterstoffe regt die Pflanze die Sekretion von Gallensaft an, wodurch sich ihre Wirkung auf das Verdauungssystem erklärt. Bei den Bronchien zeigt der Weiße Andorn krampflösende, schmerzstillende und entzündungshemmende Eigenschaften. Er wirkt als hustenlösendes Mittel auf die Bronchialsekretion, mindert den Hustenreiz bei hartnäckigem Husten, kann Asthmaanfällen, Bronchitis und Bronchiolitis vorbeugen und reguliert Herzrhythmusstörungen und Herzklopfen.

Anwendung: Man lässt 20 bis 50 g der getrockneten oberirdischen Teile der Pflanze in 1 l kochendem Wasser 10 Minuten ziehen und trinkt davon 3-mal

Die Pflanze, deren oberirdische Teile zu Beginn der Blüte im Mai und Juni gesammelt werden, gedeiht in ganz Europa auf trockenen Wiesen, am Wegesrand und in der Nähe von Geröllhalden.

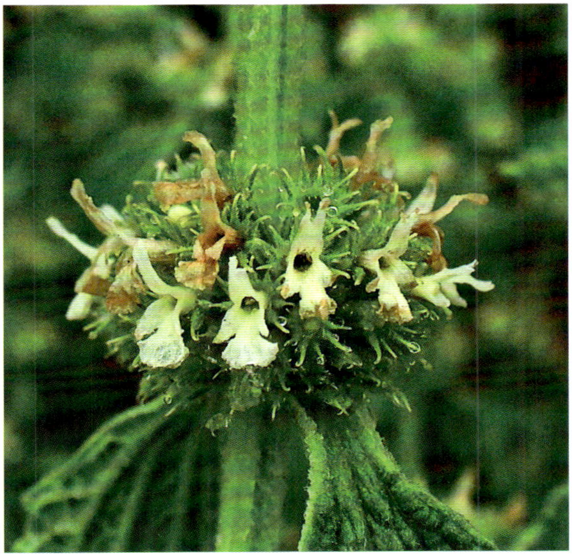

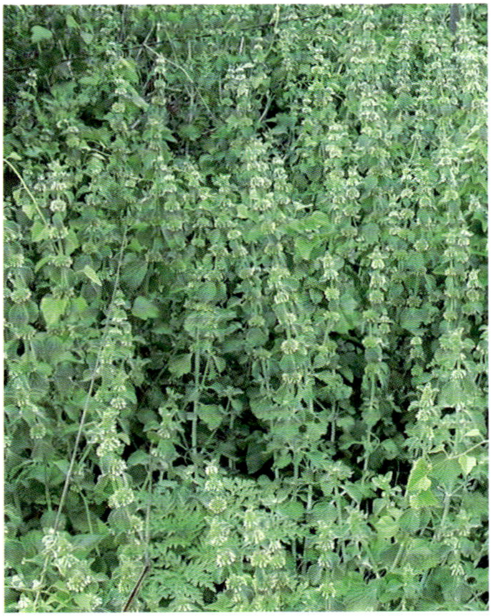

täglich 1 Tasse. Oder man nimmt 1 bis 2 Esslöffel vom Saft der frischen Pflanze ein. Von einem flüssigen Auszug kann man 3-mal täglich 1,5 ml zu sich nehmen, in Form von Pulverkapseln bis zu 2 g, verteilt auf 3-mal am Tag. Als äußerliche Anwendung bei Geschwürbildung und eiternden Wunden hilft Andorn als Kompresse.

Risiken und Gegenanzeigen: In über den therapeutischen Einsatz hinausgehender Dosierung beeinträchtigt der im Andorn enthaltene Bitterstoff Marrubiin den Herzrhythmus.

Anis

Pimpinella anisum L. Apiaceae

• Blähbauch (Meteorismus) | • träge Verdauung | • zu schwacher Milchfluss

Verdauung, Milchbildung

Der Anis ist eine einjährige Pflanze, die ursprünglich aus dem Mittleren Orient stammt und in Ägypten und Griechenland wild wächst. Sie trägt weiße Blütendolden, dann folgen kleine grau-grünliche Früchte mit intensivem süßem Geschmack. Ihr ätherisches Öl weist antimikrobielle Eigenschaften auf, ist reich an Anethol und fördert den Schleimauswurf sowie die Schleimverflüssigung bei Husten. In schwacher Dosierung regt es die Peristaltik (Muskeltätigkeit) des Darmes an, wodurch es Blähungen entgegenwirkt und die Bildung von Gärungsgasen im Darm vermindert.

Die Früchte werden nach der Blüte (Juli und August) gesammelt und vor Licht geschützt getrocknet.

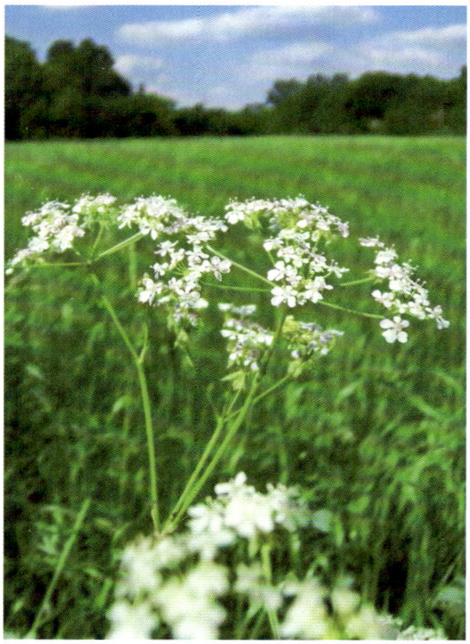

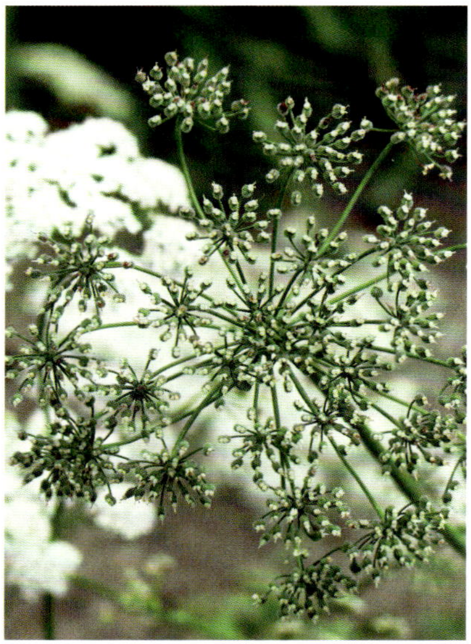

Heilwirkung: Anis hat östrogene Wirkung, regelt daher die Menstruationsblutung und stimuliert besonders den Milchfluss. Er lindert auch bestimmte Wechseljahresbeschwerden wie Hitzewallungen. Bei stärkerer Dosierung (als konzentrierter Teeaufguss oder ätherisches Öl in schwacher Dosis) wirkt Anethol krampflösend und entspannt den Darmtrakt.

Anwendung: Möchte man Anis als Aperitif bei träger Verdauung, Blähungen und Aufstoßen oder bei Husten mit Auswurf einsetzen, lässt man 2 bis 3 g mit den Fingern zerdrückte Anissamen in 250 ml kochendem Wasser 5 Minuten zugedeckt ziehen. Nach den Hauptmahlzeiten trinkt man 1 Tasse davon. Zur Anregung des Milchflusses nimmt man einen Teeaufguss in derselben Dosierung ein.

Risiken und Gegenanzeigen: Aufgrund ihres Anetholgehalts ist die Pflanze bei sehr starker Dosierung giftig; man darf sie also nur in handelsüblicher Dosierung anwenden, das verschreibungspflichtige ätherische Öl nur nach ärztlicher Anweisung.

Arnika

Arnica montana L. Asteraceae

• Muskel- und Gelenkschmerzen | • Kreislaufstörungen | • Blutergüsse
• Ödeme | • Verstauchungen | • vor und nach körperlichen Anstrengungen

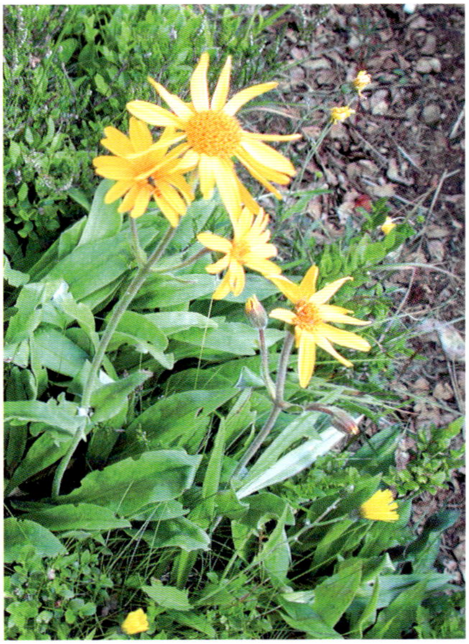

Die Arnika ist eine krautige rhizombildende Pflanze mit 20 bis 50 cm Wuchshöhe und einem zylindrischen Stängel mit 1 oder 2 Abzweigungen. Zumeist 4, manchmal auch 6 ovale, mit Blattnerven versehene ganzrandige Grundblätter sind in einer Rosette angeordnet, die dicht am Boden sitzt. Die orange-gelben Blütenkörbchen erreichen einen Durchmesser von 5 bis 8 cm. Ihre Früchte sind einsamige Achänen (Schließfrüchte) mit einem Haarkranz (Pappus). Die getrockneten Blüten haben einen angenehmen Duft und bitteren Geschmack; sie werden schwarz und riechen in feuchter Umgebung nach Tabak.

Heilwirkung: Arnika wirkt entzündungshemmend bei Hautblutungen (Ekchymosen) und fördert die Vernarbung von Wunden sowie die Heilung von Prellungen und Unterschenkelgeschwüren (›offenen Beinen‹); sie verfügt über antibakterielle und fungizide (pilztötende) Eigenschaften.

Rheumatische Beschwerden, Schmerzen, Durchblutung, Blutkreislauf

Anwendung: Innere Anwendung als C5, 7 und 9 (in der Homöopathie): Man nimmt alle 30 Minuten 3 Globuli; bei Besserung kann man die Abstände vergrößern. Äußerliche Anwendung: Bei geschlossenen Wunden, Blutergüssen, Verstauchungen, Prellungen, Ödemen, Knochenbrüchen und Muskel- und Gelenkschmerzen trägt man Arnika-Gel auf oder übergießt 4 Teelöffel Blüten mit 100 ml kochendem Wasser und lässt das Ganze 10 Minuten ziehen. Wenn der Aufguss abgekühlt ist, verwendet man ihn für Kompressen, die man mehrmals täglich auf die betroffene Stelle auflegt. Als Massageöl wird Arnika zur Behandlung von Muskeln vor und nach einer Anstrengung angewendet. Bei Schmerzen sollte man das konzentriertere Gel auftragen.

Risiken und Gegenanzeigen: Arnika darf nie in Augen- und Mundnähe oder bei offenen Wunden angewendet werden (Gefahr von Ödemen, Bläschenbildung und Ekzemen). Bei starker Dosierung ist eine herzschädigende Wirkung möglich. Bei ersten Anzeichen einer Reizung und ungewolltem Kontakt muss man anhaltend mit fließendem Wasser spülen. Bei einer äußeren Anwendung sollten Sie die Verträglichkeit vor dem Auftragen testen. Dies alles sollte Sie aber nicht von dieser wunderbaren Pflanze abhalten!

Arnika wächst auf mageren Wiesen und ist in weiten Teilen Europas bis in alpine Höhenlagen zu finden. Im Schwarzwald und den Höhenlagen der Vogesen ist sie ab 700 bis 800 m verbreitet, vor allem auf Süd- und Westhängen. Sie steht unter Schutz und darf zu privaten Zwecken nicht gepflückt werden. Die Ernte unterliegt drastischen Einschränkungen und findet im Juli (Blüten) und September (Wurzeln) statt.

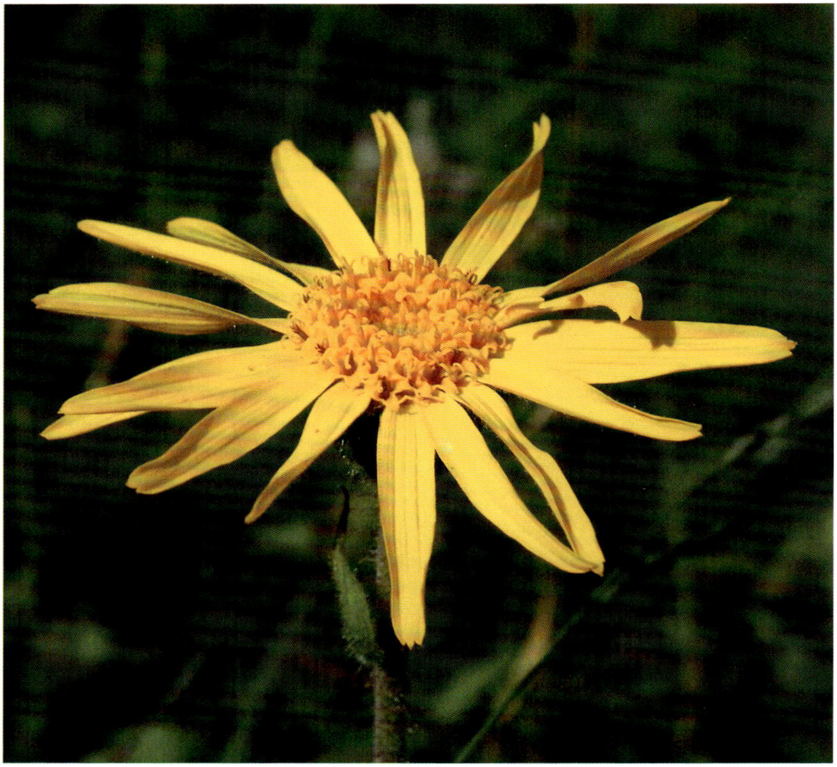

Artischocke

Cynara scolymus L. Asteraceae

• Leber- und Gallenbeschwerden | • Verdauungsstörungen | • Verstopfung
• Senkung des Cholesterinspiegels

Die Artischocke ist eine alte Kulturpflanze, die im Mittelmeerraum als Gemüseartischocke wild wächst. Sie wirkt distelartig, hat aber keine Dornen, erlangt eine stattliche Größe und hat große fiederspaltige Blätter. Die röhrenförmigen Blüten gleicher Länge sind blau oder ins Violett spielend und bilden zusammen eine große Korbblüte.

Verdauung, Stoffwechsel

Heilwirkung: Die Artischocke regt die Bildung von Gallensaft in der Leber an und fördert den Gallenfluss in den Verdauungstrakt, worauf ihre Wirkung bei Verstopfung beruht. Außerdem schützt sie die Leberzellen (wissenschaftliche Studien dazu sind im Gange).

Anwendung: Diese Pflanze wird bei Beschwerden der Leber, der Nieren, bei zu hohem Cholesterinspiegel und Verdauungsstörungen (wegen ihrer Eigenschaft, die Darmperistaltik zu aktivieren und den Stuhlgang zu fördern) eingesetzt: 30 bis 40 g getrocknete Blätter übergießt man mit 1 l kochendem Wasser und lässt 10 Minuten ziehen; davon trinkt man täglich 3 Tassen vor den Mahlzeiten. Von Hartkapseln zu je 300 mg Pflanzenpulver nimmt man 2 Kapseln während oder vor jeder Mahlzeit ein.

Die Ernte der Blätter findet im Juli statt. Die Artischocke wächst bevorzugt in warmen Zonen.

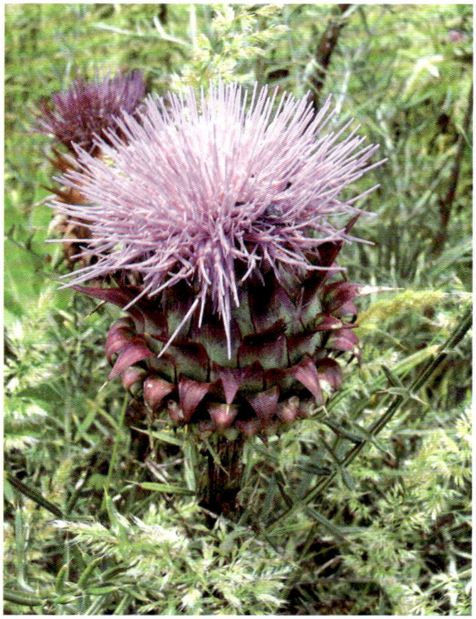

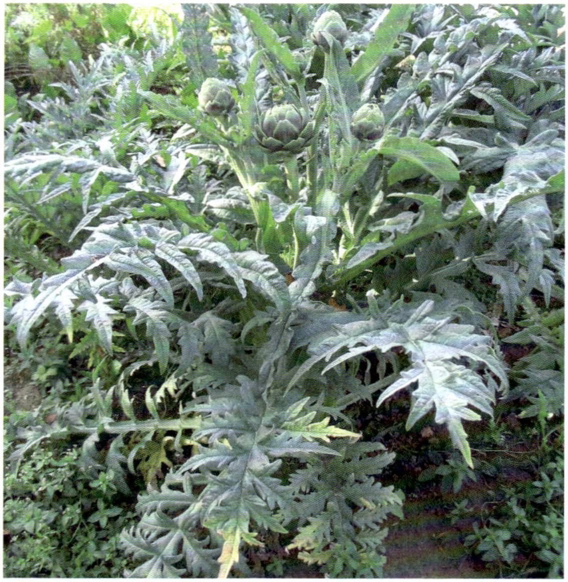

Augentrost

Euphrasia officinalis L. Scrophulariaceae

• Bindehautentzündung | • tränende Augen | • müde Augen | • entzündete Augenlider | • Hornhautentzündung | • Gerstenkorn | • Schnupfen

Der Augentrost ist eine einjährige 10 bis 30 cm hohe Pflanze. Die eiförmigen, ungestielten Blätter sind gekerbt gezähnt. Die Blüte ist weiß, das untere Blütenblatt hat einen gelben Fleck, auf den blassviolette Adern zulaufen. Die obere Lippe der Blüte hat die Form einer Haube, die untere ist dreilappig.

Heilwirkung: Diese Pflanze wirkt entzündungshemmend im Augenbereich (tränende Augen, Bindehautentzündung) und bei Fließschnupfen.

Anwendung: Für einen Teeaufguss lässt man 2 bis 3 g getrocknetes Kraut der Pflanze 5 bis 10 Minuten in kochendem Wasser ziehen. Wenn der Aufguss auf Zimmertemperatur abgekühlt ist, bereitet man daraus eine Kompresse, die auf das Auge aufgelegt wird.
Augentrost wird in der Homöopathie in Form von Augentropfen, Tropfen und Globuli angewendet. Bei Schnupfen nimmt man 3-mal täglich 5 Tropfen Muttertinktur mit Wasser ein.

Die oberen Pflanzenteile werden zur Blütezeit im Juli und August gesammelt. Augentrost wächst gewöhnlich auf Wiesen und Weiden, an Weg- und Waldrändern.

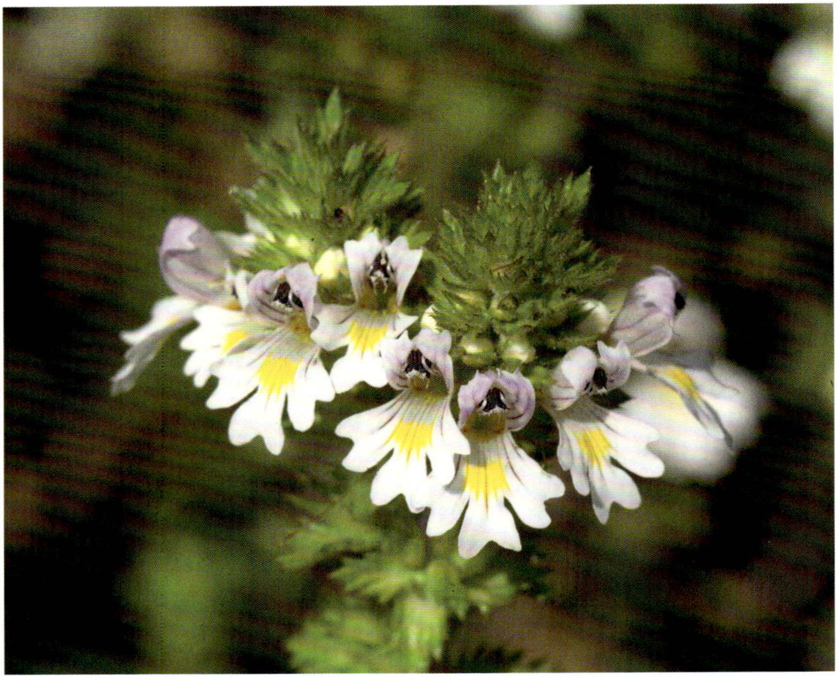

Baldrian

Valeriana officinalis L. sensu latu Valerianaceae

• Beruhigungsmittel bei Schlafstörungen | • beruhigend bei nervösen Erregungszuständen bei Kindern und Erwachsenen

Baldrian ist eine krautige mehrjährige Pflanze, die 50 cm bis 2 m hoch werden kann. Ihr senkrechter Stängel trägt weiße oder rosafarbene doldenartige Blütenstände und längliche, gefiederte Blätter. Die Früchte sind Kapseln (Achänen), die von einem fedrigen Haarkranz (Pappus) überragt werden, der sich bei Feuchtigkeit einrollt. Den Geruch (vor allem der Wurzel) mögen Katzen besonders, daher auch der Name ›Katzenkraut‹.

Nervosität, Stress, Schlafstörungen

Heilwirkung: Baldrian hat eine beruhigende Wirkung; er verkürzt die Einschlafzeit und verbessert die Schlafqualität. Er lindert nervöse Unruhe und dämpft die Übertragung von Nervenimpulsen, worauf seine krampflösende und beruhigende Wirkung beruht. Er ist ein ideales Antistressmittel, löst Muskelverspannungen und kann als Anxiolytikum (angstverringerndes Mittel) eingesetzt werden.

Anwendung: Bei neurovegetativen Problemen (bei der Regulierung des Verdauungs-, Atmungs- und Herz-Kreislauf-Systems sowie des Harn- und Geschlechtsapparats, die vom vegetativen Nervensystem gesteuert werden) und bei leichten Ein- und Durchschlafstörungen nimmt man pro Tag 2 Kapseln zu je 300 mg Pflanzenpulver mit 1 großen Glas Wasser zur Hauptmahlzeit oder vor dem Abendessen ein. Man kann auch ½ Teelöffel Flüssigextrakt in ½ Glas Wasser oder

Die unterirdischen Teile der Pflanze können im Frühling vor der Entwicklung der Stängel und Blütentriebe oder im Herbst geerntet werden.

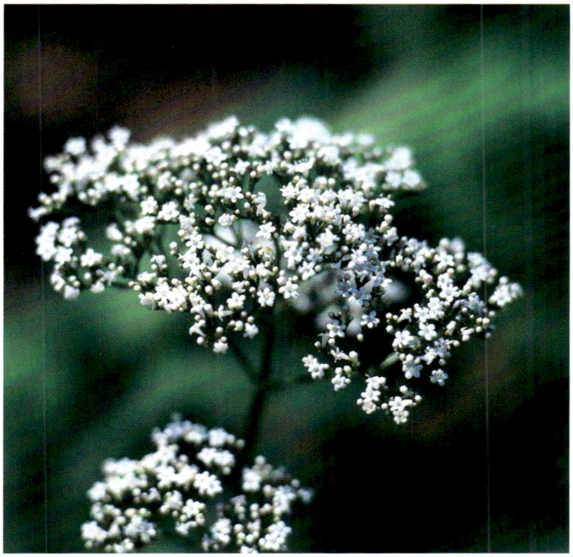

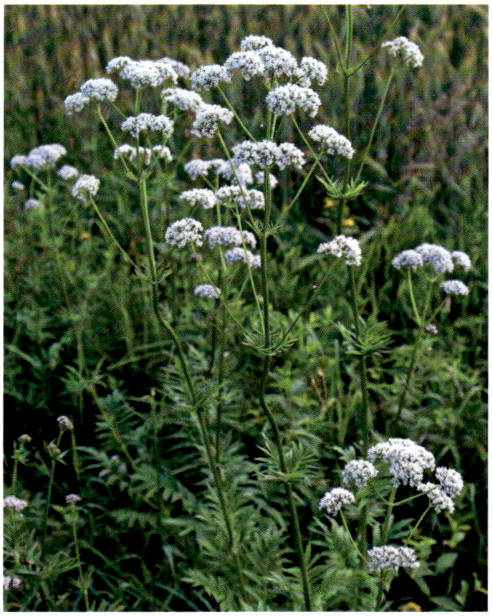

Kräutertee vor dem Abendessen und vor dem Schlafengehen trinken. Eine weitere Möglichkeit ist Baldriantee (starker Geschmack!), gemischt mit Passionsblumen.

Risiken und Gegenanzeigen: Baldrian sollte während der Schwangerschaft und Stillzeit sowie zusätzlich zu anderen Schlafmitteln nicht angewendet werden.

Bambus

Bambusa arundinacea (Retz.) Willd. Poaceae

• Rheuma | • Osteoporose | • Rückenschmerzen | • Gelenkbeweglichkeit • Mineralstoffmangel | • Knochenbrüche | • wirkt positiv auf die Haut und Hautanhangsgebilde (Haare, Nägel)

Rheumatologie und Schmerzen, Dermatologie

Früher wurde Bambus als Foltermittel eingesetzt, indem man dem Opfer mit einer Bambusspitze Einstiche zufügte.

Medizinisch verwendet wird die Absonderung (der sogenannte Bambuskampfer oder Tabaxir), die das ganze Jahr über an den Zwischenknoten des Stängels aufgefangen wird. Dieses Exsudat ist sehr reich an Mineralstoffen und besitzt einen erheblichen Kieselsäuregehalt.

Heilwirkung: Das Exsudat des Bambus besitzt hauptsächlich remineralisierende Eigenschaften, regt die Kollagensynthese an (wodurch das Bindegewebe gestärkt

Die hohen, hohlen Stängel des Bambus wachsen sehr schnell: mehr als 20 cm pro Tag. Er gedeiht in allen tropischen und subtropischen Feuchtregionen, besonders in Asien, wo man mehr als 120 Arten findet.

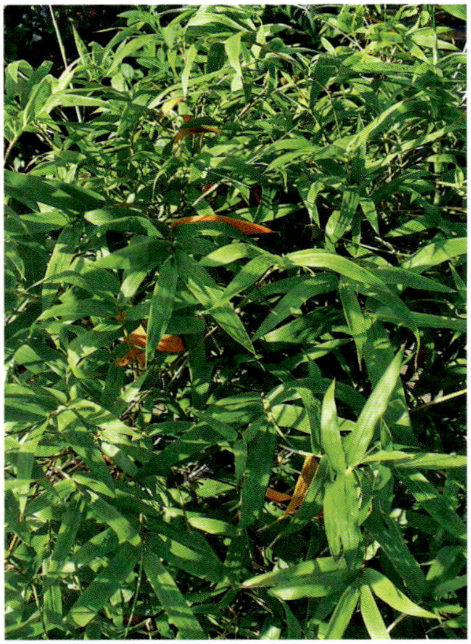

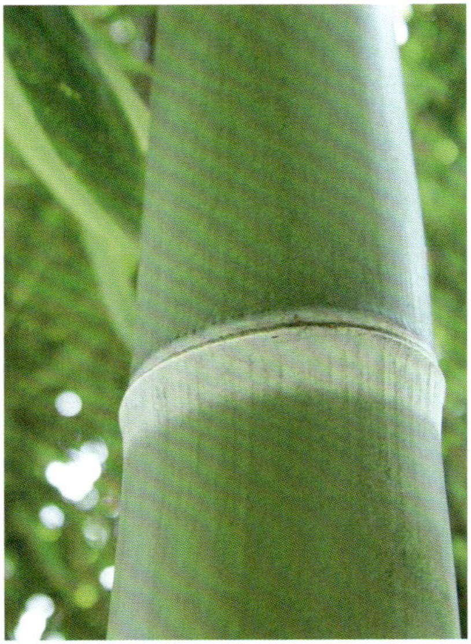

werden soll) und kann degenerativen Prozessen in den Gelenken vorbeugen bzw. diese lindern.

Anwendung: Bambus wird traditionell in Kapseln mit dem Pulver der getrockneten Pflanze verabreicht, und zwar in einer Dosierung von 1 bis 2 g täglich, verteilt auf 3 Portionen. Er hilft bei Problemen im Bereich von Knochen und Gelenken, bei Wachstumsverzögerungen, bei der Heilung von Knochenbrüchen, Arthrose, Osteoporose sowie bei brüchigen Haaren und Nägeln.

Bärentraube

Arctostaphylos uva-ursi (L.) Spreng. Ericaceae

• Diuretikum (Entwässerungsmittel) | • Infektionen der ableitenden Harnwege (Zystitis), auch bei chronischem Auftreten

Urologie

Die Bärentraube ist ein blattreicher, verholzender Strauch, von gedrungenem Wuchs, 15 bis 30 cm hoch, mit immergrünen Blättern, kleinen glockenförmigen weißen und rosa Blüten und im Reifezustand roten Beeren. Die ganzrandigen Blätter stehen wechselständig und sind verkehrt eiförmig, d. h. sie verjüngen sich zum Stiel hin.

Heilwirkung: Die Blätter enthalten Glykoside, die im Körper in Hydrochinon umgewandelt werden, einen stark antiseptisch auf Harnwege und Darm (Coli-

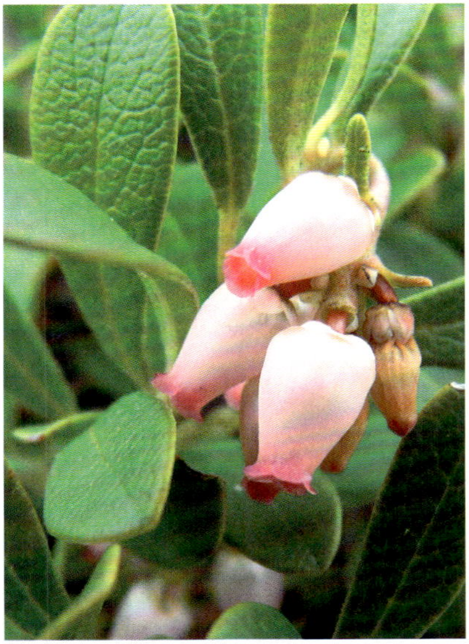

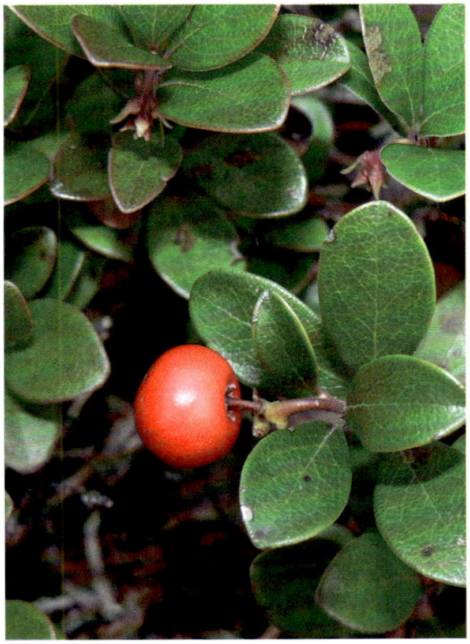

Die Bärentraube ist in Mittel- und Nordeuropa heimisch und wächst zwischen 1000 und 1800 m Höhe in Kiefernwäldern. Die immergrünen Blätter werden zu jeder Jahreszeit gesammelt; man verwendet die jungen Blätter.

bakterien und Staphylococcus aureus) wirkenden Stoff. Außerdem sind sie reich an Gerbstoffen (Tanninen), harntreibenden Flavonoiden (was die entwässernde Wirkung der Bärentraube erklärt) und wundheilungsförderndem Allantoin. Bei Harnwegsbeschwerden kann man die Bärentraube mit Heidekraut kombinieren.

Anwendung: Für einen heißen Aufguss lässt man 3 g getrocknete Blätter pro Tasse 10 Minuten ziehen; davon trinkt man täglich 3 bis 4 Tassen. Von der Muttertinktur kann man 3-mal täglich je 20 Tropfen einnehmen. Bei Pulverkapseln beträgt die Tagesdosis 1200 bis 1500 mg, die auf 3 Mal verteilt werden. Bei Kapseln mit Trockenextrakt nimmt man täglich 600 mg ein. Die Wirksamkeit hängt vom Harnsäurewert (pH-Wert des Urins) ab und kann deshalb durch laktovegetarische Ernährung oder den Zusatz von Zitraten oder Natriumhydrogenkarbonat beeinflusst werden.

Risiken und Gegenanzeigen: Die Bärentraube darf nicht während der Schwangerschaft und Stillzeit eingenommen werden: Bei starker Dosierung kann Wehentätigkeit ausgelöst werden. Bei chronischer Verstopfung und Magengeschwüren sollte man sie ebenfalls meiden. Während einer Behandlung dürfen weder Moosbeerensaft noch Vitamin C (über 500 mg täglich) eingenommen werden. Allgemein sollte die Behandlung nicht länger als 2 bis 3 Wochen dauern.

Bärlauch

Allium ursinum L. Liliaceae

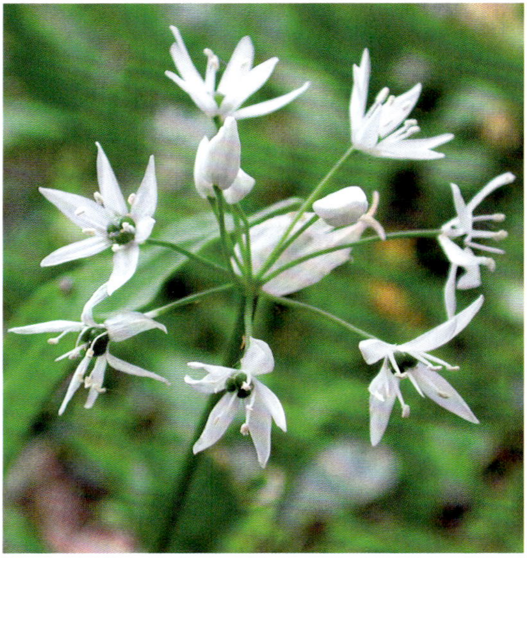

• Kreislaufstörungen | • Bluthochdruck • Diabetes | • Senkung des Cholesterinspiegels | • Thromboseprophylaxe • blutreinigend

Der Bärlauch ist eine mehrjährige krautige Pflanze von 15 bis 30 cm Höhe mit einer Zwiebel, aus der Stängel und Blätter herauswachsen. Der Stängel ist recht weich und kompakt; die ausladenden Blätter sind elliptisch-lanzettlich und ähneln denen des Maiglöckchens. Die sternförmigen weißen Blüten, die sich von April bis Juni entfalten, bilden an der Spitze des Stängels eine Scheindolde. Vor der Blütezeit sind sie von einem krautigen Deckblatt, der sogenannten Blütenscheide eingehüllt. Die Pflanze wächst wild in Kolonien auf feuchten, humusreichen Böden in schattigen Wäldern und verströmt einen lauchartigen Geruch, der schon von der Ferne wahrgenommen werden kann.

Blutkreislauf, Stoffwechsel

Heilwirkung: Die Wirkung entspricht der des Knoblauchs: blutdrucksenkend, antiarteriosklerotisch (d.h. er schützt die Innenwand der Blutgefäße), und er kann den Triglycerid- und Cholesteringehalt im Blut senken. Er hemmt die Thrombozytenaggregation (verhindert Blutgerinnsel), hilft bei zu hohem Blutzuckerspiegel (Antidiabetikum), wirkt antiseptisch (bakterienhemmend, keimtötend) und fungizid (pilztötend, beispielsweise auch bei Hefen wie Candida albicans). Studien zur antiviralen Wirkung laufen noch.

Anwendung: Die frischen Blätter werden als Gewürz verwendet. Sie sind aber auch für eine Blutreinigungskur im Frühling sehr nützlich und können im Salat oder als Suppe genossen werden. Die frischen Blätter werden in feine Streifen geschnitten und gegen Ende des Kochvorgangs Kartoffeln und/oder Spargel beigegeben – einfach köstlich!

Risiken und Gegenanzeigen: Achtung! Bei Sammeln besteht die Gefahr der Verwechslung mit den giftigen Blättern des Maiglöckchens, das zur selben Zeit sprosst, aber teilweise erst später blüht! Bei übermäßigem Genuss von Bärlauch kann es zu erheblichen Reizungen kommen.

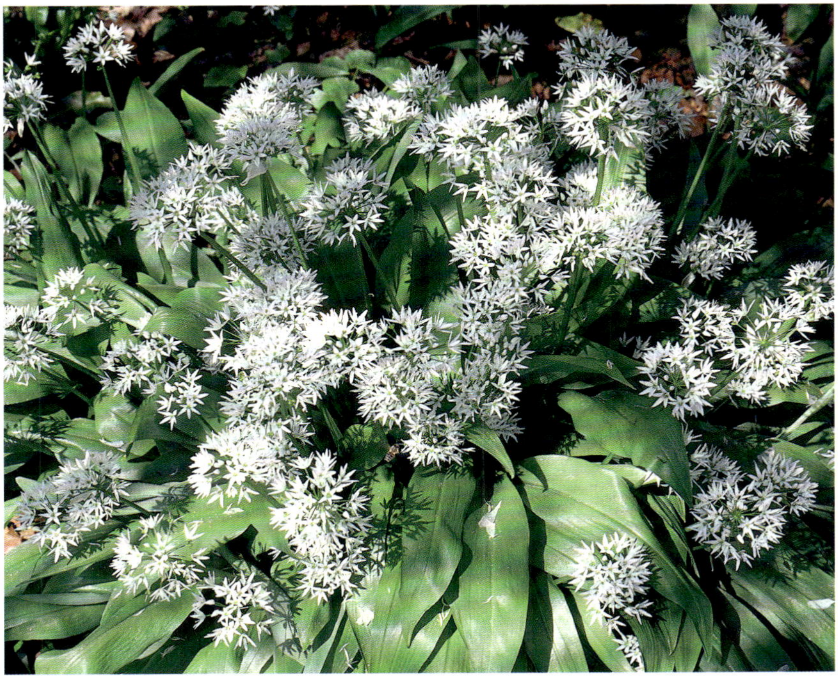

Blätter und Zwiebeln werden im April und Mai geerntet.

Beifuß, Gewöhnlicher

Artemisia vulgaris L. Asteraceae

• schmerzhafte Monatsblutungen | • ausbleibende Regel (Amenorrhö) | • träge Verdauung | • Magen-Darm-Krämpfe | • Gallestau (Cholestase) | • Pilzinfektionen

Gynäkologie, Verdauung

Der Gewöhnliche Beifuß ist eine mehrjährige Pflanze, die buschartig wächst. Sie ist groß, behaart und verströmt einen herbwürzigen Duft. Die aufrecht wachsenden kantigen Stiele sind häufig rötlich gefärbt. Die 1- bis 2-fach fiederteiligen Blätter haben auf der Oberseite eine dunkelgrüne Farbe und wirken auf der Unterseite durch ihre Behaarung silbrig. Die eiförmigen 3 bis 4 mm hohen hängenden Blütenköpfchen sind rötlich-braun, gelblich oder purpurfarben und bilden verzweigte Rispen. Die unteren Deckblätter haben dieselbe Form wie die Blätter. Die Pflanze wächst an Wegrändern, Böschungen, in Hecken und an Flussufern.

Die Zweigspitzen werden im Juni oder Anfang Juli zu Beginn der Blüte gesammelt. Die Pflanzen aus dürren und trockenen Gebieten werden denen der feuchten vorgezogen.

Heilwirkung: Die chinesische Medizin verwendet den Beifuß für die sogenannte Moxibustion, eine Therapie, bei der die Akupunkturpunkte durch Wärme stimuliert werden. Dazu werden Moxa-Rollen bzw. -Zigarren aus getrocknetem Beifuß angezündet und dicht über die Akupunkturstellen gehalten.

Beifuß wird auch bei schmerzhaften Regelblutungen angewendet, er fördert die Menstruation, wenn der Zyklus insgesamt in Ordnung ist. Durch seine Anregung der Gallenproduktion erklärt sich seine Wirkung bei Verdauungsbeschwerden. Er enthält ein ätherisches Öl, Sesquiterpene, Flavonoide und Phytosterole, welche die Östrogene beeinflussen. Seine starke Wirkung gegen Bakterien und Pilze ist auf das ätherische Öl zurückzuführen.

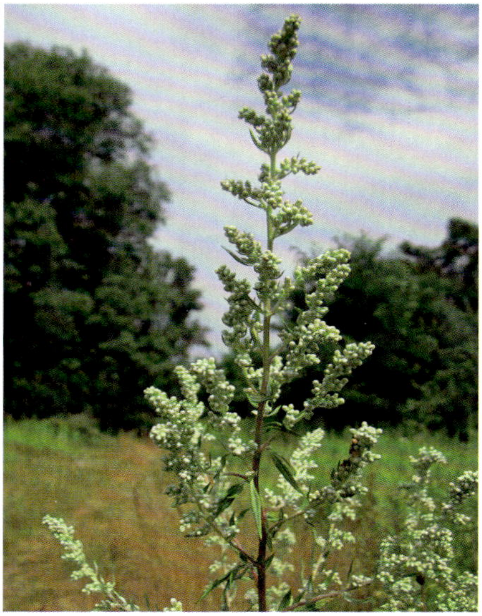

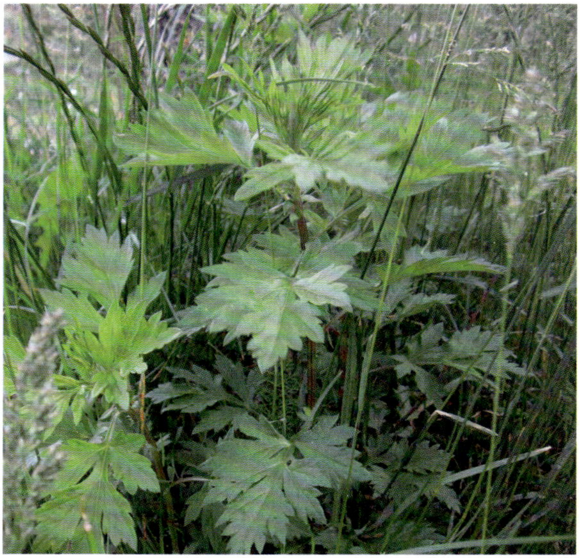

Anwendung: Bei Verdauungsbeschwerden bereitet man einen Teeaufguss aus 1 Esslöffel der getrockneten Pflanze auf 200 ml kochendes Wasser, lässt 10 Minuten ziehen und trinkt davon 2 Tassen täglich. In Pulverform nimmt man täglich 2 bis 4 g zu sich; von der Muttertinktur trinkt man 3-mal täglich 30 Tropfen in einem Glas Wasser.
Bei schmerzhaften Monatsblutungen trinkt man vor und während der Regel 8 bis 10 Tage lang täglich 1 bis 2 Tassen eines Teeaufgusses.

Risiken und Gegenanzeigen: Wenn man mit Beifuß in Berührung kommt, können Hautallergien (Dermatitis/Hautentzündungen, Bindehautentzündung) ausgelöst werden, die durch die Bitterstoffe (Sesquiterpenlactone) bedingt sind.

Beinwell

Symphytum officinale L. Boraginaceae

• Knochenfestigung | • Wundheilung

Rheumatische Krankheiten, Schmerzen, Dermatologie

Der botanische Name ›Symphytum‹ stammt von einer griechischen Verbform, die ›zusammenwachsen‹ bedeutet.
Der Beinwell ist eine mehrjährige Pflanze, die in Büscheln austreibt und bis zu 1 m hoch werden kann. Er wächst an Bächen und feuchten Wegrändern. Die rauen und behaarten wechselständigen Blätter können sehr groß werden und nehmen im Verlauf des Stängels an Länge zu (die untersten sind vereinzelt bis zu 1 m

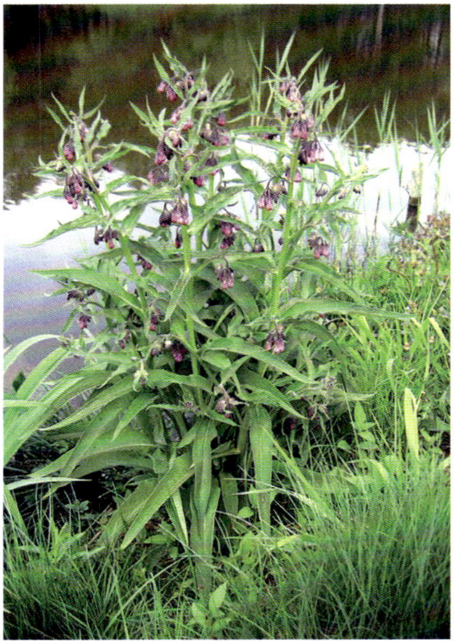

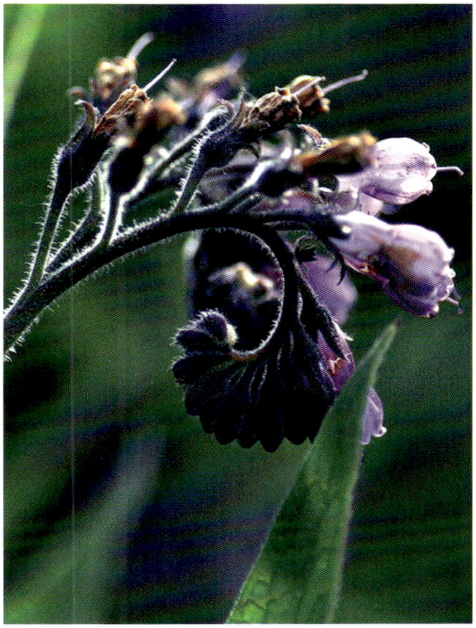

Die Wurzeln des Beinwells werden im Frühling oder Herbst geerntet, die Blätter vor der Blüte, also im April/Mai.

lang!). Die weißen Blüten (die stark duften, aber für Insekten kaum sichtbar sind) oder rosa- bis purpurfarbenen Blüten (kaum duftend, aber von Insekten beachtet) sind zylindrisch-glockenförmig. Die fleischige Wurzel breitet sich über eine Fläche von mehreren Quadratmetern aus. Einige wenige Blüten können als Beigabe zum Salat gegessen werden.

Heilwirkung: Beinwell kann als Breiumschlag zur Wundheilung bei Verstauchungen, Quetschungen, Sehnenscheidenentzündungen, Blutergüssen und stumpfen Verletzungen sowie zur Förderung der Heilung nach Knochenbrüchen eingesetzt werden.

Anwendung: Wenn Symphytum in homöopathischen Dosen verwendet wird (C9), stellt es keinerlei Gefahr dar und wird bei allen Arten von Knochenproblemen (Brüchen und Nekrosen) verwendet. Man nimmt dann 3-mal täglich 3 Globuli ein.

Risiken und Gegenanzeigen: Da die enthaltenen Pyrrolizidinalkaloide giftig sind, darf die Pflanze (außer in homöopathischen Zubereitungen, siehe oben) nicht oral, sondern nur äußerlich angewendet werden, z.B. als Gel über einen Zeitraum von maximal 4 bis 6 Wochen.

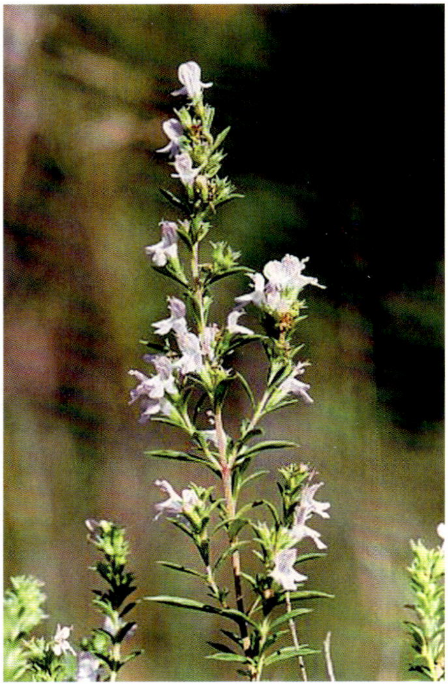

Bergbohnenkraut

Satureja montana L. Lamiaceae

• Verdauungsprobleme | • Bronchitis

Das Bergbohnenkraut ist ein Halbstrauch mit harten und schmalen Blättern und weißen oder rosa Blüten, die angenehm duften. Es wird in Gärten angebaut oder hat sich von dort ausgebreitet.

Heilwirkung: Das ätherische Öl des Bergbohnenkrauts besitzt krampflösende und antibakterielle Eigenschaften. Die Pflanze wird in der traditionellen Medizin bei akuter Enterokolitis (Darmentzündung) gegeben (da sie Blähungen und Krämpfen entgegenwirkt). Ihre antibakteriellen Eigenschaften macht man sich bei Bronchitis und zur äußeren Anwendung gegen Aphthen und Soor (Pilzbelag in der Mundhöhle)

Die Blätter und Blütenknospen werden zu Beginn der Blütezeit im Juni geerntet.

sowie bei Hautpilz (Antimykotikum) zunutze, und schließlich gilt das Bergbohnenkraut als ›anregendes Rauschmittel‹ oder ›Aphrodisiakum‹.

Atemwege und HNO, Verdauung, Urologie

Anwendung: Zur inneren Anwendung (bei Aufstoßen, Blähungen, Durchfall, Bronchitis) lässt man 20 g Blütenknospen in 1 l Wasser 10 Minuten ziehen und trinkt davon täglich 3 Tassen.
Äußere Anwendung: Kleine Wunden reinigt man mit einem Aufguss: Bei einer Mykose legt man eine mit einem Aufguss getränkte Kompresse auf die betroffene Stelle oder gurgelt mit dem Aufguss 3- bis 4-mal täglich.

Risiken und Gegenanzeigen: Das ätherische Öl reizt die Haut. Bei einer Blasenentzündung oder Bronchitis sollte die orale Einnahme nur unter ärztlicher Aufsicht erfolgen.

Bierhefe (frisch oder als Trockenhefe)

Saccharomyces cerevisiae

• Erschöpfung und Wochenbettdepressionen | • unterstützt die Darmflora • Durchfall | • Akne | • Furunkulose | • trockene Haut | • wirkt positiv auf Hautanhangsgebilde (Haare, Nägel)

Erschöpfung, Immunabwehr, Dermatologie, Verdauung

Bierhefe ist ein mikroskopisch kleiner Pilz, der die Herstellung von Bier ermöglicht und sich auf der Haut bestimmter Früchte befindet. Sie ist sehr reich an Vitaminen (vor allem der Gruppe B; Vitamin B_1 ist wichtig für den Fett- und Kohlenhydratstoffwechsel), Mineralien, Spurenelementen und wichtigen Aminosäuren. Außerdem enthält sie zu 46 % qualitativ hochwertige Proteine.

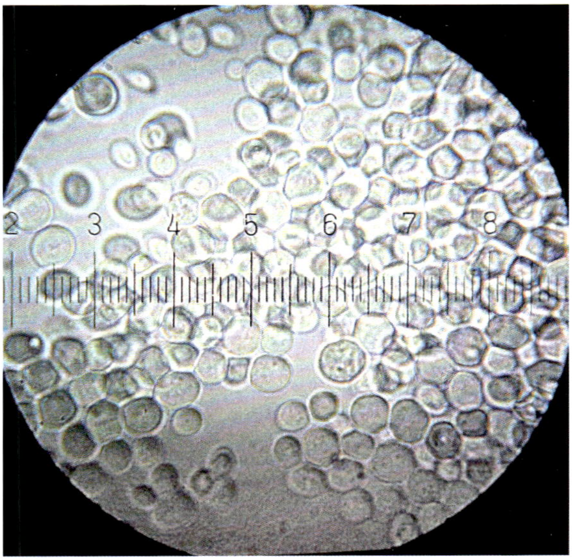

Heilwirkung: Bierhefe wurde traditionell Frauen empfohlen, die gerade entbunden hatten, um die in dieser Zeit häufig auftretende Erschöpfung und depressive Stimmung zu bekämpfen. Heute wird sie bei Akne und Furunkulose verwendet (wegen ihrer immunabwehrstärkenden und antibakteriellen Wirkung gegen

Hefe wird heute in Fermentationsapparaten produziert.

Staphylokokken), bei Appetitlosigkeit, bei trockener und glanzloser Haut sowie bei brüchigen Nägeln und Haaren. Die Nukleinsäuren im Zellkern der Hefe sollen einen ›verjüngenden‹ Effekt auf die Zellen haben und das Gefühl des Wohlbefindens und die allgemeine Kräftigung erklären. Bierhefe reguliert die Darmfunktion bei Durchfall und dient als begleitendes Mittel bei einer Antibiotikabehandlung. Sie kann auch in der Schwangerschaft und nach der Geburt verwendet werden.

Anwendung: Es werden täglich 1,5 g Hefe (als Pulver oder in Kapseln), auf 3 Mal am Tag verteilt, vor oder während der Mahlzeiten eingenommen.

Birke

Betula pendula Roth oder pubescens Ehrh. Betulaceae

• rheumatische Beschwerden | • Blutreinigung | • Gicht | • Ödeme | • Harnsteine • Mineralienmangel

Rheumatologie und Schmerzen, Urologie, Dermatologie

Die Spezialisten unterscheiden zwischen Betula pendula Roth (Hängebirke), deren junge, dünne, unbehaarte herunterhängende Zweige von Harzdrüsen bedeckt sind, und Betula pubescens Ehrh. (Moorbirke), bei der sich ein dünner Haarflaum über die jungen, nur selten hängenden und nicht mit Harzdrüsen versehenen Triebe zieht. Im Allgemeinen verdrängt die Moorbirke die erstgenannte Art in Böden mit Staunässe.

Blätter und Saft werden im Mai geerntet bzw. gewonnen, die Rinde das ganze Jahr über.

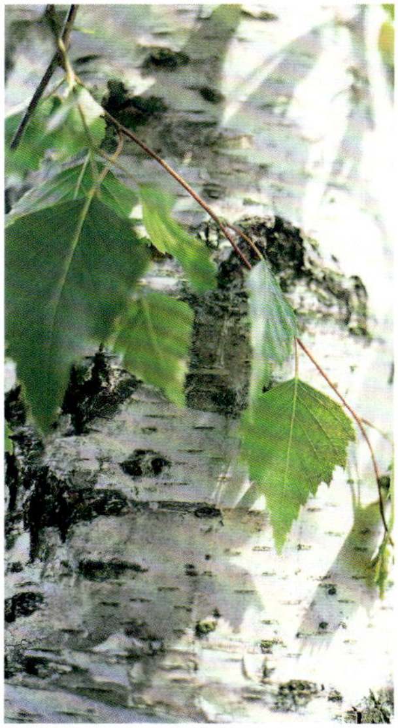

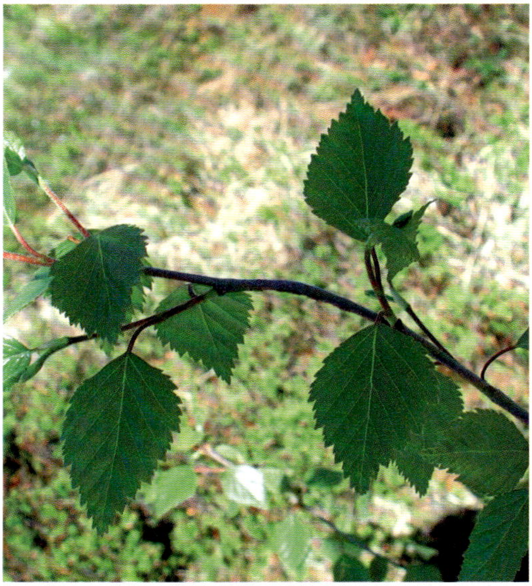

Heilwirkung: Die Blätter der Birke sind ein stark wirksames Diuretikum (entwässerndes Mittel) bei bakteriellen, entzündlichen Erkrankungen der Harnwege wie Pyelonephritis (Nierenbeckenentzündung), Zystitis (Blasenentzündung) oder Urethritis (Harnröhrenentzündung). Als Blutreinigungsmittel werden sie bei Frühjahrskuren, rheumatischen Krankheiten und Gicht oder gegen Haarausfall bei einem Überschuss an Hauttalg eingesetzt.

Anwendung: Für einen Aufguss aus (jungen) Blättern lässt man 30 g davon in 1 l Wasser 10 Minuten ziehen und trinkt pro Tag 1 l. Einen Absud stellt man her, indem man 30 g Rinde in 1 l Wasser 5 Minuten lang kocht und dann 20 Minuten ziehen lässt. Dieser Absud wirkt entwässernd und blutreinigend. Oder man nimmt morgens und mittags zu den Mahlzeiten 2 Kapseln zu je 300 mg.

Bitterorange

Citrus aurantium L. var. amara Rutaceae

• Beruhigungsmittel | • krampflösend | • Aperitif (Schale)

nervöse Beschwerden, Stress und Schlaflosigkeit, Stoffwechsel

Die Pomeranze oder Bitterorange ist ein dornentragender Baum, der ursprünglich aus Nordindien stammt. Er trägt weiße Blüten und kleine Früchte; die unteren Blattstiele sind geflügelt.

Heilwirkung: Die Bitterorange war schon in der ayurvedischen und chinesischen Medizin bekannt und wurde im Mittleren Orient vor mehr als 2000 Jahren eingeführt. Blüten und Blätter wirken sanft beruhigend auf das Zentralnervensystem, sind schlaffördernd und krampflösend, weshalb die Bitterorange sowohl bei nervösen, angespannten und zu Krämpfen neigenden Kindern als auch bei Erwachsenen sehr beliebt ist. Das ätherische Öl der Blätter (Petitgrainöl) wirkt lösend insbesondere auf die Atemwege und das Nervensystem und kann deshalb auch bei der Lösung von Beziehungsproblemen hilfreich sein. Darüber hinaus wirkt die Bitterorange bei den meisten Formen der vegetativen Dystonie (d.h. einer Störung der Erregunsleitung im vegetativen Nervensystem), z.B. bei einer Tachykardie

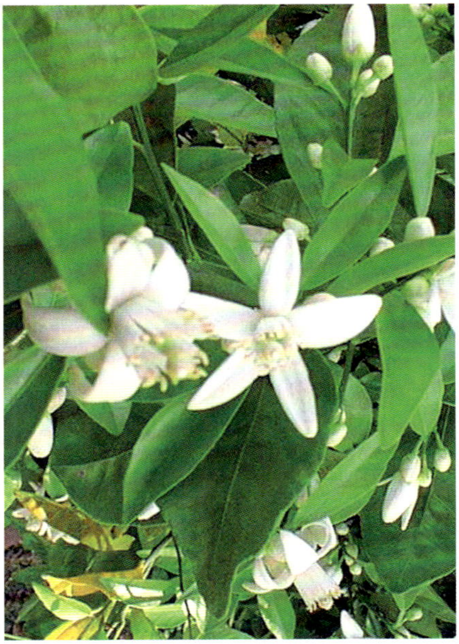

Die Blätter werden im Winter geerntet, die jungen Knospen vor der Blüte im März/April und die Schale der grünen Früchte vor der Reife im Oktober/November.

(Herzrasen) oder Krämpfen im Magen-Darm-Bereich. Das Destillat der Blüten (Orangenblütenwasser) wird zur Aromatisierung verwendet und wirkt ebenfalls krampflösend. Auch das ätherische Öl der Blüten (Neroliöl) hat krampflösende und beruhigende Eigenschaften. Die Schale der Früchte enthält bittere Flavonoide (vor allem Hesperidin, aus dem Diosmin hergestellt wird, das in vielen modernen Medikamenten enthalten ist), welche die Kapillargefäßwände stärken und den Tonus der Venen verbessern. Die Schalen wirken anregend bei Appetitlosigkeit und unterstützen die Gewichtszunahme. Als Muttertinktur haben sie außerdem eine kräftigende Wirkung.

Anwendung: Bei Nervosität (Stress und Krämpfe) lässt man die Blüten (2,5 g pro Tasse) und die Blätter (5 g pro Tasse) für einen Aufguss 15 Minuten zugedeckt ziehen und trinkt davon täglich 2 Tassen. Die Fruchtschale (2,5 bis 5 g pro Tasse) lässt man für einen Aufguss 15 Minuten lang ziehen und trinkt je 1 Tasse vor den 3 Hauptmahlzeiten (oder von der Tinktur 1 Teelöffel).

Blasentang

Fucus vesiculosus L. Fucaceae

• Gewichtsabnahme | • Hautelastizität

Stoffwechsel, Dermatologie

Blasentang ist eine auf der Nordhalbkugel (in Deutschland: Nord- und Ostseeküste) weit verbreitete Algenart aus der Klasse der Braunalgen. Die 20 cm, manchmal bis zu 1 m langen braun-grünen Pflanzenkörper (Thalli) erkennt man daran, dass sie an ihren Verzweigungen mit einer gallertartigen Flüssigkeit und Luft gefüllte Blasen tragen. Der Thallus hat einen typischen Meeresgeruch und schmeckt schleimig und salzig. Blasentang ist reich an Kalziumalginat und besitzt blutstillende Eigenschaften, außerdem schützt er die Magenschleimhaut. In Japan, wo gerne Algen verzehrt werden, gilt der essbare Tang als Diät- und Schlankheitsmittel.

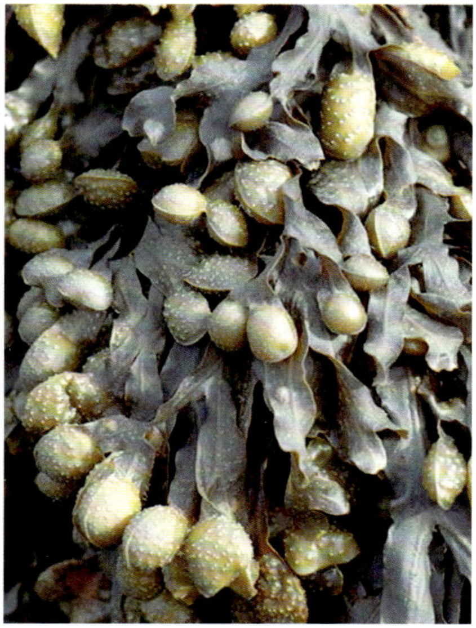

Heilwirkung: Der Blasentang, der auch als Höcker-, Schweinetang oder Meereseiche bezeichnet wird, ist gleichzeitig Nahrungsmittel, Heilmittel und (als Extrakt)

Der Blasentang gehört zu den Braunalgen (Seetang). Diese Algen werden das ganze Jahr über an den Küsten des Atlantiks, des Ärmelkanals und der Nord- und Ostsee geerntet.

Hautpflegemittel. Durch seinen Jodgehalt wurde er bei Kröpfen eingesetzt. Auch kann er einem Jodmangel vorbeugen.

Anwendung: Bei Übergewicht empfiehlt sich die orale Einnahme: Man lässt den Absud aus 2 g pro Liter 5 Minuten kochen und trinkt davon 1 l pro Tag. Bei Kapseln beträgt die maximale Tagesdosis 400 mg Pulver oder 200 mg Trockenextrakt, die man über den Tag verteilen sollte. Bei trockener Haut wird Blasentang lokal angewendet. Algenextrakt als Gel oder Creme verbessert die Elastizität der Haut.

Risiken und Gegenanzeigen: Blasentang darf ohne ärztlichen Rat bei einer Funktionsstörung der Schilddrüse nicht angewandt werden! Er kann Akne verstärken. In der Schwangerschaft und Stillzeit sowie bei Kindern muss von ihm abgeraten werden!

Boldo

Peumus boldus L. Monimiaceae

• Leberinsuffizienz | • Verdauungsprobleme | • Gastritis | • schützt die Leber • leberbedingte Verstopfung

Verdauung und Darmtrakt

Boldo ist ein immergrüner buschiger Strauch mit heller Rinde, der 5 bis 6 m hoch wird. Die dicken, harten Blätter sind ziemlich spröde, sehr aromatisch (an den Geruch der Minze erinnernd), von grau-grüner Farbe und lederartigem Aussehen, mit ausgeprägten Rippen, oval, zur Unterseite hin eingerollt, mit sehr kurzem Blattstiel. Der Strauch entwickelt blassgelbe Blüten und kleine schwärzliche Steinfrüchte.

Heilwirkung: Die Blätter regen die Gallenproduktion und -sekretion an und sind ein Bestandteil von manchen Kräutertees, die die Verdauung fördern. Sie sind reich an ätherischen Ölen und enthalten außerdem Flavonoide und Alkaloide. In der Phytotherapie werden sie zur Unterstützung der Gallenblase und zur Linderung von Magenbeschwerden eingesetzt.

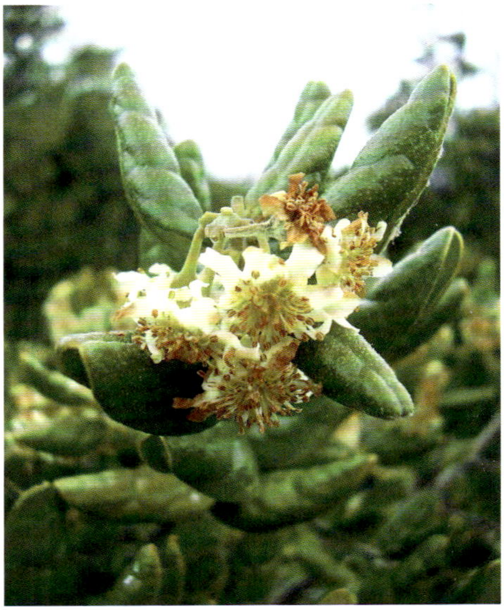

Boldo wächst auf den trockenen und sonnigen Hügeln der Küstenregionen Chiles. Seit Ende des 19. Jahrhunderts ist er auch in den trockenen Zonen des Mittelmeerraums heimisch (Italien und Nordafrika). Die Blätter werden während der Blütezeit von Mai bis Juli gesammelt.

Anwendung: Bei Galleninsuffizienz, Verdauungsbeschwerden (Blähungen), zur Anregung der Magensäfte, zur Vorbeugung von Gallensteinen oder vor üppigen Mahlzeiten übergießt man 1 bis 2 g getrocknete Blätter pro Tasse mit kochendem Wasser, lässt den Aufguss 10 Minuten ziehen und trinkt davon täglich 3 Tassen. In Form von Pulverkapseln nimmt man 1 g pro Tag zu sich oder als Nebulisat täglich 200 mg.
Dem Flüssigextrakt wird eine leberschützende Wirkung zugeschrieben.

Risiken und Gegenanzeigen: In der Schwangerschaft und bei schweren Lebererkrankungen darf Boldo nicht verwendet werden, bei Gallensteinleiden nur nach Rücksprache mit einem Arzt.

Borretsch

Borago officinalis L. Boraginaceae

• gegen Hautalterung | • Infektionen im HNO-Bereich | • Schnupfen
• Luftröhrenentzündung

Dermatologie, Atmung und HNO

Borretsch ist eine einjährige krautige Pflanze mit einem geraden Stängel von ungefähr 30 bis 70 cm Höhe, der zylindrisch hohl und mit rauen kurzen Haaren bedeckt ist.
Die großen derb wirkenden, dunkelgrünen Blätter neigen sich zum Boden, sind gestielt und länglich-eiförmig.

Die von Mai bis August erscheinenden Blüten werden zu Beginn der Blüte ab Mai gesammelt.

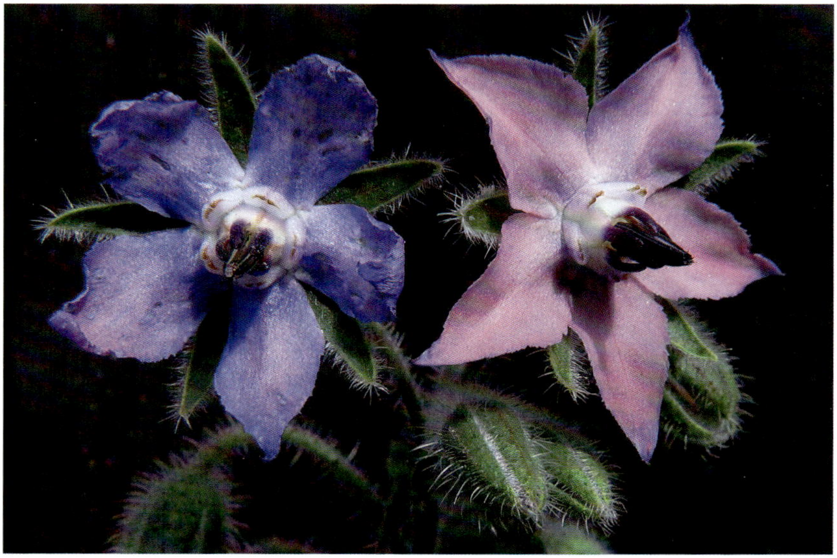

Die nickenden Blüten sind in Rispen angeordnet, haben einen Stiel und sind von purpurroter Farbe, die in Dunkelblau, leuchtendes Blau oder Weiß übergeht.

Heilwirkung: Die Blüten wirken entzündungshemmend, die Stiele und die Blätter harntreibend und schweißtreibend. Borretsch kann bei Schnupfen, Luftröhrenentzündung, Bronchitis, Lungenentzündung, Rippenfellentzündung, Grippe und plötzlichem Fieber eingesetzt werden. Das Öl (aus den Samen) lässt die Haut geschmeidig werden und verlangsamt Alterungsprozesse, von innen und außen. Die junge Pflanze wirkt lindernd; wenn sie blüht, ist sie appetitanregend, blutreinigend und schweißtreibend; wenn die Früchte reif sind, wirkt sie harntreibend.

Anwendung: Die harntreibende Wirkung des Borretsch wir in Kombination mit anderen Pflanzen genutzt: Man mischt die Blüten von Borretsch, Ginster und Holunder (jeweils 20 g) mit Blättern (50 g) und Rinde (20 g) der Birke sowie mit Maisbart (20 g). 1 Esslöffel von dieser Mischung übergießt man mit kochendem Wasser und lässt das Ganze 10 Minuten ziehen. Davon trinkt man täglich 3 Tassen. Bei Trockenheit, mangelnder Elastizität und Alterung der Haut nimmt man 1 bis 2 Ölkapseln (vermeidet Oxidation) vor den Mahlzeiten ein.
Einige Blüten können den Salat verfeinern (ihr Geschmack erinnert an Austern oder Gurken).

Risiken und Gegenanzeigen: Von einer längeren Anwendung der Blattstiele wird wegen ihres Gehalts an verschiedenen Pyrrolizidinalkaloiden abgeraten. Die Blüten und das Öl können bedenkenlos verwendet werden.

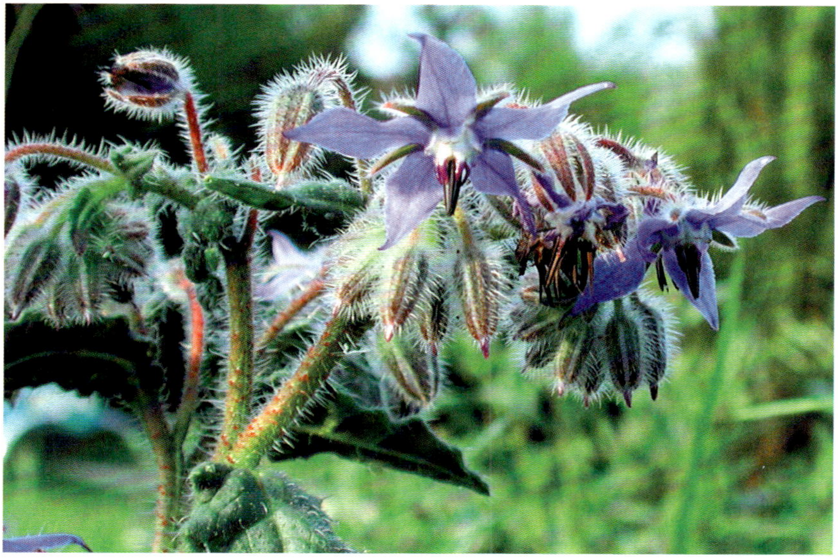

Braunwurz, Knotige

Scrophularia nodosa L. Scrophulariaceae

• rheumatische Schmerzen | • Arthritis | • Sehnenentzündung | • Hexenschuss

Rheuma

Diese Pflanze stammt aus Europa und Zentralasien, ist mittlerweile aber auch in Nordamerika heimisch und wächst in feuchten und sumpfigen, niedrig liegenden Gebieten. Sie ist mehrjährig und erreicht eine Höhe von bis zu 1,5 m. Ihr Stängel ist kräftig und vierkantig; die braun-roten Blüten sind unauffällig und haben einen unangenehmen Geruch.

Heilwirkung: Der Name deutet auf die Verwendung der Pflanze im 18. Jahrhundert bei der Behandlung von Skrofulose (Halsdrüsengeschwülste, häufig tuberkulöse Erkrankungen der Lymphknoten) hin. Die in der Knotigen Braunwurz enthaltenen Wirkstoffe Harpagosid und Hapargid (dieselben wie beim Harpagophytum, der Afrikanischen Teufelskralle, siehe Seite 180 f.) sowie auch Aucubin sind für ihre Wirkung bei Schmerzen und arthritischen Entzündungen anerkannt.

Die oberirdischen Teile werden vor der Blüte (also vor Mai) für den Flüssigextrakt geerntet, die Wurzeln im Herbst oder Frühling.

Anwendung: Will man die Knotige Braunwurz einsetzen, um rheumatische Schmerzen, Arthritis, Periarthritis (schmerzhafte Veränderungen in der Umgebung von Gelenken), Arthrose, Hexenschuss, eine Sehnenentzündung oder Verstauchung zu lindern, nimmt man 3-mal täglich 1 Teelöffel Flüssigextrakt oder 3-mal täglich 50 Tropfen Muttertinktur über 10 Tage ein, dann reduziert man die Dosis auf ein Drittel. Bei dieser Dosierung hat die Pflanze auch blutreinigende

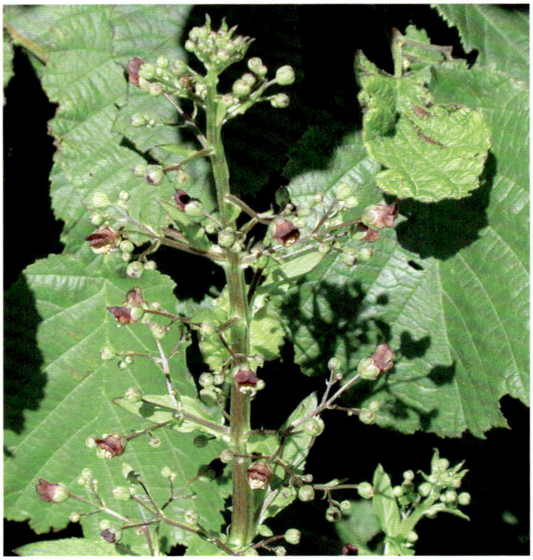

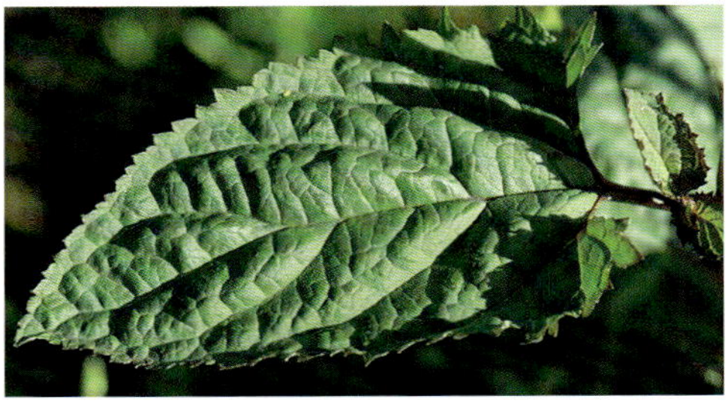

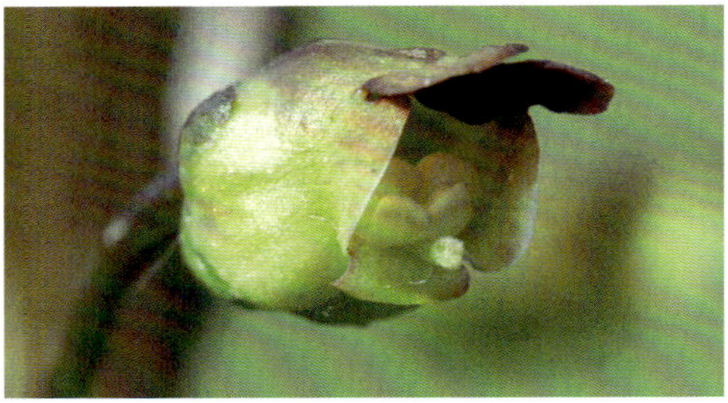

Eigenschaften, was bei Hautkrankheiten wie Abszessen, Ekzemen und Schuppenflechte oder Lymphknotenentzündungen hilfreich sein kann.

Risiken und Gegenanzeigen: In der Schwangerschaft und Stillzeit, bei Kindern und bei Geschwüren des Zwölffingerdarms wird von der Anwendung der Knotigen Braunwurz abgeraten. Außerdem weist sie Wechselwirkungen mit bestimmten Herz-Kreislauf- und blutgerinnungshemmenden Medikamenten auf. Die vorgeschriebenen Dosierungen dürfen nicht überschritten werden. Bei Missbrauch löst die Knotige Braunwurz Erbrechen und Durchfall aus.

Brennnessel

Urtica dioica L. Urticaceae

• harntreibende, antirheumatische und remineralisierende Wirkung | • von der Prostata verursachte Störungen beim Wasserlassen (Wurzeln)

Urologie

Die Brennnessel ist eine sehr weit verbreitete krautige Pflanze. Ihre vierkantigen, robusten Stängel erreichen eine Höhe von 60 bis 120 cm. Die Blätter sind länglich-eiförmig und spitz, grob gezähnt, dunkelgrün und mit Brennhaaren bedeckt. Die weiblichen grünlichen und männlichen gelblichen Blüten sind zu rispenartigen, hängenden Blütenständen gruppiert, und zwar auf verschiedenen Stängeln. Die Frucht ist eine einsamige Schließfrucht (Achäne), ihr Geruch erinnert an Karotten.

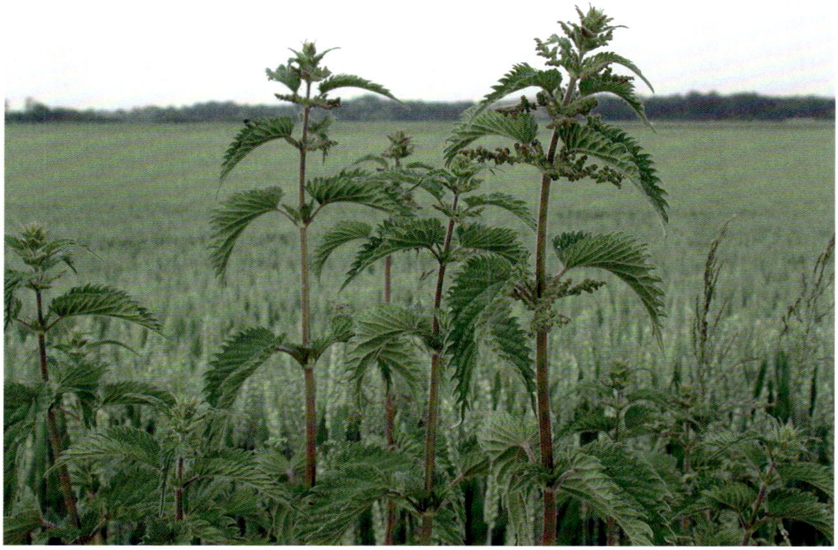

Die oberirdischen Teile werden kurz vor der Blüte im Juni/Juli gesammelt, die Wurzeln im Herbst.

Heilwirkung: Die Brennnessel hat blutstillende Eigenschaften, ist reich an Ameisensäure und Essigsäure und an Mineralstoffen, die das Ausscheiden der Harnsäure erleichtern, was ihre harntreibende, Gicht lindernde und antirheumatische Wirkung erklärt. Sie fördert auch die Gallensekretion mit starker Ausscheidung von Chloriden und Harnstoffen. Die Wurzel wirkt vor allem bei Prostatabeschwerden (gutartigen Geschwülsten).

Anwendung: Bei Rheuma, Schlafstörungen und Ermüdung trinkt man 2-mal täglich 20 bis 50 ml frischen Saft. Oder man übergießt 3 Esslöffel der getrockneten Blätter mit ½ l kochendem Wasser, lässt 10 Minuten ziehen, gießt ab und trinkt davon täglich 4 bis 6 Tassen. Von Kapseln zu je 500 mg nimmt man täglich 3 bis 6 ein.
Wenn durch die Prostata bedingte Beschwerden beim Wasserlassen vorliegen, nimmt man 1 Esslöffel Wurzeln auf ½ l kochendes Wasser, lässt 10 Minuten ziehen, gießt ab und trinkt davon täglich 3 bis 4 Tassen. Vom flüssigen Extrakt nimmt man 3- bis 5-mal täglich 40 Tropfen in einem Glas Wasser ein.
Bei fettiger Haut, Haarausfall und Schuppen kann man eine Lotion für jeden Tag herstellen, indem man 100 g Wurzeln in 1 l Wasser 15 Minuten lang kocht, abgießt und erkalten lässt. Mit gekochten Blättern kann man auch 2-mal täglich einen Breiumschlag auflegen.

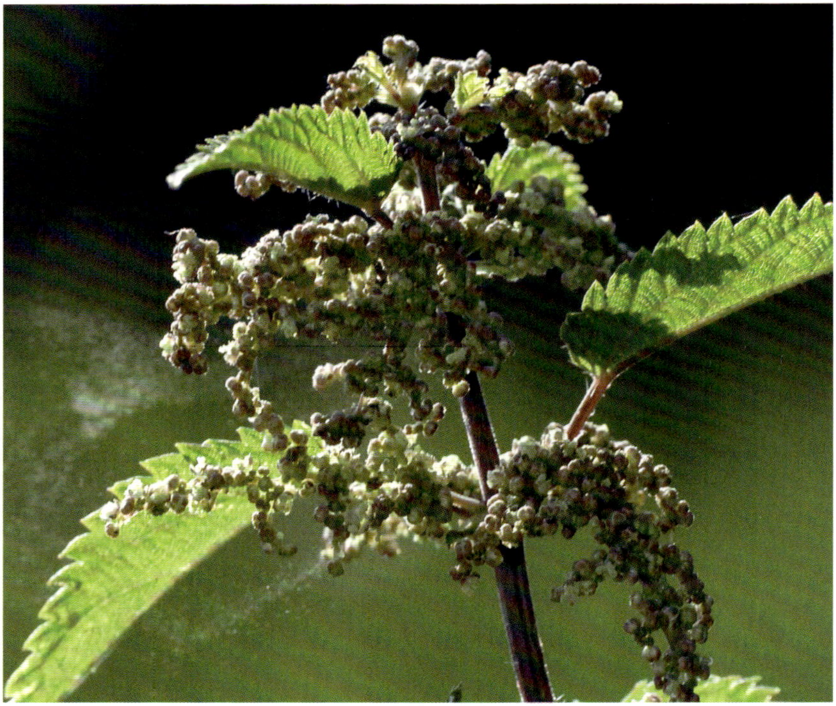

Brombeerstrauch

Rubus fruticosus sensu lato Rosaceae

• leichter Durchfall | • Halsschmerzen

Die Brombeere ist ein sehr verschiedenartig kletternder Strauch mit Dornen, die leicht abbrechen. Er hat lange, bogig auf den Boden hängende Ruten mit in 3 bis 5 Teilblättchen gefiederten Blättern, die an der Unterseite ebenfalls Dornen tragen. Die Blüten sind weiß oder rosa; die Früchte setzen sich aus mehreren fleischigen kleinen Steinfrüchten zusammen, die zunächst rot und schließlich schwarz werden. Brombeersträucher wachsen im Gehölz oder Gebüsch und auf Brachland. Man zählt eine höhere zweistellige Zahl von Arten, die in Europa selbst wiederum in ungefähr 2000 Unterarten eingeteilt werden können.

Heilwirkung: Die Blätter sind reich an Gerbstoffen und Flavonoiden, haben eine adstringierende (zusammenziehende), Durchfall hemmende, blutstillende und harntreibende Wirkung und werden daher im Bereich von Magen und Darm, in der Dermatologie und bei Problemen mit der Mund- und Rachenschleimhaut verwendet. Ihre Wirkung auf einen zu niedrigen Blutzuckerspiegel rechtfertigt die Verwendung als Kräutertee bei Diabetes. Des Weiteren besitzen sie antibakterielle Eigenschaften bei bestimmten Streptokokken und haben eine schützende Wirkung auf die Kapillargefäße.

Verdauung, Atemwege und HNO

Die jungen, zarten Blätter werden vorzugsweise im Frühling vor der Blüte gepflückt oder bei Bedarf das ganze Jahr über außerhalb der Blütezeit (Mai bis Juli/August).

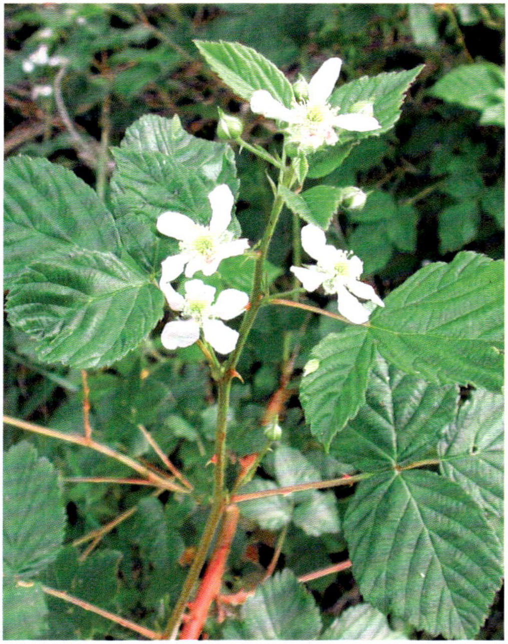

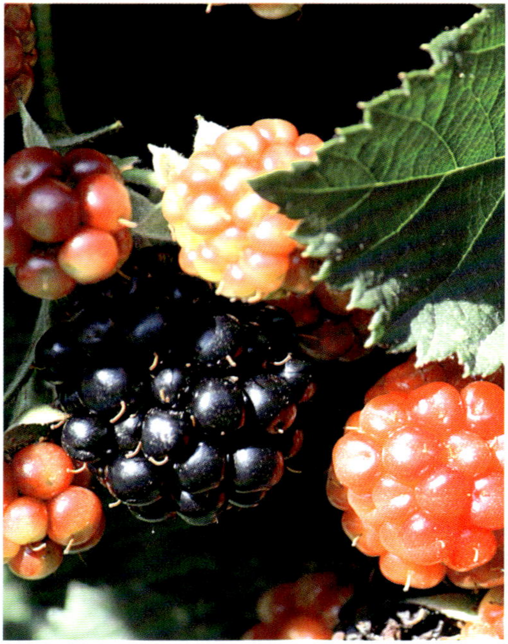

Anwendung: Bei leichtem Durchfall oder Darmbeschwerden übergießt man 10 bis 50 g getrocknete Blätter mit 1 l Wasser, lässt diesen Aufguss 10 Minuten ziehen und trinkt ihn in 3 über den Tag verteilten Etappen. Wenn man dieselbe Menge 15 Minuten lang abkocht, kann man mit dem Absud bei Geschwulstbildungen im Hals, Mundfäule (Aphthen) oder Entzündungen der Mundschleimhaut und des Zahnfleischs gurgeln.

Buchsbaum

Buxus sempervirens L. Buxaceae

- **grippale Zustände (unter ärztlicher Kontrolle)**

Atemwege und HNO

Der Buchsbaum ist ein Busch mit holzigen, gewundenen und verzweigten Wurzeln. Die kleinen eiförmigen Blätter sind von einem schönen glänzenden Grün. Hildegard von Bingen verwendete sie zur Blutreinigung. Im 18. Jahrhundert, zur Zeit des deutschen Kaisers Joseph II., war der Buchsbaum ein Wunderheilmittel gegen Fieber.

Heilwirkung: Der Buchsbaum wirkt schweißtreibend und hilft bei Virusinfektionen, er ist reich an Alkaloiden und wird in der Volksheilkunde bei Fieber, Grippe und Viruserkrankungen der Atemwege verwendet. Zurzeit wird geprüft, ob die antivirale Wirkung von bestimmten Anteilen des Buchsbaums, die reich an Alkaloiden sind, auch zur Bekämpfung des HI-Virus genutzt werden kann.

Die Rinde wird im Frühling oder Herbst von dem Stängel oder den Wurzeln gelöst bzw. abgeschabt. Die Blätter werden normalerweise im März und April vor der Blüte gesammelt, oder am Palmsonntag.

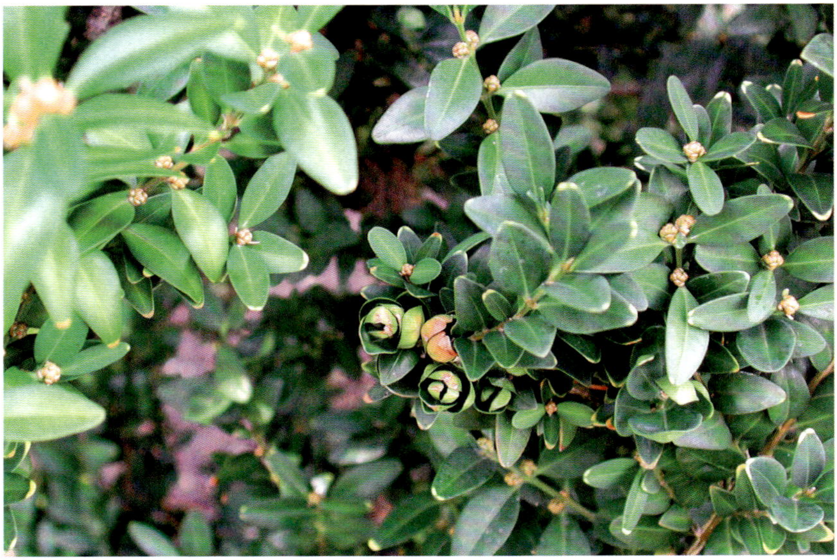

Anwendung: Für einen Tee (der bitter schmeckt und stark riecht) nimmt man ½ Teelöffel pro Tasse Wasser. Man kann auch 2-mal täglich 25 Tropfen Muttertinktur einnehmen. Die Blätter des Buchsbaums werden auch gegen Haarausfall verwendet. Hierfür stellt man mit 60 g pro Liter eine konzentrierte Lösung her, die man 20 Minuten kochen lässt.

Risiken und Gegenanzeigen: Die Pflanze regt den Gallenfluss an und kann eine abführende Wirkung haben, je nach Dosis mit der Gefahr einer Vergiftung, was sich in Verdauungsstörungen mit Durchfall und Erbrechen sowie nervösen Beschwerden bis hin zu Lähmungserscheinungen äußern kann. Bei der medizinischen Verwendung ist Vorsicht geboten, vor allem wenn es sich um Abkochungen handelt. Die Behandlung darf nicht länger als 8 Tage dauern, auch wenn die mögliche Giftigkeit des Buchsbaums laut dem Pharmazeuten und Toxikologen Jean Bruneton, der keinen Fall beim Menschen erwähnt, vor allem Rinder zu betreffen scheint.

Cranberry (Großfrüchtige Moosbeere)

Vaccinium macrocarpon Aiton (in Nordamerika),
Vaccinium oxycoccos L. Eriacaceae (in Europa)

• Blasenentzündung | • Zahnfleischentzündung

Urologie

Die Moosbeere ist eine immergrüne Pflanze des sauren Torfmoores und kann älter als 100 Jahre werden. Ihr Früchte sind rot; frisch gepflückt enthalten sie reichlich Zitronensäure, China- und Ascorbinsäure (bzw. Vitamin C) sowie Proanthocyanidine, Polyphenole und Flavonoide mit oxidationshemmenden Eigenschaften.

Heilwirkung: Die Indianer Nordamerikas verwendeten die Früchte bei Blasenentzündungen und Zahnproblemen (Zahnfleischentzündungen, Karies). Die Moosbeere beugt wiederkehrenden von Colibakterien hervorgerufenen Harnwegsinfektionen vor: Inhaltsstoffe der Frucht (Proanthocyanidine) hindern die Bakterien daran, sich an die Wände der Harnwege anzulagern und sich dort zu vermehren. Will man die Moosbeere zu diesem Zweck einsetzen, sollte man auf dem Etikett des Präparats prüfen, ob es 36 mg Proanthocyanidin (PAC) pro Tag liefert. Erst in Verbindung mit anderen Pflanzen tritt eine antibakterielle Wirkung bei Blasenentzündungen ein. Die Moosbeere hilft außerdem bei Arterienverkalkung und senkt den Cholesterinspiegel; durch ihre Proanthocyanidine wirkt sie schützend und oxidationshemmend auf die Blutgefäßwände. Ihr hoher Gehalt an Vitamin C sorgt dafür, dass sie bei Zahnfleischentzündungen und Karies vorbeugend eingesetzt werden kann und auch allgemein kräftigend wirkt.

Anwendung: Man kann die Beeren direkt vor den Mahlzeiten zu sich nehmen oder 2 Stunden danach in Form von Saft, Kapseln oder Tabletten aus getrocknetem Saft, mit 36 mg PAC pro Tag dosiert. Gleichzeitig sollte man den ganzen Tag über viel trinken, sodass regelmäßig Wasser gelassen wird.

Risiken und Gegenanzeigen: Die gleichzeitige Einnahme von Gerinnungshemmern (Antikoagulantien) sollte vermieden werden. Bei der Verwendung in Form von Tabletten oder Kapseln sollte man zusätzlich Flüssigkeit zu sich nehmen, da sonst die Bildung von Nierensteinen gefördert werden kann.

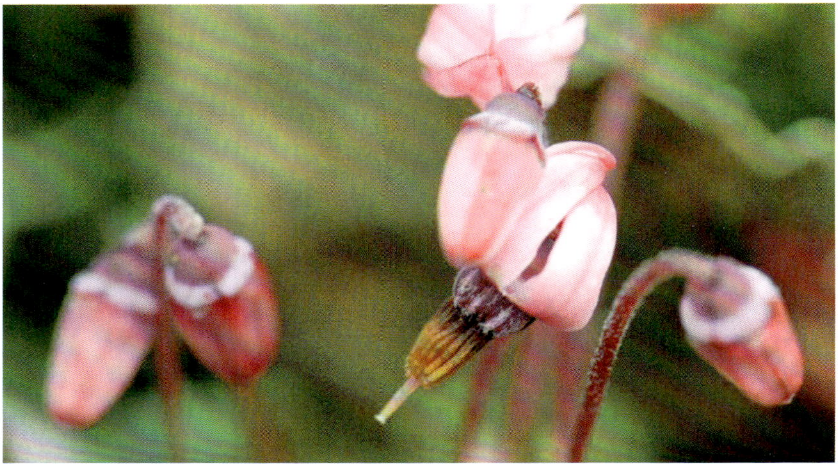

Die Ernte der Früchte findet im Oktober statt.

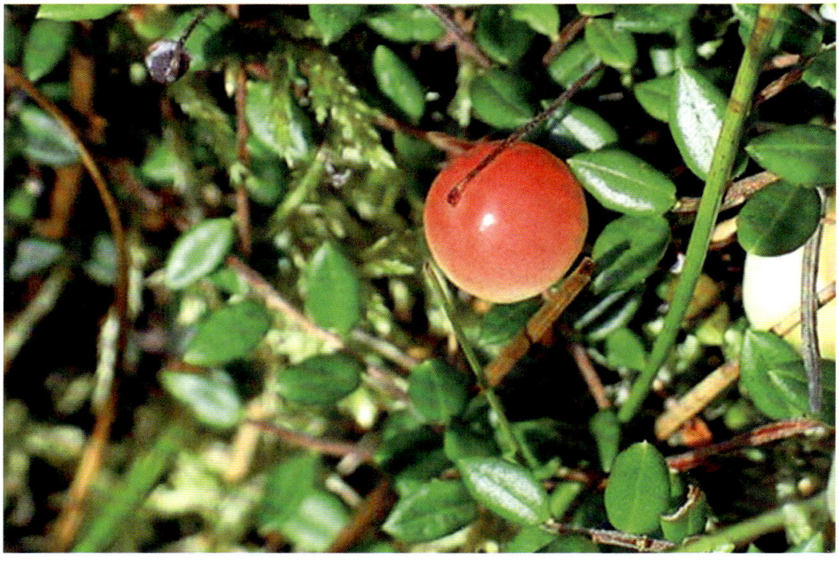

Desmodium

Desmodium adscendens (Sw.) DC. Fabaceae

• Leberkrankheiten mit erhöhten Aminotransferasen | • Schutz der Leberzellen

Desmodium ist eine mehrjährige Pflanze von 50 cm Höhe, mit zart purpurnen bis hellvioletten Blüten und Blättern, die sich aus 3 eiförmigen Teilblättchen zusammensetzen. Ihre Wirkstoffe sind Alkaloide (Desmodoside) und Flavonoide (Vitexin und Isovitexin).

Heilwirkung: Diese Pflanze ist bei den Heilern und Medizinmännern in Äquatorial-Afrika sehr bekannt, die sie gegen Gelbsucht und Hepatitis, Allergien und verschiedene Hautkrankheiten verwenden. Desmodium schützt die Leberzellen und reguliert Leberenzyme; es wird verschrieben, wenn die Leber von einem äußeren Wirkstoff (Virus, Medikament etc.) oder einer endogenen Substanz (insbesondere aufgrund einer Autoimmunreaktion) angegriffen wird, also bei Infektionen der Leber, bestimmten Virus-Hepatitiden, bei einer Chemotherapie oder bestimmten begleitenden Verdauungsstörungen. Die Pflanze wirkt nicht gegen das Virus, sondern schützt intensiv die Leber, ist also vor allem zu Beginn der Krankheit wirkungsvoll. Allerdings entwässert sie die Leber nicht so gut wie die Artischocke oder der Rosmarin. Desmodium hat außerdem eine krampflösende Wirkung (für Asthma nachgewiesen).

Anwendung: Desmodium kann als flüssiger Auszug verwendet werden oder in getrockneter Form als Kapseln, was eine einfachere Anwendung ermöglicht.

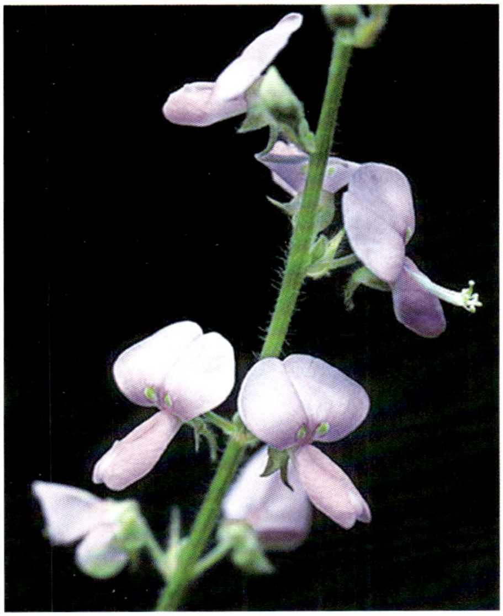

Die Stängel und Blätter werden in Äquatorial-Afrika am Ende der Regenzeit gepflückt (ohne Wurzeln). Anschließend müssen die Pflanzenteile auf die richtige Weise getrocknet werden.

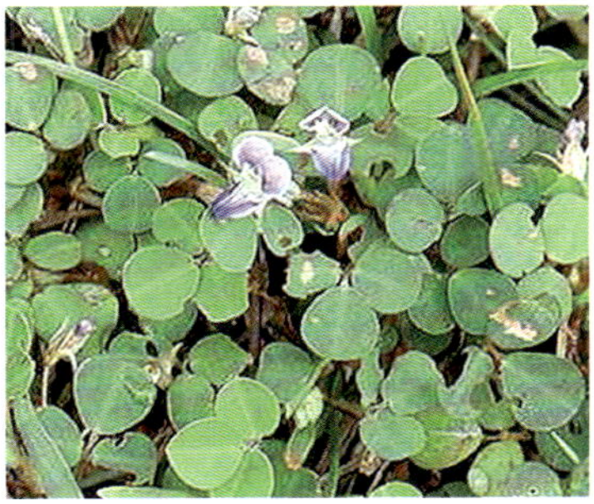

Die Wirkung ist von der Dosis abhängig; es ist also wichtig, die angegebenen Dosierungen zu beachten, um eine Menge pro Tag zu erreichen, die 8 bis 10 g der getrockneten Pflanze entspricht.

Risiken und Gegenanzeigen: In seltenen Fällen kann Desmodium Übelkeit oder Durchfall hervorrufen.

Duftveilchen

Viola odorata L. Violaceae

- **Katarrhalische Erkrankungen der Atemwege (Entzündungen der Schleimhäute)**
- **Schleimlöser bei Husten mit Auswurf und Bronchitis**

Atemwege und HNO

Zwei nach oben und drei nach unten gerichtete Blütenblätter bilden beim Veilchen eine einfarbige Blütenkrone. Das Duftveilchen ist selten. Ohne Stängel wachsen die Blätter in einer grundständigen Rosette. Das Raue Veilchen (Viola hirta) mit nicht duftenden Blüten findet man häufig in Wäldern und auf Wiesen. Das ebenfalls geruchlose Waldveilchen (Viola reichenbachiana) mit einem oder mehreren 10 bis 15 cm langen Stängeln, die aus einer Blätterrosette hervorgehen, wächst im feuchten Unterholz.

Heilwirkung: Die Blüten des Veilchens wirken schleimlösend, schweißtreibend und werden bei Bronchitis bzw. Bronchitis mit festsitzendem Schleim verwendet

Die Blüten werden im Frühling gepflückt, sobald sich der Tau verflüchtigt hat, und schnell, vor der Sonne geschützt, getrocknet.

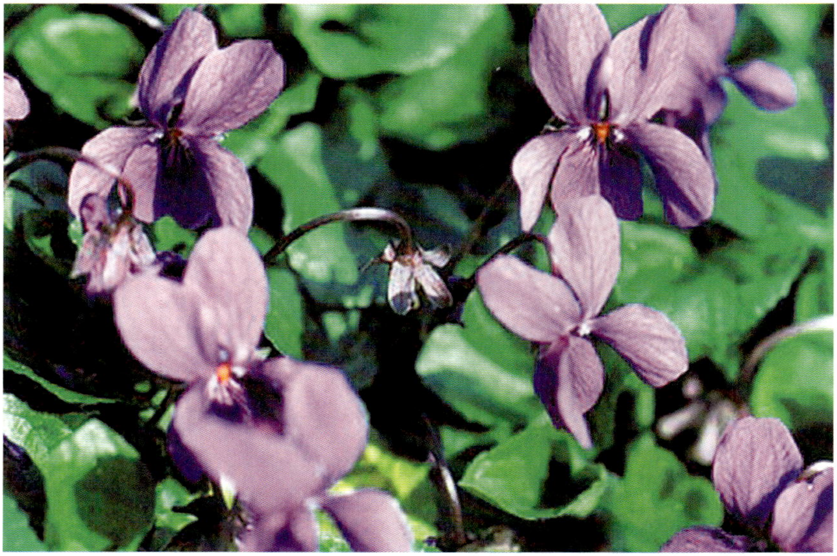

(zur Linderung, Hustenstillung und Entzündungshemmung). In Kombination mit Huflattich und der Königskerze ist es auch gegen trockenen und gelösten Husten (mit Auswurf) hilfreich. Als entzündungshemmendes Mittel kann es auch für den Verdauungstrakt, bei Geschwüren im Magen und Zwölffingerdarm sowie für die Harnwege eingesetzt werden. Der Saft der frischen Blüten wirkt wie die Wurzeln abführend.

Anwendung: Zur inneren Anwendung bei Husten und Atemwegserkrankungen gibt man 1 Teelöffel getrocknete Blüten des Duftveilchens auf 1 Tasse kochendes Wasser, lässt 10 Minuten ziehen, filtert und trinkt davon täglich 3 Tassen. Für einen Sirup lässt man 10 g getrocknete Blüten in 100 ml Wasser 4 Stunden lang ziehen, presst das Ganze aus, filtert und fügt 170 g Zucker hinzu. Davon nimmt man 2- bis 3-mal täglich 1 Esslöffel zu sich.
Äußere Anwendung: Bei Schrunden an Händen und Füßen und rissiger Haut an den Brüsten kann man eine Creme mit 3 % Veilchen auftragen.

Risiken und Gegenanzeigen: Der Wurzelstock der Veilchen ist ein Brechmittel und wurde früher als gleichwertig mit der Brechwurz betrachtet.

Efeu, Gemeiner

Hedera helix L. Araliaceae

- **Husten, Bronchitis**

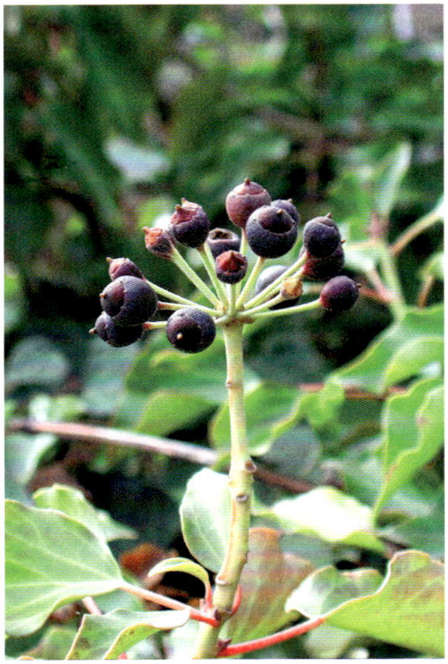

Diese Kletterpflanze kann eine Höhe von 20 m erreichen. Mithilfe von Haftwurzeln rankt sie sich an Bäumen oder Mauern empor.
Die immergrünen Blätter sind ledrig und von intensivem Grün. Die blütenlosen Triebe haben gelappte, fächerartige Blätter mit weißen Blattadern; an den Trieben, die Blüten tragen, sind die Blätter ungeteilt und lanzettförmig. Die Blüten sind hellgrün, ebenso wie zunächst die Früchte, die dann zur Reifezeit ins Blauschwarz übergehen.

Heilwirkung: Die Saponine haben krampflösende und antibakterielle Eigenschaften und helfen deshalb bei Keuchhusten; sie wirken antimykotisch (d.h. sie bekämpfen Pilze), aber auch hämolytisch (sie zerstören die roten Blutkörperchen), sodass bei sehr hohen Dosierungen die Gefahr der Giftigkeit besteht. Die Beeren gelten als giftig (der Verzehr von einigen Beeren kann bereits Magenschmerzen mit Erbrechen, nervöse Störungen oder Atembeschwerden auslösen); dies geht aus älteren Texten hervor, ohne durch eine klinische Beschreibung wirklich untermauert zu sein.

Atemwege und HNO, Dermatologie

Anwendung: Bei Husten oder akuter, aber harmloser Bronchitis trinkt man 2-mal täglich zu den Mahlzeiten 1 Tasse Teeaufguss, der mit 1 Efeublatt und 20 Blättern eines Brombeerstrauches zubereitet wird, indem man diese 5 Minuten in kochendem Wasser ziehen lässt und dann filtert. Heute werden die fertigen Spezialpräparate des Efeus bevorzugt.

Die Blätter werden im August/September vor der Blüte geerntet.

Risiken und Gegenanzeigen: Aufgrund der hämolytischen, die roten Blutkörperchen zerstörenden Eigenschaften darf Efeu nur schwach dosiert und nur unter ärztlicher Aufsicht angewendet werden. Außerdem wird auf Hautentzündungen durch die Berührung mit der Pflanze bei Ernte und Zubereitung hingewiesen.

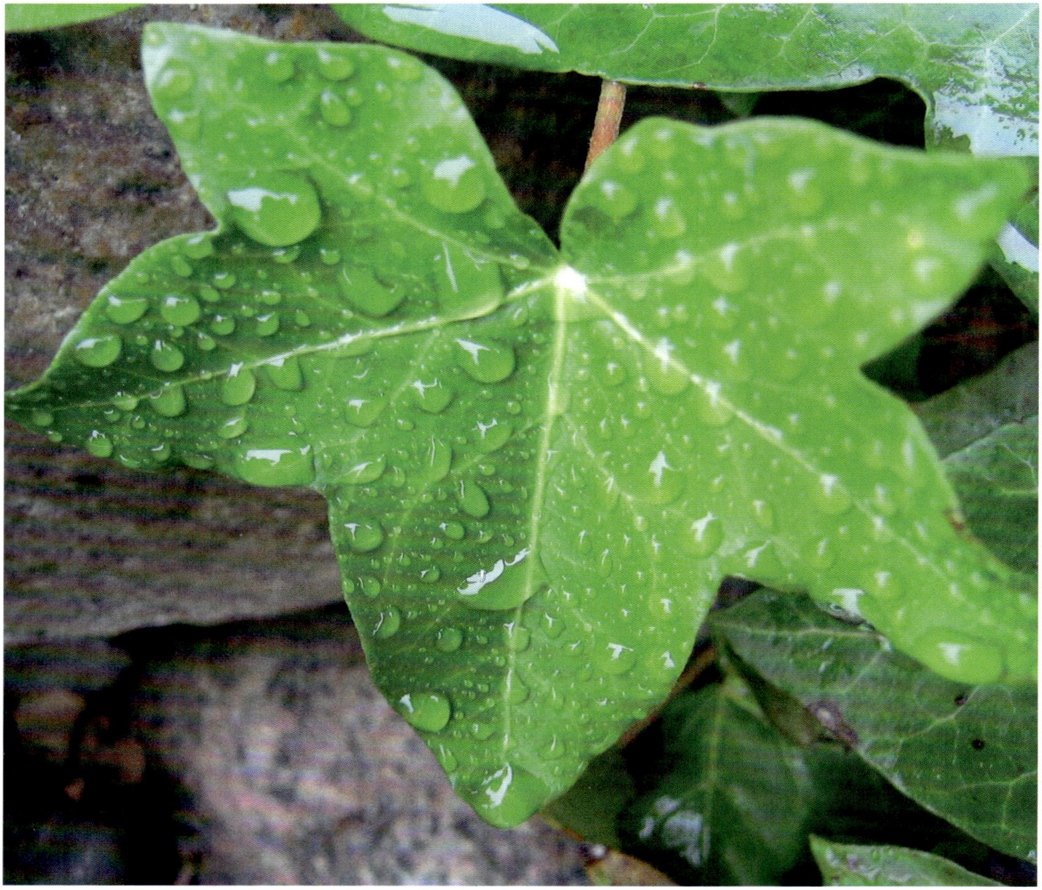

Ehrenpreis, Echter

Veronica officinalis L. Scrophulariaceae

• schleimlösend | • fördert die Verdauung

Der Echte Ehrenpreis ist eine mehrjährige, sehr niedrige Pflanze. Sie hat einen eher aufrechten, behaarten Stängel und eiförmige, gezähnte, ebenfalls behaarte Blätter mit Stiel. Man findet sie in Wäldern, auf der Heide und an Wegböschungen wie auch an schattigen Plätzen in Tälern und auf den Bergen bis hin zu den Gipfeln.

Atemwege und HNO, Verdauung

Heilwirkung: Die Pflanze wurde unter dem Namen ›Europäischer Tee‹ von den Medizinern des 16. und 17. Jahrhunderts als ein Wunderheilmittel gerühmt, und 1694 widmete Johann Francke ihr ein Werk von 100 Seiten (›Die Preißwürdige Veronica Oder Europäischer Thee‹), das mehrfach aufgelegt und in andere Sprachen übersetzt wurde. Früher wurde die Pflanze zum Lösen des Schleims bei Bronchitis und Asthma verwendet und war als Appetitanreger sowie bei Darmkrämpfen oder Darmerschlaffung geschätzt. Heute wird sie bei Verdauungsbeschwerden als medizinisch zweitrangige Pflanze angesehen, bei rheumatischen Erkrankungen, Gicht und Asthma aber immer noch eingesetzt. Die appetitanregende und die wundheilende Wirkung des Ehrenpreis erklären sich durch den Gehalt an Tannin (einem Gerbstoff) und einen Bitterstoff; die schleimlösenden Eigenschaften sollen auf ein Saponosid zurückzuführen sein.

Anwendung: Um einen Aufguss herzustellen, gibt man 1 Esslöffel der Droge auf 250 ml Wasser, lässt 10 Minuten ziehen und trinkt davon täglich 2 bis 3 Tassen.

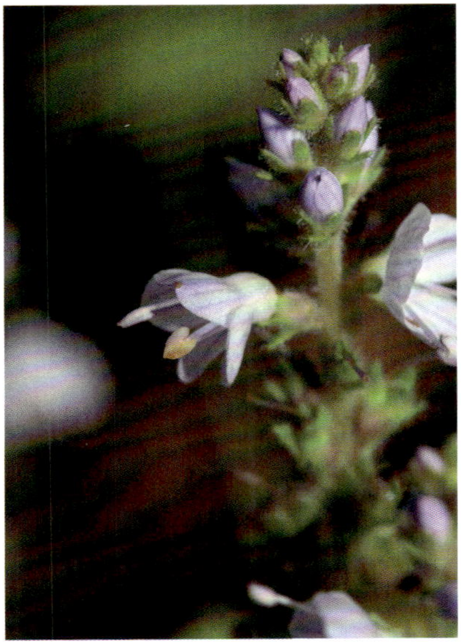

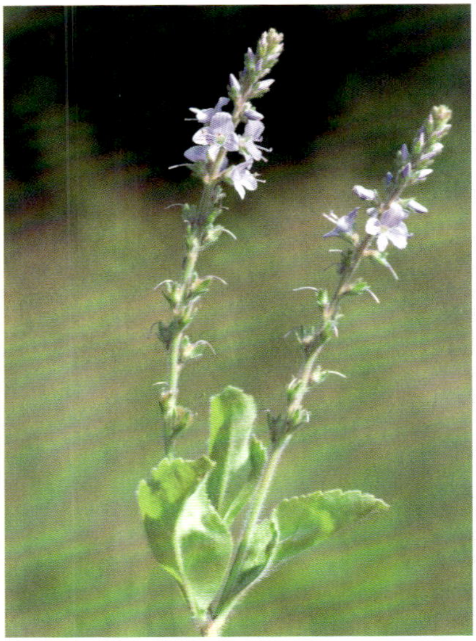

Die Blüten und oberen Stängelabschnitte werden von Mai bis Juni in der vollen Blüte der Pflanze gepflückt.

Eibisch, Echter

Althaea officinalis L.Malvaceae

• trockener Husten | • Gastritis (Magenschleimhautentzündung)
• Reizdarmsyndrom (Colon irritabile)

Atemwege und HNO, Dermatologie, Verdauung

Die Pflanze wird 1,50 m hoch, hat einen kräftigen Stängel und ist mit weichen Haaren bedeckt. Sie ist mit der Stockrose (Althaea rosea) verwandt und hat vergleichbare Blüten, typisch für die Familie der Malven. Im Allgemeinen wächst der Eibisch nicht wild, sondern kultiviert.

Heilwirkung: In Form von ›Eibischteig‹ (dem Ursprung der Marshmallows) bis hin zu Pflanzenkapseln beruhigt diese Pflanze auf behutsame Weise Entzündungen (der Atemwege, des Magens, des Darms). Die ganze Pflanze ist reich an uronsäurehaltigen Schleimstoffen (20 %), die den Blüten, Blättern und Wurzeln lindernde, leicht abführende und hustenstillende Eigenschaften verleihen. Eibisch wird bei Reizhusten sowie bei trockenem und krampfartigem Husten empfohlen, der mit einer Kehlkopfentzündung, Luftröhrenentzündung oder Bronchitis zusammenhängt. Auch bei Entzündungen im Verdauungstrakt kann er hilfreich sein.
Auf dem Gebiet der Dermatologie werden die lindernden, mildernden Eigenschaften der Schleimstoffe bei Schuppenflechte, Ekzemen oder bei jeder Art der Hautentzündung genutzt.

Die Wurzel wird im zweiten Jahr nach der Pflanzung im Herbst geerntet. Die jungen Blüten können im Sommer für Kräutertees geerntet werden.

Anwendung: Für einen Aufguss übergießt man 10 g getrocknete Wurzeln mit 1 l kochendem Wasser und lässt 10 Minuten ziehen. Alternativ kann man 30 g

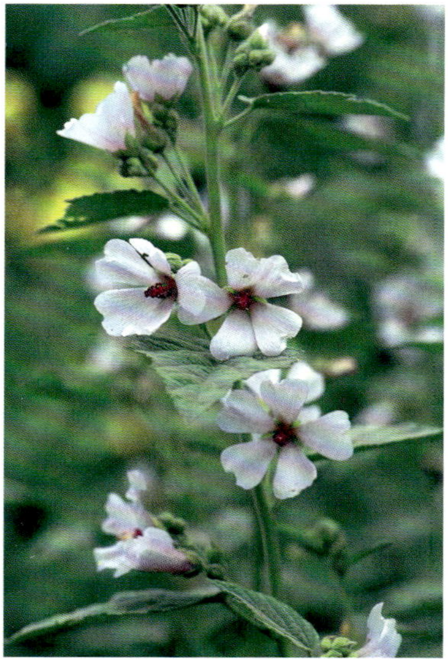

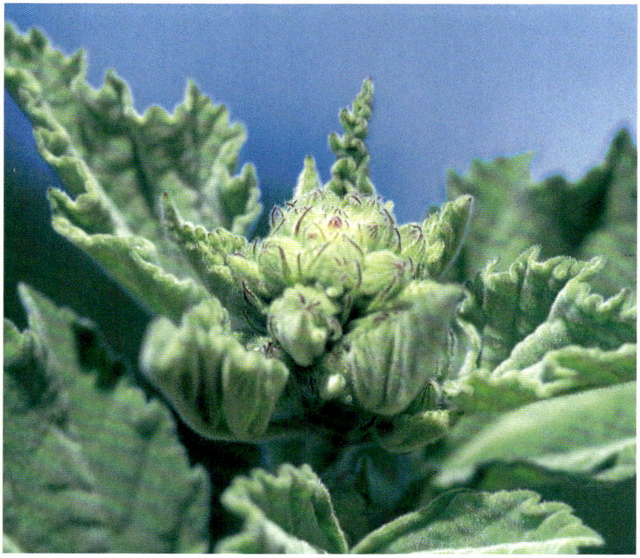

in kleine Stücke geschnittene Wurzeln 1 oder 2 Stunden lang aufweichen und anschließend bis ungefähr 50 °C erhitzen.

Risiken und Gegenanzeigen: Eibisch kann in Verbindung mit Alkohol, Eisen oder Tanninen, die die Schleimstoffe ausfällen, giftig werden. Es wird daher empfohlen, ihn nicht zusammen mit anderen Medikamenten einzunehmen.

Eisenkraut

Verbena officinalis L. Verbenaceae

• Verdauungsbeschwerden | • krampfartige nervöse Zustände | • Müdigkeit • grippale Zustände

Verdauung, Atemwege und HNO, Nervosität, Stress und Schlafstörungen

Das Eisenkraut ist eine kleine mehrjährige Pflanze, die in besiedelten Gebieten wächst – nicht zu verwechseln mit der heute bekannteren Zitronenverbene (Lippia citriodora) oder der Zitronenmelisse. Die wilde Art wird auf dem Land für wirksamer gehalten als ihre Verwandte mit dem Zitronengeruch. Sie duftet nicht und hat einen verzweigten aufrechten Stängel mit Blättern, die tief in gezähnte Lappen geteilt sind. Die winzig kleinen blau-violetten Blüten bilden lange endständige Ähren.

Heilwirkung: Für die Kelten und Germanen war das Eisenkraut eine Zauberpflanze, heute wird es wiederentdeckt. Neueste Forschungen zeigen eine husten-

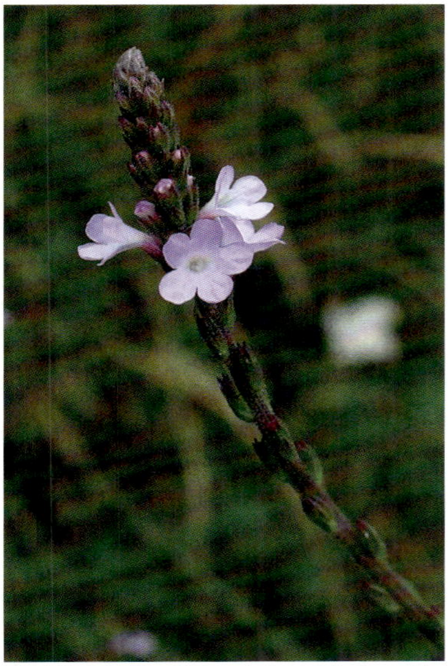

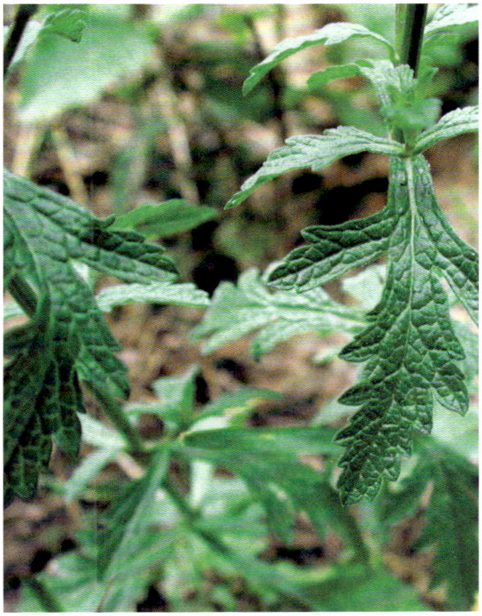

Die Blätter und oberen Stängelabschnitte werden im Sommer geerntet.

stillende, entzündungshemmende und krampflösende Wirkung, Letzteres im Besonderen auf die Gebärmutter durch dem Progesteron ähnliche Eigenschaften. Außerdem stimuliert die Pflanze das Immunsystem. Nicht zuletzt begünstigt Eisenkraut durch seine hormonale Wirkung die Milchabsonderung und beeinflusst die im Zusammenhang mit Stressreaktionen wichtige Hypothalamus-Hypophysen-Schilddrüsen-Achse (indem es die TSH-Produktion hemmt).

Anwendung: Für einen Aufguss nimmt man 1,5 g getrocknete Pflanzen pro Tasse, lässt 10 Minuten ziehen und trinkt davon 2 bis 3 Tassen pro Tag. Oder man verwendet die Muttertinktur: bei nervösen Zuständen, Krämpfen, Müdigkeit und Grippe wie auch bei krampfartigen Verdauungsbeschwerden.
Äußerlich angewendet lindert Eisenkraut Sonnenbrände sowie Schrunden, Risse und Rötungen am Po: Man lässt 1 Handvoll getrocknete Pflanzen 10 Minuten in 150 ml kochendem Wasser ziehen, tränkt darin eine Kompresse und legt diese 2- bis 3-mal am Tag auf.

Engelwurz

Angelica archangelica L. Apiaceae

Verdauung, Milchbildung

• Verdauungsstörungen | • Aerophagie (Luftschlucken) | • Kolitis (Entzündung des Dickdarms) | • Blähbauch | • Krämpfe | • Milchmangel

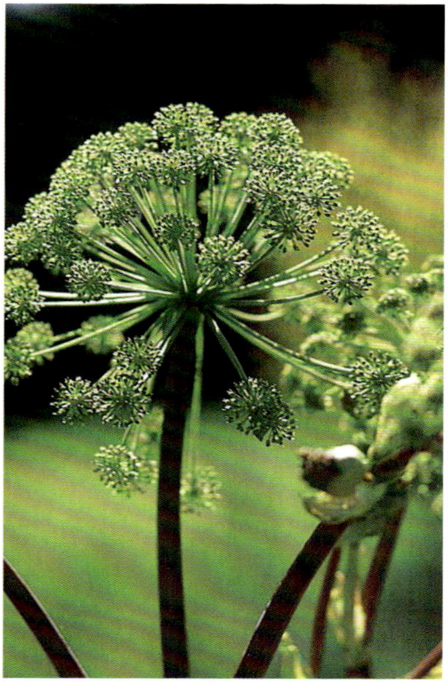

Die Pflanze gehört zu den regional bedrohten Arten. Sie ist zweijährig, sehr kräftig und hat einen schönen über 2 m hohen Stängel, der dick, hohl, zylindrisch, verzweigt und rötlich ist. Die Blätter sind sehr groß, oben grün und an der Unterseite von weißlicher Färbung, sie können 1 m lang werden. Die im Juli und August erscheinenden gelb-grünlichen Blüten bilden zahlreiche Dolden. Die länglichen, abgeflachten zarten Früchte haben hervorspringende Rippen.

Heilwirkung: Die Engelwurz wirkt auf den Magen, vermindert Blähungen und unterstützt die Milchbildung. Die ganze Pflanze ist wohlschmeckend, doch werden heutzutage nur die Wurzel und die Früchte verwendet. Die Wurzel hat beruhigende Wirkung; ihr ätherisches Öl hilft bei Magen- bzw. Verdauungsproblemen, indem es die Bildung von Verdauungssäften in Magen und Bauchspeicheldrüse anregt, und kann bei Blähungen und zur Bekämpfung von Pilzen (antimykotisch) eingesetzt werden. Darüber hinaus wird sie als Anregungsmittel, zur Steigerung der Verdauungskräfte, bei Krämpfen, gegen Blähungen, Blähbauch, bei Darmerschlaffung, Aerophagie (Luftschlucken), Migräne und Schwindel verwendet. Gegenwärtig wird sie als Adaptogen angesehen (d.h. als ein Mittel, das dem Organismus hilft, sich an Stresssituationen, Müdigkeit und das Befinden bei bestimmten Infektionen anzupassen). Das ätherische Öl wirkt wegen seiner verdauungsanregenden und karminativen (blähungsstillenden) Eigenschaften bei Kopfschmerzen, die ihren Ursprung in der Verdauung haben.

Anwendung: Für die Verdauung kann man die Engelwurz als Aufguss anwenden: Man nimmt 5 g Früchte auf 1 Tasse kochendes Wasser, lässt 10 Minuten ziehen und trinkt nach der Mittags- und Abendmahlzeit je 1 Tasse. Von Pulverkapseln mit der Wurzeldroge nimmt man morgens, mittags und abends zu den Mahlzeiten je 1 Kapsel à 325 mg.

Risiken und Gegenanzeigen: Während der Behandlung soll eine zu lange Sonnen- bzw. UV-Bestrahlung vermieden werden, da sonst die Gefahr von entzündlichen Hautreaktionen aufgrund einer erhöhten Lichtempfindlichkeit besteht.

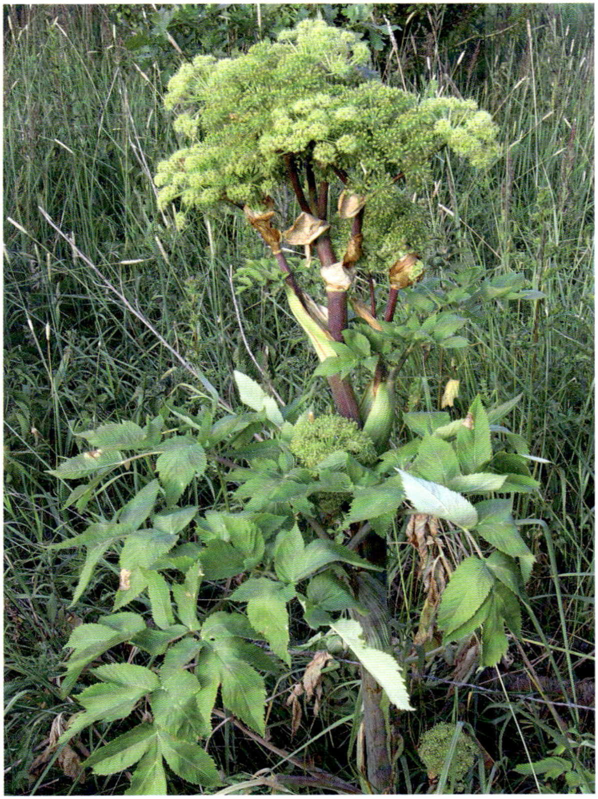

Die Früchte werden im Juni/Juli geerntet, ebenso die Stängel, die in kandierter Form in der Konditorei für Süßwaren verwendet werden. Die Wurzeln erntet man im September. Die Pflanze bevorzugt kühle Standorte.

Enzian, Gelber

Gentiana lutea L. Gentianaceae

• regt die Gallenproduktion und -sekretion an | • Verdauungsstörungen
• Bittertonikum | • Anämie | • Rekonvaleszenz | • Müdigkeit

Verdauung, Müdigkeit und Immunabwehr

Der Gelbe Enzian ist eine mehrjährige Pflanze, die 0,5 bis 1,5 m groß werden kann und zwischen 300 und 1800 m Höhe wächst. Ihr dicker, aufrechter, runder hohler Stängel ist unverzweigt und trägt gegenständige elliptische, unbehaarte Laubblätter, die mit 5 bis 7 bogenförmigen kräftigen Nerven versehen sind. In den oberen Blattachseln sitzen zahlreiche gelbe Blüten, die große Büschel bilden und von Juni bis August blühen. Die dicke, fleischige, verästelte Wurzel ist bis zu 1 m lang und wird bis zu 60 Jahre alt. Der Gelbe Enzian blüht nach 10 bis 20 Jahren. Jede Pflanze kann bis zu 10.000 Samen erzeugen!

Der Gelbe Enzian ist geschützt und darf nicht gepflückt werden. Für den Handel wird der Wurzelstock im Frühling als Heilkraut geerntet, im Sommer oder Winter zur Herstellung von Likören und Aperitifs.

Heilwirkung: Der Gelbe Enzian ist ein Bittermittel und wirkt auf das Verdauungssystem: Er regt den Appetit an, den Speichelfluss, die Bildung der Magensäfte sowie die Gallensaftproduktion und -sekretion. Neben den Verdauungsstörungen gehören Anämien und Müdigkeit zu seinen Einsatzgebieten. Gleichzeitig stärkt er durch eine Vermehrung der weißen Blutkörperchen (Leukozyten) die Immunabwehr. Er wirkt blutreinigend und kann in der Rekonvaleszenz als Stärkungsmittel angewandt werden.

Anwendung: Um den Appetit anzuregen, übergießt man ½ Teelöffel Enzianwurzeln mit 150 ml kochendem Wasser, lässt 15 Minuten lang ziehen, filtert und

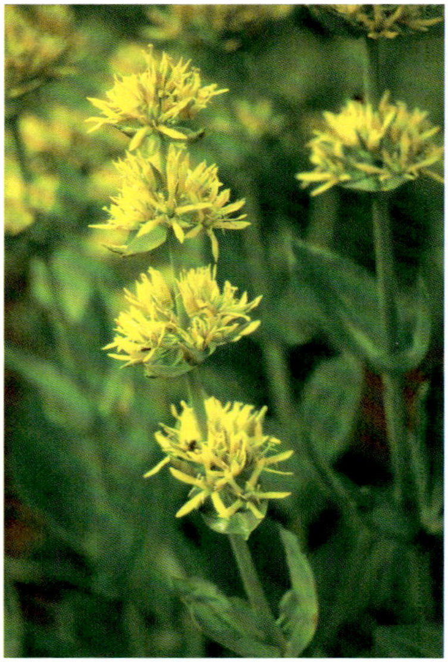

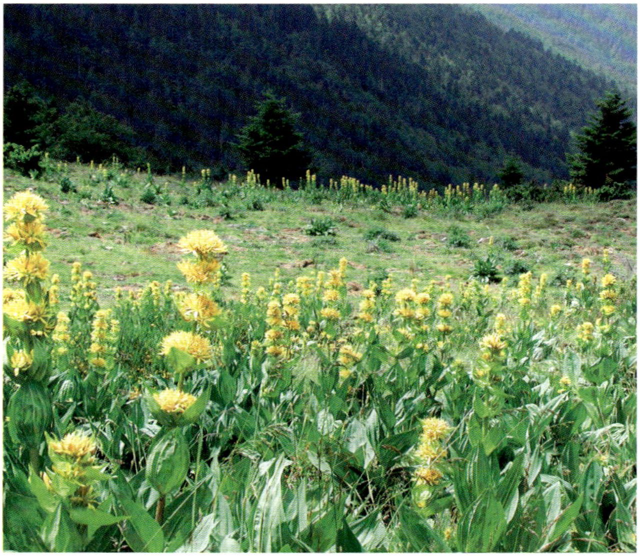

trinkt den Aufguss heiß vor den Mahlzeiten. Bei Verdauungsbeschwerden trinkt man denselben Aufguss nach den Mahlzeiten. Von der Muttertinktur nimmt man nach den Hauptmahlzeiten 30 Tropfen in einem Glas Wasser ein.

Risiken und Gegenanzeigen: Bei Geschwüren des Zwölffingerdarms darf der Gelbe Enzian nicht angewandt werden. Außerdem kann er Kopfschmerzen verursachen. Es besteht Verwechslungsgefahr zwischen dem Gelben Enzian (mit seinen gegenständigen, unbehaarten Blättern) und dem Weißen Germer (Veratrum album), dessen wechselständige Blätter auf der Unterseite behaart sind, wenige Haare auf der Oberseite tragen und dessen weißliche Blüten entlang der Zweige sitzen. Die Hauptwurzel des Weißen Germer ist mit 6 bis 8 cm Länge viel kleiner und hat zahlreiche schrumplige Nebenwurzeln, an welchen noch die Reste alter Blätter haften.

Erdburzeldorn (Erdsternchen)

Tribulus terrestris L. Zygophyllaceae

• sexuelle Funktionsstörungen | • pflanzliches Anabolikum

Sexualität, Stoffwechsel

Der Erdburzeldorn ist eine mehrjährige tropische Pflanze mit langen kriechenden Stängeln. Sie ist mit silbrigen Haaren bedeckt. Die Blätter setzen sich im Allgemeinen aus 6 Blattpaaren zusammen. Die Blüten sind klein und gelb. Ihre sternartige Frucht trägt Dornen, die am Fell von Tieren hängen bleiben.

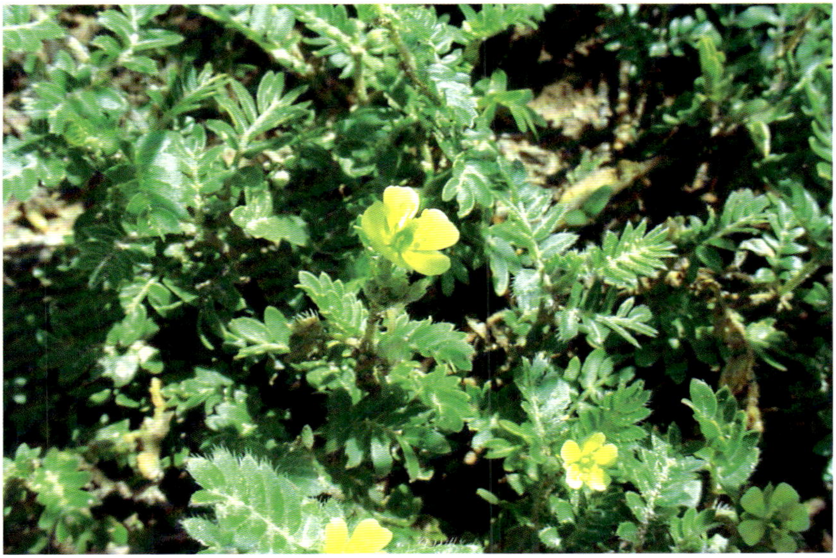

Die aus Indien stammende Pflanze wird seit Jahrtausenden auch in China und Afrika angebaut. Die Früchte werden medizinisch verwendet und in reifem Zustand im Sommer geerntet.

Heilwirkung: In der traditionellen chinesischen Medizin wird dem Erdburzeldorn nachgesagt, dass er die Fruchtbarkeit verbessert und sexuelle Funktionsstörungen (bei Mann und Frau) behebt. Nach chinesischen Studien wirkt er vorbeugend und heilend bei arteriellem Bluthochdruck und soll bei Angina pectoris die Herzkranzgefäße erweitern. Er kräftigt die Leber und steigert die Hormonsynthese. Bei den Herstellern von Erdburzeldorn-Präparaten herrscht aktuell die Tendenz, die Auszüge des Erdburzeldorns auf 40 % Saponine zu standardisieren, denen hormonale Wirkungen auf die Hypophyse zugeschrieben werden. Laut bulgarischen Forschern soll die Pflanze die Blutwerte von Testosteron, dem Steoridhormon DHEA (Dehydroepiandrosteron) sowie von Östrogenen steigern und eine Wirkung auf die sportliche Leistungsfähigkeit und die männliche und weibliche Libido haben. Außerdem soll sie die Immunabwehr verbessern.

Anwendung: Der Erdburzeldorn wird häufig bei der Ernährung von Sportlern eingesetzt, um ihre Energie, die muskulöse Ausdauer und die Muskelmasse zu steigern (die aufputschende Wirkung ist schwächer als bei synthetischem Testosteron!). Kapseln mit einer Tagesdosis von 500 mg bis 2 g nimmt man in einer Kur von 20 Tagen ein.

Risiken und Gegenanzeigen: Die vorgeschriebene Dosierung muss eingehalten werden, da auf lange Sicht die Gefahr von Leber- und Augenschäden besteht. In der Schwangerschaft und während der Stillzeit darf Erdburzeldorn nicht eingenommen werden.

Erdrauch, Gewöhnlicher

Fumaria officinalis L. Fumariaceae

• Erkrankungen der Leber und der Gallenwege | • Förderung der Verdauung: krampflösender Appetitanreger | • unreine Haut

Verdauung, Dermatologie

Der Erdrauch ist eine kleine, krautige, weit verbreitete Pflanze mit wechselständigen Blättern von grau-grüner Farbe, die durch ihre Fiederung in schmal gelappte Teilblätter dem Abdruck einer Hühnerkralle ähneln. Die rosa Blüten haben purpurfarbene Flecken, sind klein, röhrenförmig langgezogen und bilden endständige dichte Trauben.
Im Mittelalter wurde der Erdrauch verwendet, um die Lebergänge zu ›öffnen‹, Verstimmungen zu bereinigen und die Gesichtsfarbe aufzuhellen.

Heilwirkung: Der Gewöhnliche Erdrauch weist neben vielen anderen Bestandteilen einen hohen Gehalt an Alkaloiden auf und wirkt deshalb reinigend auf die Haut, leicht harntreibend und abführend, durch die Anregung der Magensaftproduktion appetitanregend, krampflösend, die Nerven beruhigend, vor allem aber reguliert er den Gallenfluss. Die Pflanze wird hauptsächlich dazu verwendet, die Verdauungsfunktionen zu aktivieren oder zu erleichtern (träge Verdauung nervösen Ursprungs, Übelkeit, Krämpfe im Zuge der Verdauung, Leber-Gallen-Beschwerden), vom Leber-Gallen-System verursachte Migräne zu behandeln und bei Hautproblemen wie Schuppenflechte, Ekzemen, Flechten und unreinem Teint den Organismus zu entgiften.

Anwendung: Für einen Aufguss nimmt man 2 Teelöffel Blütenknospen pro Tasse, lässt 10 Minuten ziehen, filtert und trinkt davon vor den Mahlzeiten oder bei Beschwerden. Pulverkapseln mit einer Tagesdosis von 1 bis 2 g (oder 1 g Trockenextrakt) nimmt man 3-mal über den Tag verteilt ein.
Für die äußere Anwendung bei Schuppenflechte, Ekzemen oder Flechten legt man – ergänzend zur inneren Anwendung – eine mit dem Aufguss getränkte Kompresse auf die betroffenen Stellen.

Die blühende Pflanze wird von April bis zur Mitte des Sommers geerntet.

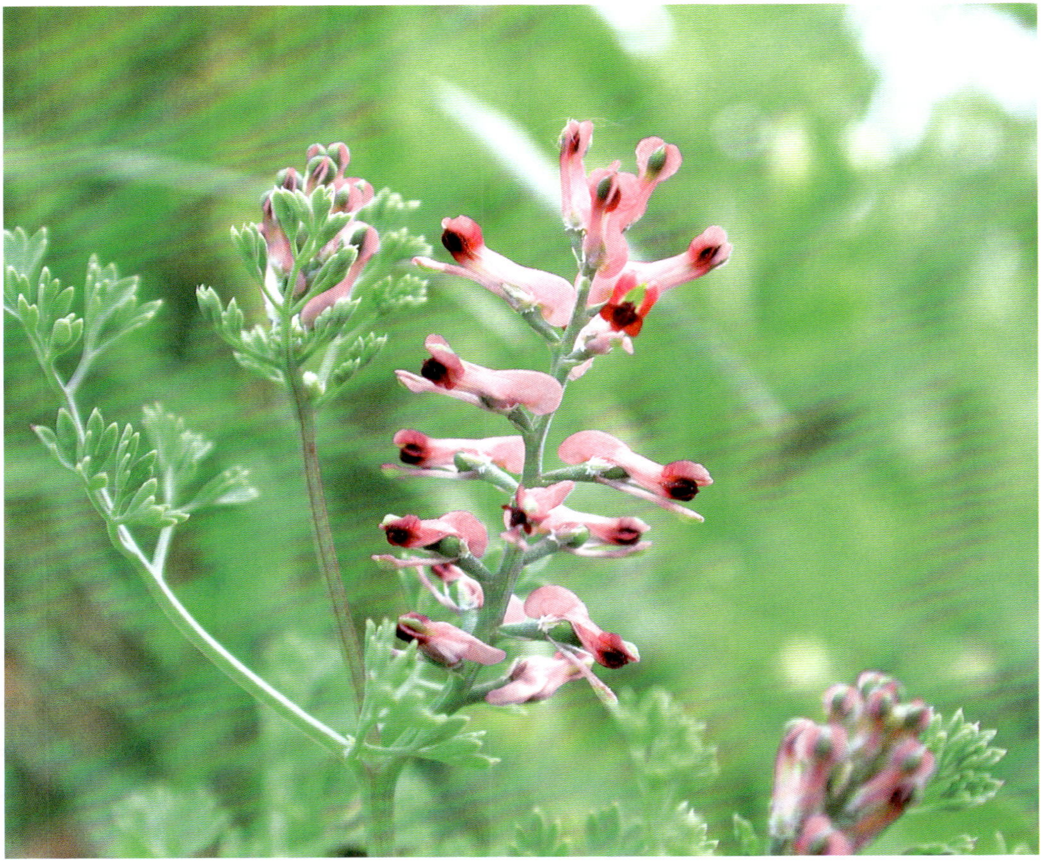

Esche

Fraxinus excelsior L. Oleaceae

• Wassereinlagerungen (Ödeme) | • Gicht | • Harnsteine | • Rheuma • Fettleibigkeit (Adipositas) | • Fieber

Rheuma und Schmerzen, Stoffwechsel

Die Esche ist ein großer Baum, der bis zu 25 m hoch werden kann. Der Stamm hat eine glatte, gräuliche Rinde und ist ganz gerade. Die gegenständigen Blätter besitzen 9 bis 15 gesägte Fiederblättchen. Die Blüten sind braun, haben keine Blütenblätter und erscheinen zu seitlich stehenden Rispen angeordnet bereits vor den Laubblättern im April oder Mai. Ihre Staubgefäße sind rötlich. Die charakteristische Frucht ist flach, geflügelt und enthält nur einen einzigen Samen.

Heilwirkung: Es wird die ganze Pflanze verwendet. Sie wirkt antirheumatisch, entwässernd, schmerzstillend und kann auch bei Fieber eingesetzt werden. Die Schafe knabbern im Frühling die Rinde oder die Blätter als Blutreiniger ab.

Die Blätter werden im Juni und Juli geerntet, die Rinde der jungen Äste im Frühling.

Anwendung: Für eine entwässernde, Gicht lindernde oder antirheumatische Wirkung übergießt man 10 bis 20 g getrocknete Blätter mit 1 l kochendem Wasser, lässt 10 Minuten ziehen und trinkt diesen Aufguss im Verlauf des Tages. Wenn man Kapseln bevorzugt, nimmt man 3-mal pro Tag 2 Kapseln zu je 300 mg Pulver aus den Blättern mit einem großen Glas Wasser ein. Gegen Fieber trinkt man 3-mal täglich 50 Tropfen Muttertinktur in einem Glas Wasser oder einen Absud aus 50 g getrockneter Rinde pro Liter kochendes Wasser, den man nach 10 Minuten filtert. Will man Eschen-Süßmost zur Blutreinigung traditionell herstellen,

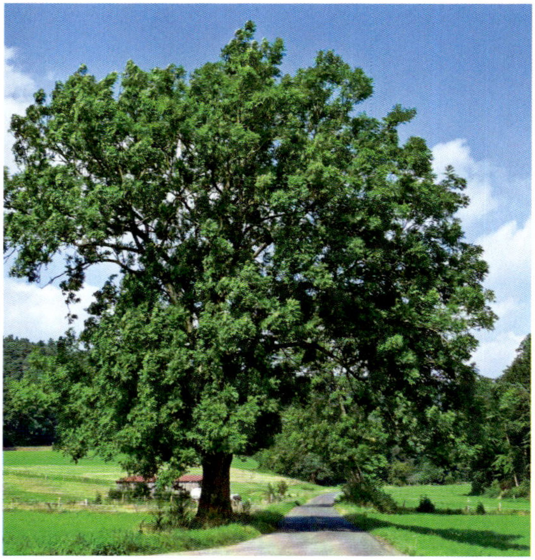

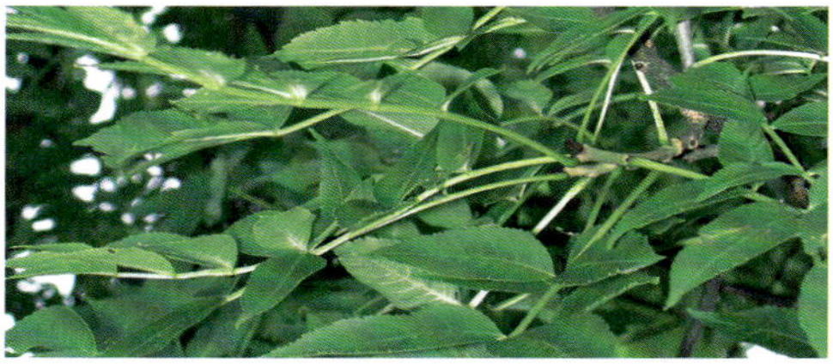

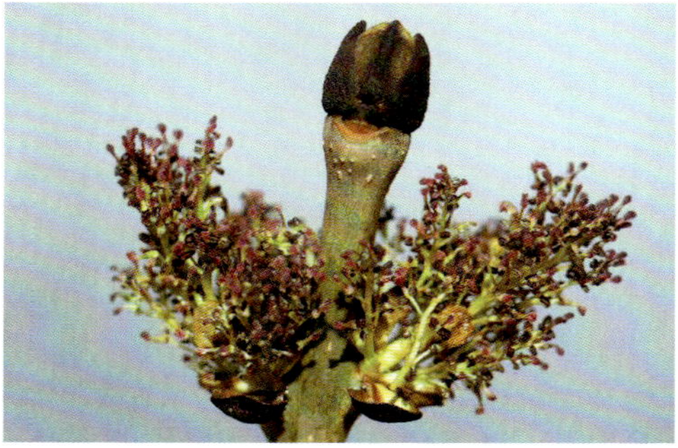

lässt man 100 g Blätter in 2 l Wasser ziehen und fügt 5 kg Zucker hinzu sowie 60 g Weinsteinsäure und 75 g Frischhefe. Schließlich wird Wasser ergänzt und gut umgerührt. Das Ganze lässt man 15 Tage im offenen Fass fermentieren, dann wird abgegossen und der Most in Flaschen abgefüllt und gut verkorkt.

Eukalyptus

Eucalyptus globulus Labill. Myrtaceae

• Husten, Bronchitis | • Schnupfen, verstopfte Nase
• Nasennebenhöhlenentzündung (Sinusitis) | • Halsschmerzen

Atemwege und HNO

Der Eukalyptusbaum kann bis zu 100 m hoch werden. Er hat einen glatten Stamm. Die älteren Zweige tragen wechselständige, wohlriechende, sichelförmige, gestielte Blätter, die glänzend, schmal und von blau-grüner Farbe sind, an den jungen Zweigen sitzen gegenständige, eiförmige und geruchlose Blätter ohne Stiel. Aus den weißlichen Blüten entwickeln sich harte, aromatisch duftende Fruchtkapseln mit 4 Fruchtfächern.

Heilwirkung: Die Blätter des Eukalyptus regen das Immunsystem an, senken den Blutzuckerspiegel und wirken außerdem antibakteriell, antiviral, fiebersenkend, hustenstillend und schleimlösend im Bereich der Lungen, wobei sie auch das Abhusten des Lungensekrets fördern. Sie werden verwendet, um Krankheiten im Bereich des Halses und der Bronchien vorzubeugen, kommen aber auch bei einer

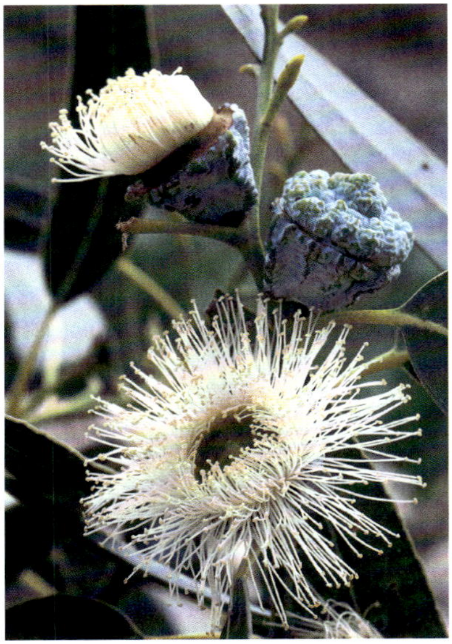

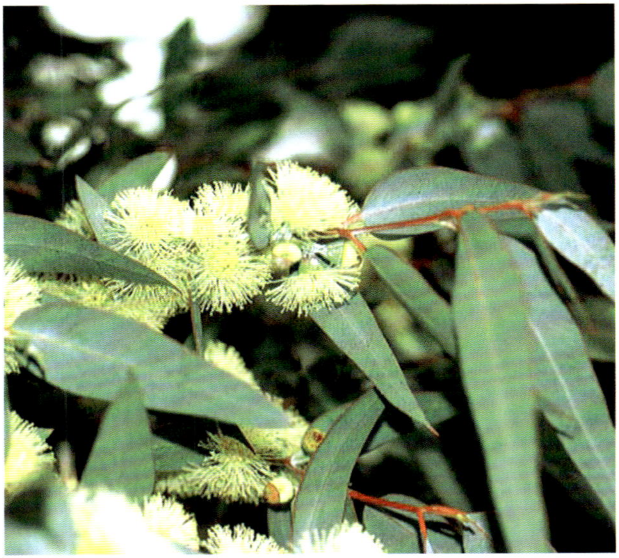

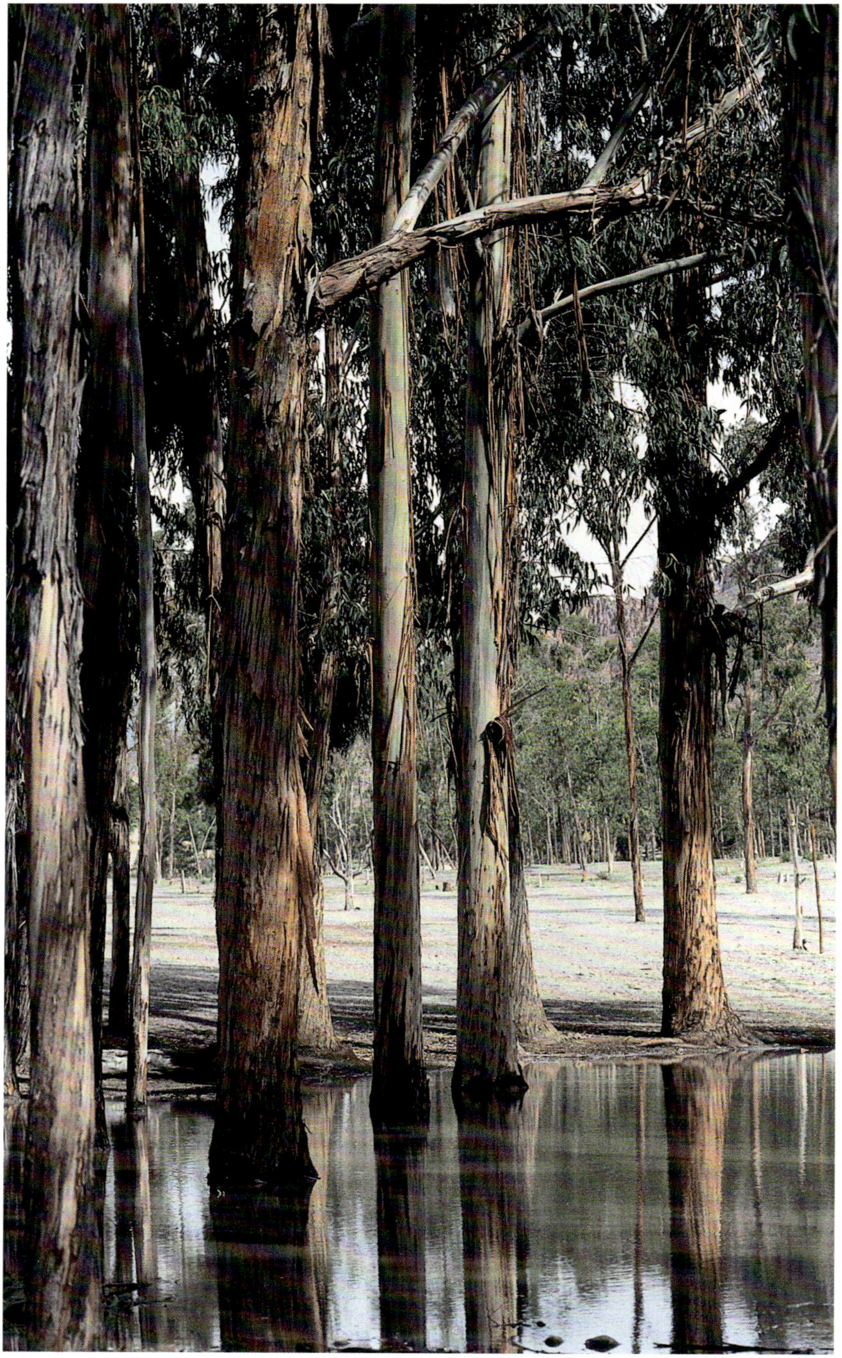

Es gibt ungefähr 600 Eukalyptusarten, die in Australien beheimatet sind; die bekannteste ist an den Mittelmeerküsten heimisch geworden. Die Blätter der alten Zweige werden im Sommer geerntet – wenn sie besonders reich an ätherischem Öl sind – und dann getrocknet.

starken oder chronischen Bronchitis, bei Husten, grippalen Erkrankungen oder Nasennebenhöhlenentzündungen zum Einsatz.

Anwendung: Zum Inhalieren bei Erkrankungen der oberen Atemwege lässt man 50 g Blätter in 1 l Wasser 5 Minuten lang kochen. Alternativ verwendet man 5 Tropfen ätherisches Öl von Eucalyptus radiata Sieber. Wenn man das eukalyptolreiche ätherische Eukalyptusöl in den Räumen verdampft, kann man damit zahlreichen Winterkrankheiten vorbeugen. Für einen Absud lässt man 25 g getrocknete Blätter in 1 l Wasser 1 Minute zugedeckt kochen und dann 10 Minuten ziehen, am Schluss wird gefiltert. Einen Aufguss bereitet man, indem man 25 g getrocknete Blätter mit 1 l kochendem Wasser übergießt und 15 Minuten ziehen lässt. Pulverkapseln zu je 1 bis 2 g nimmt man 3-mal über den Tag verteilt ein.

Fenchel

Foeniculum vulgare Mill. Apiaceae

• Verdauungsprobleme | • zu geringe Milchbildung

Verdauung, geringe Milchbildung

Fenchel ist eine hohe mehrjährige krautige Pflanze. Die gefiederten Blätter sind fadenförmig geschlitzt. Die kleinen gelben Blüten bilden Dolden. Die Pflanze verströmt einen angenehmen Anisduft. Die gelbgrünliche Frucht hat 5 hervortretende Rippen, sie schmeckt süß. Es gibt eine sehr häufige Unterart als Wildpflanze, die jedoch deutlich unangenehmer und bitter schmeckt!

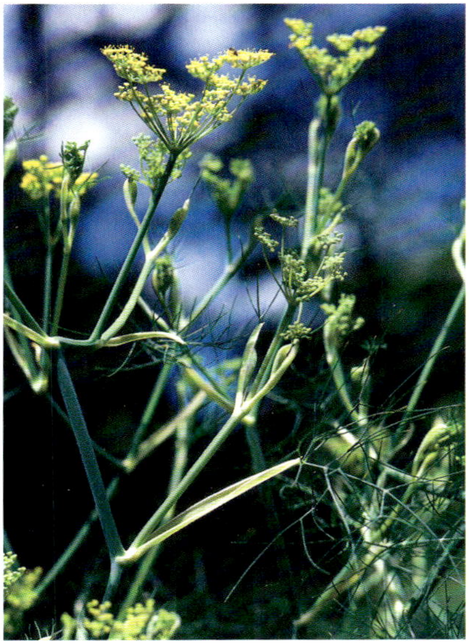

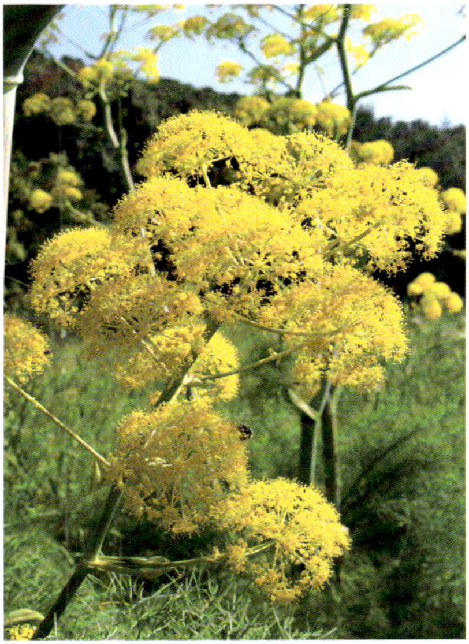

Die Früchte werden ungefähr im August geerntet, wenn sie reif sind.

Heilwirkung: Fenchel ist schleimlösend, dämpft die Bronchialsekretion und Bronchialkrämpfe sowie Krämpfe im Verdauungsbereich, woher die traditionelle Verwendung bei Asthma und Blähbauch rührt. Er hat außerdem eine östrogenartige und milchbildende hormonale Wirkung.

Anwendung: Bei Verdauungsbeschwerden, Blähungen oder um die Milchbildung zu fördern zerreibt man 1 Teelöffel getrocknete Früchte zwischen den Fingern, übergießt sie mit 200 ml kochendem Wasser und lässt das Ganze zugedeckt ziehen. Davon trinkt man täglich nach den Mahlzeiten 3 Tassen. Von Kapseln zu je ungefähr 300 mg nimmt man morgens, mittags und abends je 1 Kapsel ein.

Risiken und Gegenanzeigen: Das Anethol (ein Bestandteil des ätherischen Öls) lässt die Pflanze bei hoher Dosierung giftig werden.

Flohsamen, Indische

Plantago ovata Forssk. Plantaginaceae

- **Verstopfung**

Verdauung

Laut den Texten der ayurvedischen und graeco-arabischen Medizin (Unani) wirkt die Pflanze gegen Verstopfung und Amöbenruhr. In unserer gemäßigten Zone ist sie heimisch geworden, kommt aber ursprünglich aus Indien und Pakistan. Sie ist eine krautige Pflanze mit schmalen Blättern, die dem europäischen Wegerich

Die Samenkapseln werden zur Fruchtreife den ganzen Sommer über geerntet, die Samen aus den Kapseln gedroschen und dann in der Sonne getrocknet.

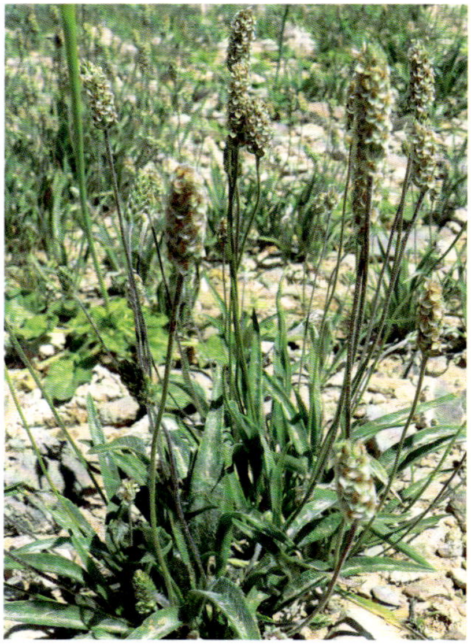

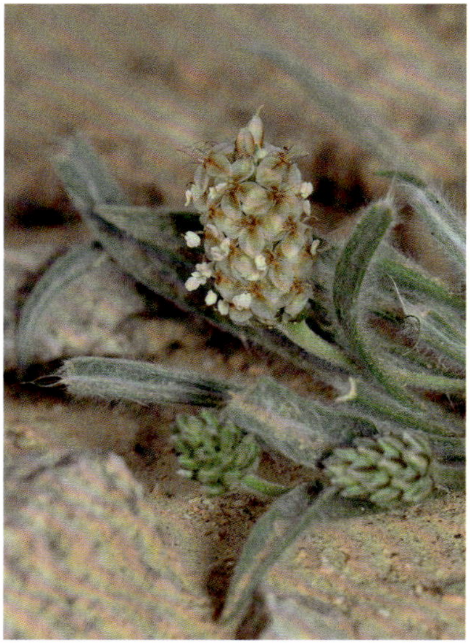

ähnelt, hat einen ährenförmigen Blütenstand, aus dem sich elliptische Kapselfrüchte mit ovalen rosa Samen entwickeln.

Heilwirkung: Der Samen und die Samenschalen sind reich an Pflanzenschleim und Omega-3-Fettsäuren und dienen als mechanisches Abführmittel. Ihre Schleimstoffe bilden ein Gel von hoher Viskosität, das eine Volumenzunahme des Stuhls im Darm bewirkt, die Peristaltik anregt und dadurch die Ausscheidung erleichtert, ohne den Dickdarm zu reizen. Flohsamen schützen den Darm, da sie ihn mit (reizlinderndem) Schleim auskleiden. Die Bildung eines Gels im Magen verleiht ihm die interessante Wirkung eines Sättigungsgefühls, was bei gewünschter Gewichtsabnahme genutzt werden kann. Die ›Schutzschicht‹ des Flohsamens hat darüber hinaus den Vorteil, dass sie Gallensäuren bindet, die normalerweise mit dem Stuhlgang ausgeschieden und nicht wieder absorbiert werden. Die Leber muss diese deshalb aufs Neue aus dem Cholesterin des Blutkreislaufs bilden, wodurch ein erhöhter Cholesterinspiegel gesenkt werden kann.

Anwendung: Für die appetithemmende Wirkung oder gegen Verstopfung nimmt man täglich zu den Mahlzeiten 1 bis 6 g Pulver in Kapseln mit einem großen Glas Wasser ein (auf 3 Mal verteilt).

Risiken und Gegenanzeigen: Flohsamen können ein leichtes Aufblähen des Darms verursachen. Wie jedes Abführmittel sollten sie möglichst nicht über einen längeren Zeitraum eingenommen werden, insbesondere bei Bauchschmerzen unbekannter Ursache. Es sollte stets auf eine ballaststoffreiche Ernährung geachtet werden.

Frauenmantel

Alchemilla vulgaris L. Rosaceae

• Durchfall | • Menstruationsbeschwerden | • Störungen des weiblichen Zyklus • Scheidenausfluss | • Blutungen | • Verletzungen der Krampfadern (variköse Wunden)

Gynäkologie, Blutkreislauf, Verdauung

Der Frauenmantel ist eine mehrjährige Pflanze, die 20 bis 40 cm hoch wächst, eine kräftige braune Wurzel und sehr helle grüne fächerförmige Blätter hat, deren Rand mit 7 bis 11 runden, fein gezähnten Lappen gesäumt ist. Die kleinen gelb-grünlichen Blüten erscheinen von Mai bis August in verzweigten Scheindolden. Die trockene Frucht enthält nur einen Samen.

Heilwirkung: Der Frauenmantel wirkt durch seine progesteronartigen Eigenschaften bei starken Regelblutungen und vaginalem Ausfluss. In Form einer äußeren

Anwendung ist er bei Geschwüren und Verletzungen der Krampfadern hilfreich. Er vermag außerdem durch seine antihämorrhagische Wirkung Blutungen bei Mädchen zu stillen und durch adstringierende Eigenschaften Durchfall zu bekämpfen. Darüber hinaus stärkt er die Kapillargefäßwände.

Anwendung: Zur inneren Anwendung bei unregelmäßigem Zyklus übergießt man 1 bis 2 g getrocknete Pflanzen mit 1 l kochendem Wasser, lässt 10 Minuten ziehen und trinkt davon täglich 2 bis 3 Tassen. Bei Durchfall nimmt man 5 bis 10 g getrocknete Pflanzen auf 1 l Wasser und trinkt täglich 2 bis 3 Tassen; alternativ kann man 3-mal täglich 100 Tropfen Muttertinktur in einem Glas Wasser einnehmen. Vom Flüssigextrakt trinkt man 3-mal täglich 50 Tropfen in einem Glas Wasser.

Frauenmantel kann den ganzen Sommer über geerntet werden.

Bei Zahnfleischentzündungen, Zellulitis oder Schwangerschaftsstreifen kann man Frauenmantel auch äußerlich anwenden. Man kocht 40 g getrocknete Blätter in 1 l Wasser, lässt 10 Minuten ziehen und legt 3-mal täglich eine mit diesem Absud getränkte Kompresse auf. Bei vaginalem Ausfluss führt man 2-mal täglich ein Sitzbad mit je 1 l Aufguss durch.

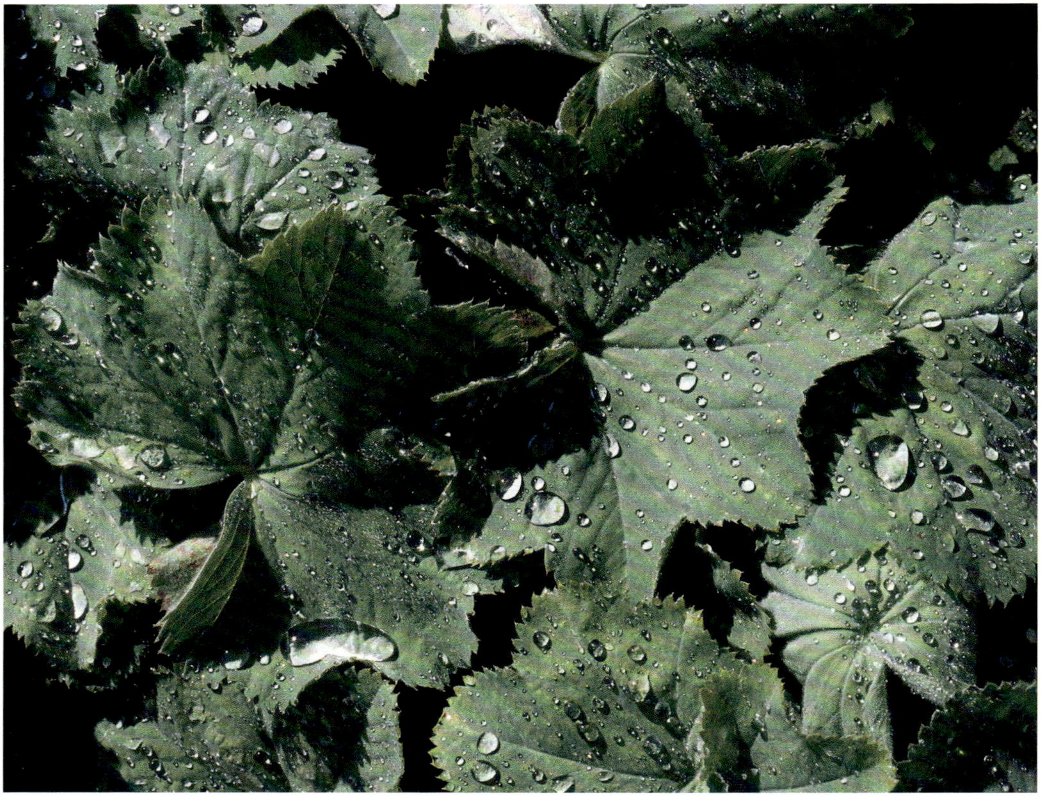

Gänseblümchen

Bellis perennis L. Asteraceae

• Wunden | • Hautkrankheiten | • blutreinigend und leicht abführend

Dermatologie

Das Gänseblümchen ist eine kleine krautige Pflanze von 4 bis 20 cm Höhe, die auf Rasenflächen und Wiesen in ganz Europa zu finden ist. Aus einer Blattrosette mit abgerundeten Blättern entwickelt sich ein Stängel, der eine einzige Blüte mit einer gelben Blütenscheibe trägt, aus der weiße bis schwach rosafarbene Zungenblüten hervorgehen. Ursprünglich stammt die Pflanze aus dem Mittelmeerraum, ist aber heute in Mittel- und Nordeuropa, in Nordafrika und Westasien verbreitet. Verschiedene Arten wachsen in den Wäldern und auf den Wiesen bis zu 2400 m Höhe, einige sind einjährig (Mittelmeerregion), andere mehrjährig.

Heilwirkung: Das Gänseblümchen taucht bereits in den medizinischen Lehrbüchern der Renaissance auf und wird heute traditionell vor allem als Wundheilmittel angewendet, d.h. bei Verletzungen, ähnlich wie die Ringelblume (Calendula): häufig als Muttertinktur, als Öl aus dem Mazerat der Blüten oder als Kompressen mit einem Aufguss aus Blättern, der blühenden ganzen Pflanze oder den Blüten.

Äußerlich wird es bei Abszessen, Prellungen oder Quetschungen, Hautkrankheiten, Ekzemen, Verstauchungen und Furunkeln (da es wie der Sonnenhut (Echinacea) antibakterielle Polyine enthält), Wunden, Verrenkungen und Geschwüren eingesetzt.

Das Gänseblümchen blüht von März bis November, ist also fast das ganze Jahr über zu finden und wird auch in dieser Zeit geerntet.

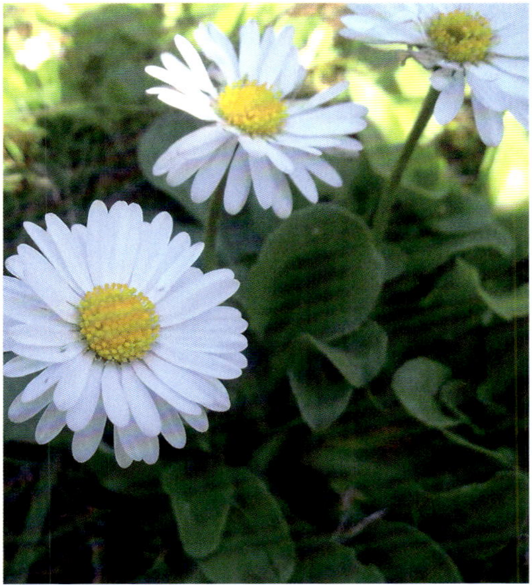

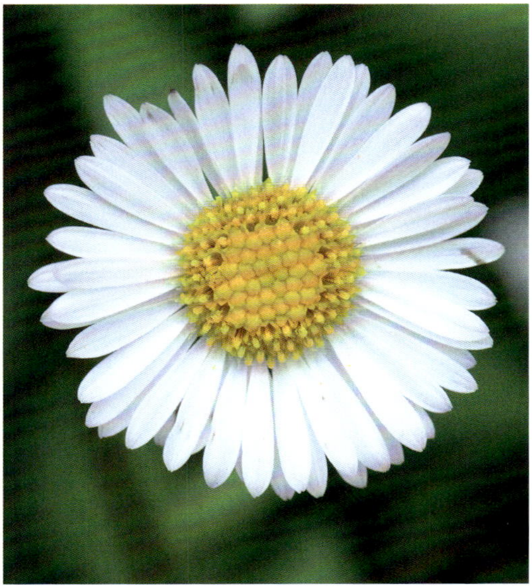

Anwendung: Äußerlich wird entweder das Öl aus einem Mazerat aus 750 g Blüten in 500 ml pflanzlichem Öl angewendet oder Kompressen aus einem Absud von 100 g Blüten und Blättern pro Liter, den man 5 Minuten kocht und dann 10 Minuten ziehen lässt. Die frischen Blätter werden sorgfältig gewaschen und können dann direkt auf Prellungen und Blutergüsse aufgelegt werden.
Bei der inneren Anwendung hilft die Pflanze gegen Gicht, wirkt aber vor allem auch schleimlösend und lindernd bei HNO- und Bronchialerkrankungen.
Die Blätter haben als Beigabe in Salaten vor allem zu Beginn des Frühlings um Ostern herum (zusammen mit den Blüten) leicht abführende, blutreinigende und diuretische (entwässernde) Eigenschaften.
Für einen Teeaufguss werden 30 bis 50 g Blüten und Blätter des Gänseblümchens mit 1 l kochendem Wasser aufgegossen. Man lässt das Ganze 10 Minuten ziehen und trinkt täglich 2 bis 3 Tassen.

Gartenrettich (Schwarzer Rettich)

Raphanus sativus L. var. niger Mill. Kerner Brassicaceae

• Verstopfung | • Krämpfe der Gallenwege

Die Wurzel wird im Herbst geerntet.

Der Rettich ist eine Gemüsepflanze aus der Familie der Kreuzblüten- bzw. Kohlgewächse mit einer fleischigen Wurzel, die von außen schwarz und innen weiß ist. Die Blüten erscheinen weiß oder rosa und haben 4 Blütenblätter.

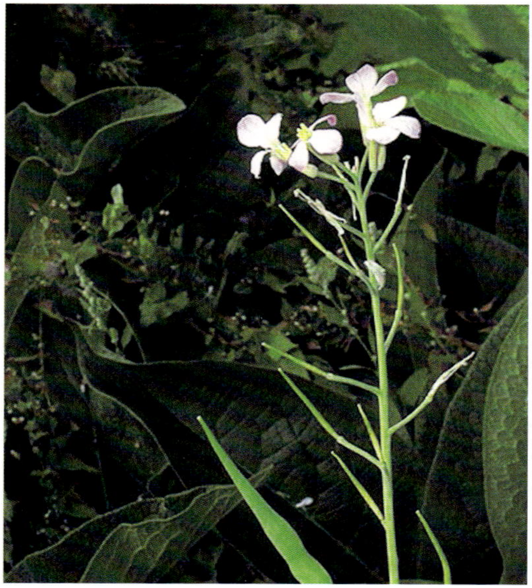

Heilwirkung: Da der Schwarze Rettich reich an Schwefelderivaten ist, hat die Wurzel antiseptische, antibakterielle und schleimlösende Wirkung (daher die volkstümliche Verwendung in diesem Sinn). Er ist appetitanregend und fördert die Gallensekretion (was bei einer Fehlfunktion der Gallenwege und zur Anregung des Immunsystems nützlich sein kann). Der Saft soll auf Magen- und Zwölffingerdarmgeschwüre wirken. Indem er krampflösend auf die Gallenwege wirkt, die Gallensekretion unterstützt und Darmkontraktionen anregt, verhindert er Gallensteine. Wie Kresse, Kohl und die Weiße Rübe ist der Schwarze Rettich reich an Schwefelverbindungen, die im Labor die Entwicklung von Krebs hemmen: Versuche zeigen, dass ihr Verzehr mit einer geringeren Zahl von Krebserkrankungen einhergeht.

Anwendung: Es gibt mehrere pharmazeutische Präparate, die den Saft des Schwarzen Rettichs enthalten. Bei Störungen des Gallenflusses und Verstopfung verdünnt man 1 Esslöffel Saft des Schwarzen Rettichs mit 1 Glas Wasser und trinkt davon 3-mal täglich.

Risiken und Gegenanzeigen: Bei erhöhter Dosierung reizt der Schwarze Rettich die Schleimhäute und löst Verdauungs- und Harnprobleme aus.

Gelbwurz (Kurkuma)

Curcuma longa L. Zingiberaceae

• Verdauungsprobleme vom Typus ›Reizdarmsyndrom‹ | • Gallen- und Leberleiden | • Arthritis

Verdauung, Rheuma

Diese mehrjährige aromatische Pflanze aus Indien hat lange Blätter und weiße oder gelbe ährige Blütenstände. Der Wurzelstock enthält ein ätherisches Öl (zu 3 bis 5 %), das Kurkumin (ein stark antioxidatives Färbemittel), und bittere Bestandteile. Sie wurde bereits in der Antike von Dioscurides beschrieben. Das Pulver des Wurzelstocks wird als Gewürz, insbesondere als Bestandteil von Curry-Gewürzmischungen, verwendet.

Im Winter reißt man den trockenen Wurzelstock heraus, dann wird er zerteilt und pulverisiert.

Heilwirkung: Der Wurzelstock der Kurkuma ist ein aus der ayurvedischen und chinesischen Medizin bekanntes entzündungshemmendes Heilmittel, das bei verschiedenen Haut- und Verdauungskrankheiten hilft. Seine entzündungshemmenden Eigenschaften sind allgemein anerkannt und werden bei rheumatischer Arthritis sowie bei Verdauungsbeschwerden, die üblicherweise als ›Leberleiden‹ bezeichnet werden, genutzt. Außerdem regt er die Gallensaftproduktion und -sekretion an, hilft beim Reizdarmsyndrom und auch bei der Rückbildung von Magengeschwüren, indem er die Bildung von schützendem Schleim im Magen fördert. In China wurde er gegen Bauchschmerzen und Gelbsucht verwendet. In Indien treten bei den Bauern, die regelmäßig Kurkuma zu sich nehmen, weder Alzheimer noch Darmkrebs auf. Darüber hinaus regt Kurkumin die Zellen des Immunsystems an. Kurkuma scheint auch Arteriosklerose vorzubeugen, indem sie einerseits die Oxidation des LDL-Cholesterins (des ›schlechten Cholesterins‹) hemmt und andererseits den Gesamtcholesterinspiegel senkt.

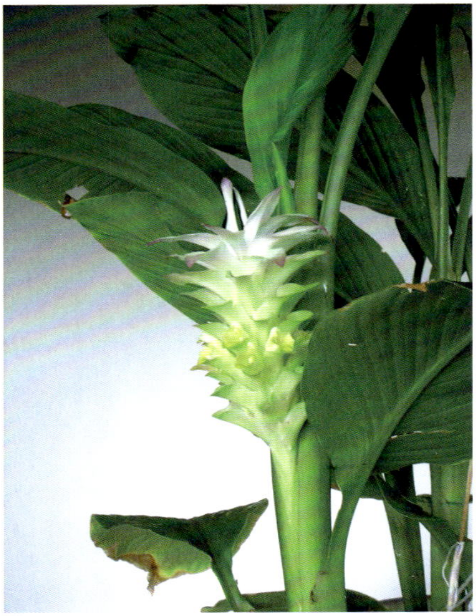

Anwendung: Die Gelbwurz wird in Form von Pulverkapseln verwendet, mithilfe derer man 3-mal pro Tag 300 mg zu sich nimmt, oder als trockener oder flüssiger Auszug, von dem 1 Teelöffel pro Tag eingenommen wird.

Risiken und Gegenanzeigen: Gelbwurz darf nicht bei Gallenverschluss und während der Schwangerschaft angewendet werden.

Gelée Royale

• Überanstrengung | • Stärkung der Abwehrkräfte

Erschöpfung

Das Gelée Royale stellt bei den Honigbienen die ausschließliche Nahrung der Königinnenlarven dar und wird auch den anderen Bienenlarven während ihrer ersten drei Entwicklungsstadien gegeben. Es ist ein Konzentrat von lebenswichtigen Inhaltsstoffen wie Vitaminen, Spurenelementen, Aminosäuren und Fettsäuren.

Heilwirkung: Studien bei Tieren und in vitro zeigen die immunstimulierende Wirkung des Gelée Royale, das als eine adaptogene Substanz gilt, d.h. es steigert die allgemeine Widerstandskraft des Organismus, was ihn weniger anfällig für verschiedene Stress-induzierte Krankheiten werden lässt. Die Herrscher im antiken China schrieben ihm zu, Langlebigkeit und sexuelle Leistungskraft zu bewirken. Es wird gegen körperliche und geistige Erschöpfung und Überanstrengung

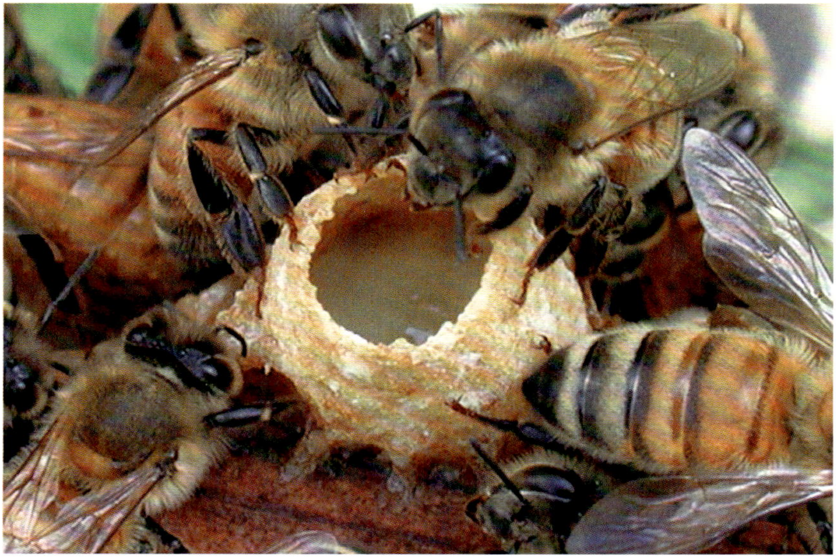

Gelée Royale wird vom Frühling an das ganze Jahr über gewonnen. Die Arbeitsbienen sondern es zwischen dem 6. und 12. Lebenstag ab.

verwendet, hilft in der Rekonvaleszenz, regt die natürlichen Widerstandskräfte in Wachstumsphasen an, wirkt Alterungsprozessen entgegen und lindert mehrere Wechseljahresbeschwerden.

Anwendung: Pro Tag sollte man 100 bis 250 mg gefriergetrocknetes oder 300 bis 750 mg frisches Gelée Royale zu sich nehmen. Normalerweise wird empfohlen, die Behandlung 4 bis 6 Wochen lang fortzuführen; die Einnahme soll vor dem Frühstück erfolgen.
Bei großer Erschöpfung befürworten manche eine Tagesdosis von bis zu 1,2 g, wenn frisches Gelée Royale angewandt wird, und von 400 mg bei gefriergetrocknetem Gelée Royale. Teilweise wird es auch dem Honig beigemischt oder unterstützend mit Weizenkeimöl versetzt.

Risiken und Gegenanzeigen: Menschen, die auf Honig, Pollen und Bienenstiche allergisch reagieren, können auch eine Allergie gegen Gelée Royale entwickeln.

Gemüsekohl

Brassica oleracea L. sensu lato Brassicaceae

• Arthrose | • Rheuma | • Wundheilung

Rheuma, Dermatologie

Der rote oder grüne Kohl, von denen es unzählige Varianten gibt, wird im Winter nach dem Frost geerntet.

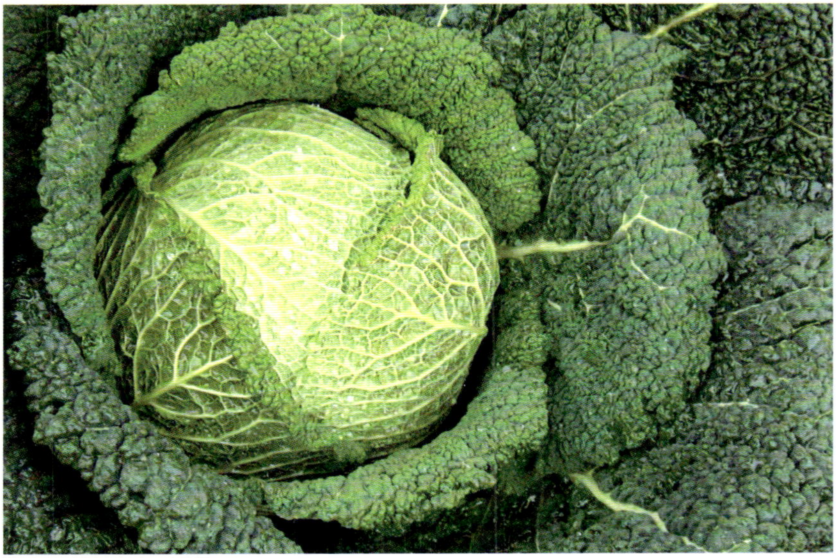

Heilwirkung: Bei der äußeren Anwendung fördern die ausgedrückten oder mit einer Teigrolle weichgewalzten Blätter des frischen Kohls (insbesondere des Weißkohls) als Auflage bei schlecht heilenden Wunden deren Vernarbung, ebenso bei ›offenen Beinen‹ infolge von Krampfadern. Außerdem lindern sie Arthrose-Schmerzen.

Der rohe Saft soll Magen- und Zwölffingerdarmgeschwüre günstig beeinflussen. Weiterhin hat der Gemüsekohl Krebs-vorbeugende Eigenschaften. Bei Ratten wurde nachgewiesen, dass die unterschiedlichen Arten (Rosenkohl, Blumenkohl etc.) durch chemische Substanzen ausgelöste Krebsarten hemmen können. Wie die Kresse, der Rettich und die Weiße Rübe sind die Kohlarten reich an Isothiocyanaten und Glukosinolaten, schwefelhaltigen Verbindungen, die im Labor die Entwicklung von Krebs zu hemmen vermögen. Studien haben belegt, dass der regelmäßige Verzehr dieser Gemüsesorten mit einem verminderten Auftreten von Krebs einhergeht.

Ginkgo

Ginkgo biloba L., Ginkgoaceae

• Durchblutung des Gehirns | • Durchblutung der Arterien | • Schwindel • Gedächtnisstörungen | • nachlassendes Hörvermögen | • Zittern • Raynaud-Syndrom

Durchblutung

Der Ginkgo ist ein wunderschöner, dekorativer Baum, der sehr majestätisch wirkt. Er hat glatte, hellgrüne Blätter in der Form eines zweilappigen Fächers, die im Herbst goldgelb leuchten. Die Früchte sind gelbe kugelförmige Steinfrüchte. Der Baum, der ursprünglich aus China stammt, ist ein Symbol der Langlebigkeit; er ist die einzige Pflanze, die die Katastrophe von Hiroshima überstanden hat.

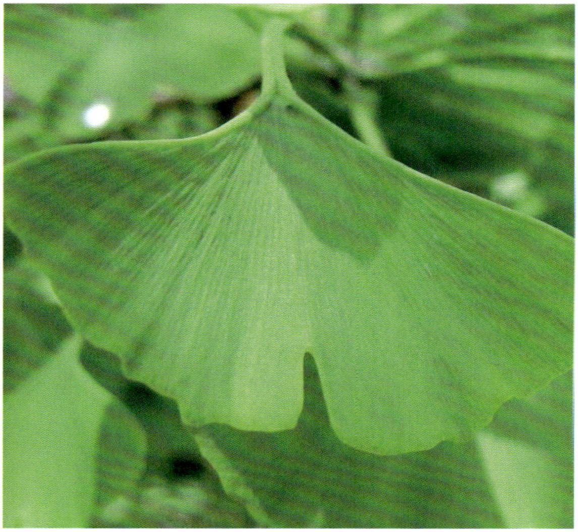

Heilwirkung: Das Blatt des Ginkgos enthält im Wesentlichen stark wirksame Flavonoide, die seine wichtigen Eigenschaften in Bezug auf die Gefäße und den Kreislauf begründen. Er fördert die Synthese von Dopamin und verbessert die Blutzirkulation in den Arterien (bei Zittern und Gehproblemen) sowie in den Venen und Kapillaren (Raynaud-Syndrom). Aufgrund seiner Fähigkeit, Radikale zu binden, bietet er sich als Mittel gegen Alterungsprozesse im Allgemeinen und Vergreisung im Besonderen an. Herkömmlicherweise wird er bei Durchblutungsstörungen im Gehirn und in den Arterien, Gedächtnisstörungen, Schwindel und Gleichgewichtsstörungen, bei Ohrgeräuschen (Tinnitus) und nachlassender Hörfähigkeit verwendet.

Anwendung: Ginkgo-Kapseln nimmt man 3-mal täglich ein, und zwar bei Kapseln aus dem Pulver der Pflanze mit einer Tagesdosis von 1 g, bei Kapseln mit Trockenauszug von 200 mg. Vom Flüssigextrakt trinkt man morgens 1 Teelöffel.

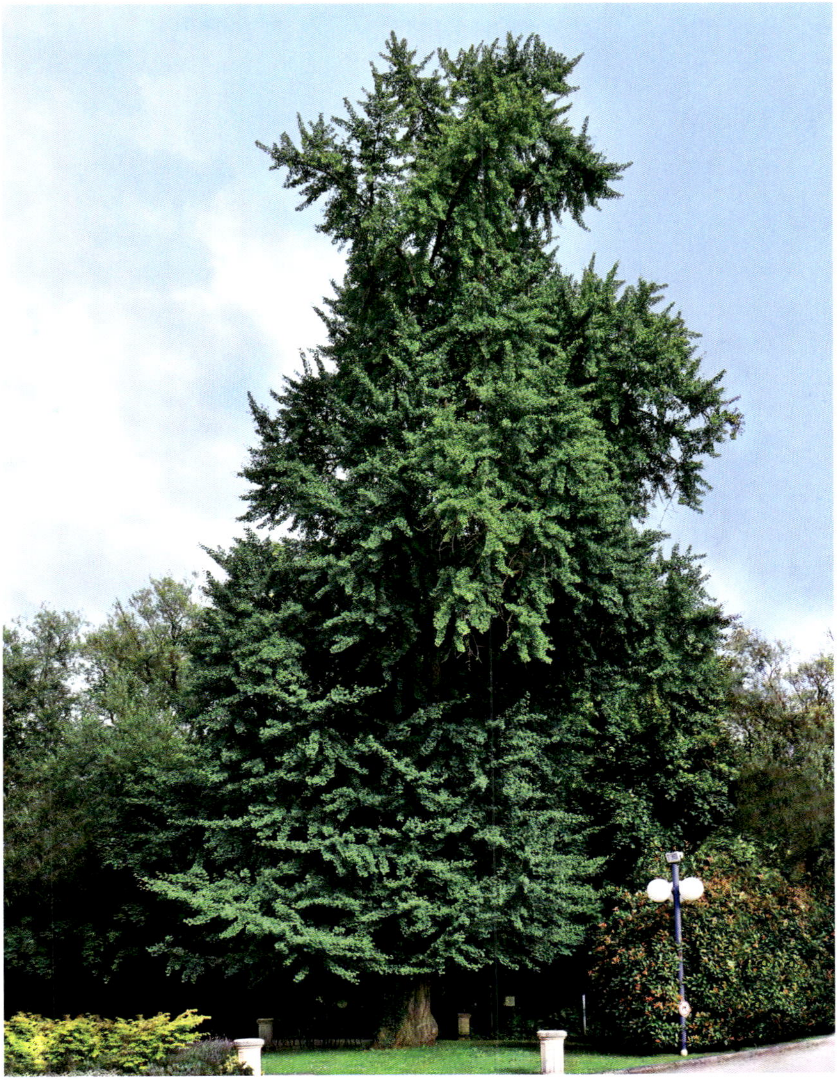

Die Blätter werden den Sommer über geerntet, bevor sie gelb werden. Man trocknet sie an einem gut belüfteten Ort.

Ginseng

Panax ginseng C.A. Meyer, Araliaceae

• Stärkungsmittel | • Adaptogen (hilft dem Organismus, sich an Stresssituationen anzupassen) | • Gedächtnis | • erhöhter Cholesterinspiegel | • reguliert die Triglyceride (Blutfette) | • Diabetes | • Muskelschmerzen | • körperliche oder geistige Erschöpfung

Müdigkeit und Immunabwehr, Stoffwechsel, Rheuma

Der Ginseng ist eine krautige mehrjährige Pflanze mit einem einfachen aufrechten Stängel von 30 bis 80 cm Höhe und einer dicken, eher zylindrischen gelblich-weißen Wurzel mit weißer Bruchstelle. Die Hauptwurzel ist eine Pfahlwurzel und erinnert an eine menschliche Gestalt. Mit heißem Dampf behandelt färbt sie sich rot.

Heilwirkung: Der Ginseng, im Volksmund auch Allheilkraut oder Kraftwurz genannt, ist in der chinesischen Medizin ein Universalmittel; sein Name bedeutet ›Menschenwurzel‹ oder ›Wurzel des Lebens‹. Es gibt zahlreiche unterschiedliche Varianten, dementsprechend ist die Konzentration der wirksamen Bestandteile variabel. In der chinesischen Medizin wird Ginseng in bestimmten Notfällen wie Kreislaufkollaps und in komplexen Zusammensetzungen angewendet. Im Westen sieht man ihn vor allem als Mittel gegen Erschöpfung und Stress. Er regt die Gehirnaktivität an und verbessert das Gedächtnis, er reguliert den Blutdruck ebenso wie einen hohen Cholesterin- oder Triglyceridspiegel und hat einen positiven Einfluss bei Diabetes. Ginseng regt die Sekretion von Kortikoiden aus den Nebennieren an und fördert die Spermienbildung. Er ermöglicht eine bessere An-

In Korea wird Ginseng in großen Mengen angebaut. Die Wurzel wird im September/Oktober von den 4 bis 6 Jahre alten Pflanzen abgetrennt.

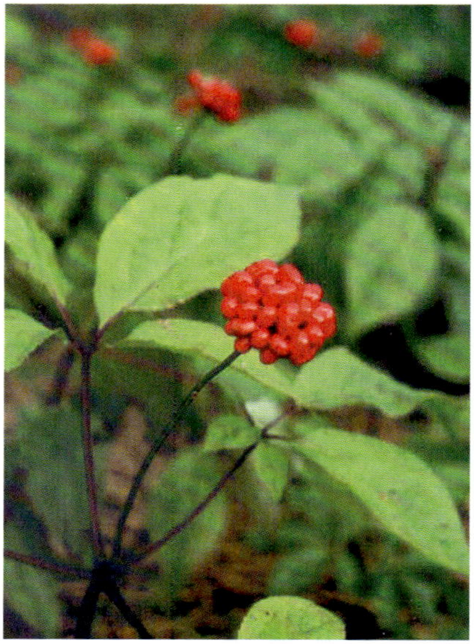

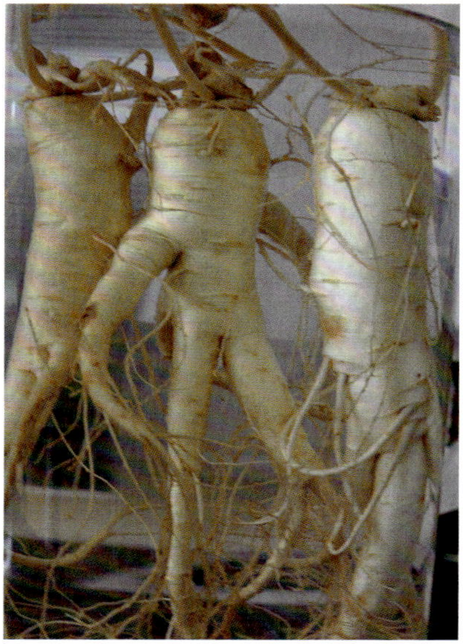

passung an Stresssituationen (Adaptogen), verringert das Gefühl der Erschöpfung und lindert durch eine Verbesserung der Sauerstoffzufuhr Muskelschmerzen.

Anwendung: Bei Stress, Müdigkeit oder Überanstrengung und um die körperlichen oder intellektuellen Leistungen zu verbessern beträgt die empfohlene Tagesdosis in Form von Pulverkapseln 800 bis 1500 mg oder bei Trockenextrakt 200 mg. Ginseng wird auch in anderen Formen wie z.B. Trinkampullen angeboten.

Goldmohn (Kalifornischer Mohn)

Eschscholzia californica Cham., Papaveraceae

• Schlafstörungen | • Angstzustände | • Krämpfe | • Überanstrengung

Nervosität, Stress und Schlaflosigkeit, Urologie

Die Pflanze ist 40 bis 50 cm hoch und hat aufrechte, später leicht hängende Stiele, die mit blau-grünen, fein und linear segmentierten Blättern bedeckt sind. Die leuchtend orange-gelben Einzelblüten ähneln denen des Mohns. Die Frucht ist eine längliche Kapsel.

Heilwirkung: Als ein natürliches Hypnotikum ist diese Pflanze ein Mittel gegen Schlafstörungen. Sie fördert einen erholsamen und friedlichen Schlaf, hilft bei Einschlafproblemen und verhindert Albträume und nächtliches Aufwachen. Sie wirkt außerdem angstlösend und beruhigend. Ängstlichen und nervösen Menschen

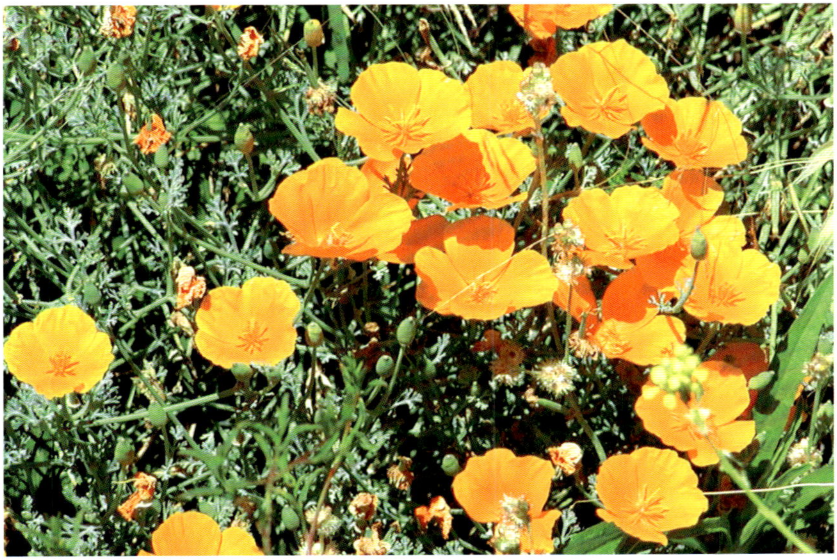

Die Blätter und Blüten werden von Juli bis September geerntet und dann getrocknet. Die Pflanze lässt sich leicht in der prallen Sonne auch auf trockenen Böden kultivieren.

jeden Alters ermöglicht sie ein ruhiges Leben ohne Stress. Die Indianer Kaliforniens setzten den Goldmohn gegen Koliken, Zahnschmerzen und Geschwülste ein. Durch seinen Einfluss auf das vegetative Nervensystem und seine krampflösende und schmerzstillende Wirkung bessert er bestimmte Formen von starken Kopfschmerzen. Darüber hinaus ist Goldmohn beim Bettnässen von Kindern sowie bei Nervenschäden oder Überanstrengung in Verbindung mit anderen beruhigenden Pflanzen (Baldrian, Hopfen, Passionsblume, Melisse etc.) indiziert.

Anwendung: Für einen Aufguss übergießt man 1 Teelöffel der Pflanze mit 1 Tasse kochendem Wasser, lässt 10 Minuten ziehen und trinkt dies abends vor dem Schlafengehen. Vom Flüssigextrakt trinkt man abends 1 bis 2 ml in einem Glas Wasser. Alternativ nimmt man abends 1 bis 2 Pulverkapseln zu je 300 mg (75 mg Trockenextrakt) ein. Von der Urtinktur nimmt man abends 50 bis 75 Tropfen zu sich.

Risiken und Gegenanzeigen: Die Pflanze ist reich an Alkaloiden, von denen keine schädigende Wirkung ausgeht, außer beim anfangs meist asymptomatischen Offenwinkel-Glaukom (einer Form des Grünen Stars).

Goldrute

Solidago virgaurea L. Asteraceae

• Blasenentzündung | • Probleme bei der Harnausscheidung | • Durchfall • Harnsteine

Urologie

Die Pflanze stammt aus Europa und kommt bevorzugt auf trockenen Waldlichtungen vor. Sie ist ein mehrjähriges Kraut, dessen Stängel leicht ins Rötlich-Violette spielen. Die länglich-elliptischen Blätter sind mehr oder weniger behaart. Die gelben Blütenköpfchen hängen in Trauben oder Rispen herab. Die trockenen Früchte sind gelblich gerippte, einsamige Schließfrüchte (Achänen). Carl von Linné, der Vater der modernen Botanik, soll der Goldrute den wissenschaftlichen Namen Solidago (wörtlich ›ich mache ganz‹, ›ich konsolidiere‹) gegeben haben, da sie dafür bekannt war, die Heilung von Wunden zu begünstigen.

Heilwirkung: Die Pflanze hilft durch ihre Gerbstoffe bei Durchfall und wirkt durch ihre Saponine und Flavonoide harntreibend (diuretisch). Häufig wird sie zusammen mit anderen diuretischen Pflanzen wie Quecke, Kleines Habichtskraut, Berberitze/Sauerdorn, Katzenbart oder Sauerkirsche verwendet.
In der Homöopathie wirkt sie in niedriger Potenz als Heilmittel zur Entwässerung bei Blasen- und Nierensteinen (Solidago D3 bis D6); manchmal werden auch 20 Tropfen der Muttertinktur mit ein bisschen Wasser verdünnt und vor den Mahlzeiten mittags und abends eingenommen.

Auch in der herkömmlichen Medizin wird die Goldrute hauptsächlich im Nierenbereich eingesetzt, beispielsweise bei Blasen- oder Nierenbeckenentzündung, Nierensteinen, Albuminurie (Eiweiß im Urin), Oligurie (verminderter Urinbildung) oder einer Prostatahypertrophie (Prostatavergrößerung). Gemeinsam mit dem Schachtelhalm gilt die Goldrute als die beste Pflanze, um das Nierensystem zu stärken. Die Pflanze ist sehr reich an Flavonoiden vom Typ Vitamin P, weshalb sie ebenfalls bei Krampfadern und schweren Beinen hilfreich ist. In Deutschland ist sie Bestandteil zahlreicher pharmazeutischer Präparate.

Das Besondere dieser Art von Korbblütlern ist, dass ihre Blüten immer gelb sind. Die oberirdischen Teile der Pflanze werden zu Beginn der Blüte geerntet.

Anwendung: Für einen harntreibenden Teeaufguss der Goldrute werden 10 bis 20 g der Pflanze mit ½ l kochendem Wasser überbrüht, dann lässt man 15 Minuten ziehen. Davon trinkt man ½ l pro Tag. Auch bei den genannten Harnwegserkrankungen, bei Durchfällen und einem Rückfall von Enterokolitis (der häufigsten Erkrankung des Magen-Darm-Trakts) sowie vor allem zur Entwässerung kann dieser Teeaufguss helfen. Es sind keine unerwünschten Wirkungen bekannt.

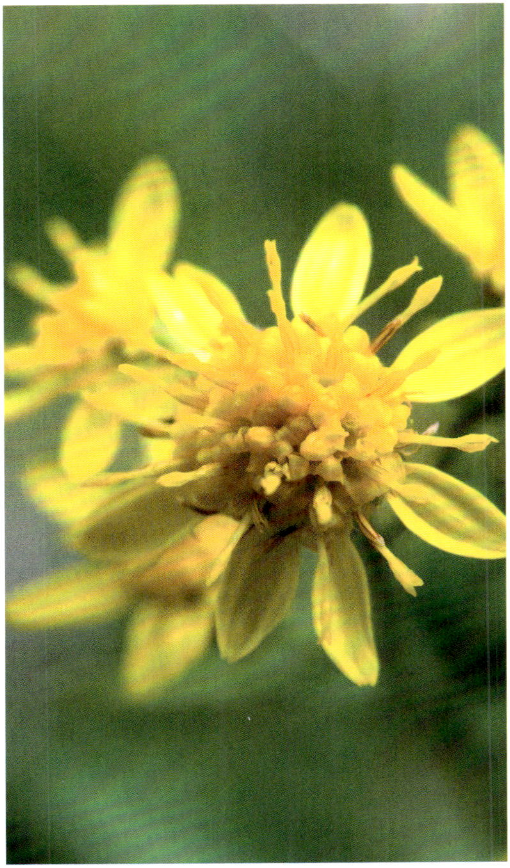

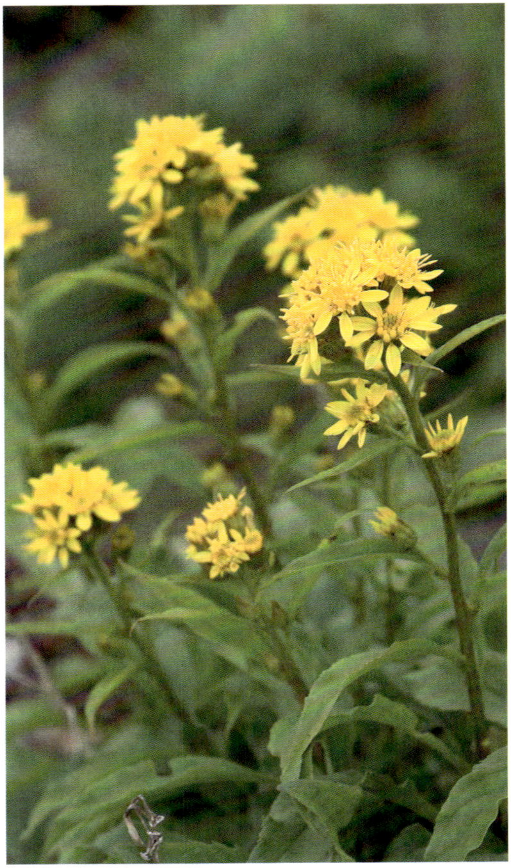

Guarana

Paullinia cupana Kunth. Sapindaceae

• anregend | • fördert Gewichtsverlust (appetitzügelnd)

Müdigkeit und Immunabwehr, Verdauung

Guarana ist eine Kletterpflanze aus dem Amazonasbecken mit grünlichen Blüten und leuchtend roten Früchten, deren schwarzer Kern von einem sichtbaren weißen Samenmantel umgeben ist, was ihnen das Aussehen eines Auges verleiht. Die Früchte sind ungewöhnlich reich an Koffein, das die Brasilianer guaraína nennen; es ist keine Pflanze bekannt, die einen höheren Koffeingehalt aufweist. Guarana enthält noch weitere Alkaloide, Gerbstoffe, Schleimstoffe, Mineralsalze, Vitamine und Spurenelemente.

Heilwirkung: Für die Tupi-Guarani-Indianer war Guarana ein anregendes Rauschmittel, das als Tonikum diente und bei Durchfall und Schmerzen half. Es belebt das zentrale Nervensystem, steigert den Blutdruck und lindert Kopfschmerzen, die durch einen schlechten peripheren Kreislauf verursacht werden. Als Tee-Extrakt in Verbindung mit anderen Pflanzen fördert es die Verdauungstätigkeit, den Kalorienverbrauch und somit die Gewichtsabnahme.

Anwendung: 1 Tasse Kaffee von 250 ml enthält gewöhnlich 75 bis 180 mg Koffein, Guarana-Auszüge hingegen bis zu 250 mg Koffein pro Dosis. Deshalb sollte man auch die Gebrauchsanweisung sorgfältig lesen. Bei Koffein gibt es außerdem zahlreiche Wechsel- und Nebenwirkungen. Was die Dosierung betrifft, sollte man bei Abmagerungskuren in Form von Kapseln der Pflanze täglich

Die Früchte werden im September geerntet und in der Sonne getrocknet. Dann löst man die Kerne heraus, die leicht angeröstet werden.

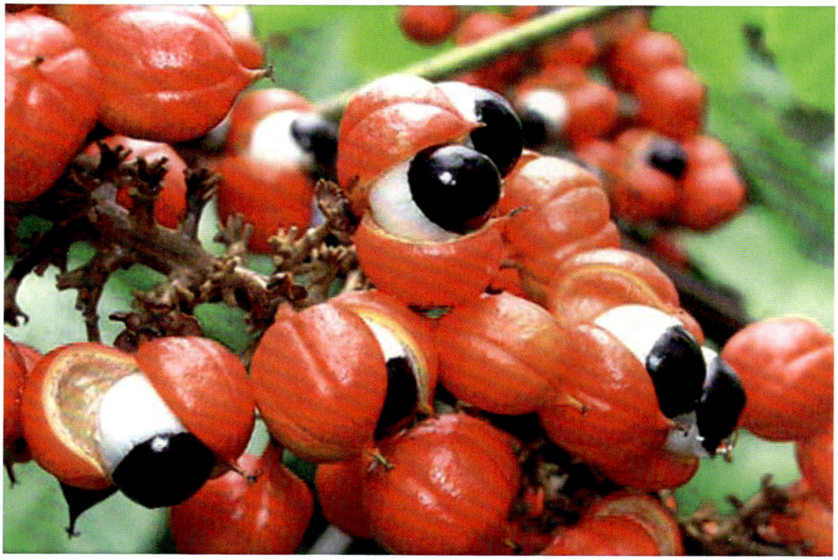

1,5 g zu sich nehmen, und zwar auf 3 Mal verteilt, vom Trockenextrakt 400 bis 800 mg. Bei Kraftlosigkeit und Müdigkeit kann – unter ärztlicher Aufsicht! – auch eine höhere Dosierung gewählt werden. Bei Durchfall überbrüht man 2 gestrichene Teelöffel mit 250 ml kochendem Wasser, lässt 15 Minuten ziehen und trinkt davon täglich 2 Tassen.

Risiken und Gegenanzeigen: Bei zu hoher Dosierung kann es zu Herzrasen, Übelkeit, Schlafstörungen, Kopfschmerzen und Zittern kommen.

Gundermann (Gundelrebe)

Glechoma hederaceae L. Lamiaceae

• Durchfall | • HNO-Infektionen | • Husten, Bronchitis | • Wundheilung

Atmung und HNO, Dermatologie, Verdauung

Der Gundermann ist eine kleine krautige Pflanze mit kriechenden Sprossen, die an jedem Knoten Wurzeln bilden und so am Boden haften. Die nicht blühenden Sprossachsen bilden Ausläufer von bis zu 1 m Länge, die Blütensprosse haben aufrechte Stängel, die 5 bis 25 cm hoch werden und 2 bis 5 hellviolette, zu Scheinquirlen angeordnete Blüten in jeder Blattachsel tragen. Diese Blüten erscheinen von März bis Juni und manchmal auch noch im Herbst. Die gegenständigen dunkelgrünen Blätter sind nierenförmig und haben einen rundherum tief eingekerbten Rand. Die Pflanze hat einen angenehmen Duft und bitteren Geschmack. Einige Blätter kann man zum Salat hinzufügen.

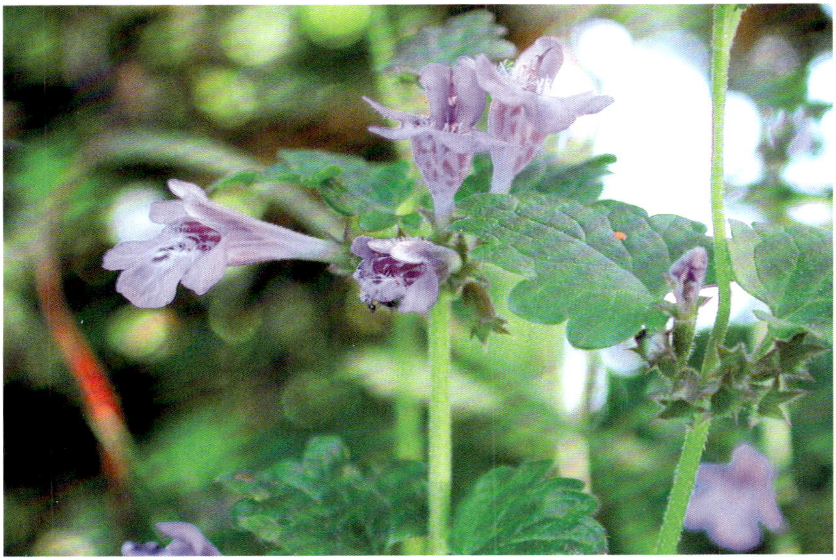

Die ganze Pflanze, die Blüten oder auch nur die Blätter werden im Mai geerntet.

Heilwirkung: Durch seine Gerbstoffe bekämpft der Gundermann Durchfall. Außerdem fördert er die Wundheilung. Seine schleimlösenden Eigenschaften beruhen auf dem Gehalt an Marrubiin.

Anwendung: Bei Bronchitis überbrüht man 10 bis 25 g der oberirdischen Pflanzenteile mit 1 l kochendem Wasser, lässt 10 Minuten ziehen und trinkt davon pro Tag 4 bis 5 Tassen. Einen Sirup kann man zubereiten, indem man diesem Aufguss 1700 g Zucker pro Liter hinzufügt. Erwachsene nehmen täglich 3 bis 4 Esslöffel Sirup zu sich. Bei Verletzungen wird der Aufguss oder die gehackten bzw. zerkleinerten Blätter direkt auf die Wunde aufgelegt.

Habichtskraut, Kleines

Hieracium pilosella L. Asteraceae

• regt die Nierenfunktion an | • Wasseransammlungen an den Extremitäten (Ödeme) | • Fettleibigkeit (Adipositas)

Urologie, Stoffwechsel und Ernährung

Das Kleine Habichtskraut ist eine mehrjährige krautige Pflanze von niedrigem Wuchs, die auf hoch gelegenen Wiesen und in Steingärten gefunden werden kann. Die länglichen bis eiförmigen, auf beiden Seiten mit langen Haaren bedeckten Blätter sind zu einer Rosette angeordnet. Der Stängel endet in einer einzigen schwefelgelben Blüte. Die Frucht ist eine einsamige Schließfrucht (Achäne) mit einem Haarkranz (Pappus).

Die ganze Pflanze wird während der Blüte im Juli gesammelt und dann getrocknet.

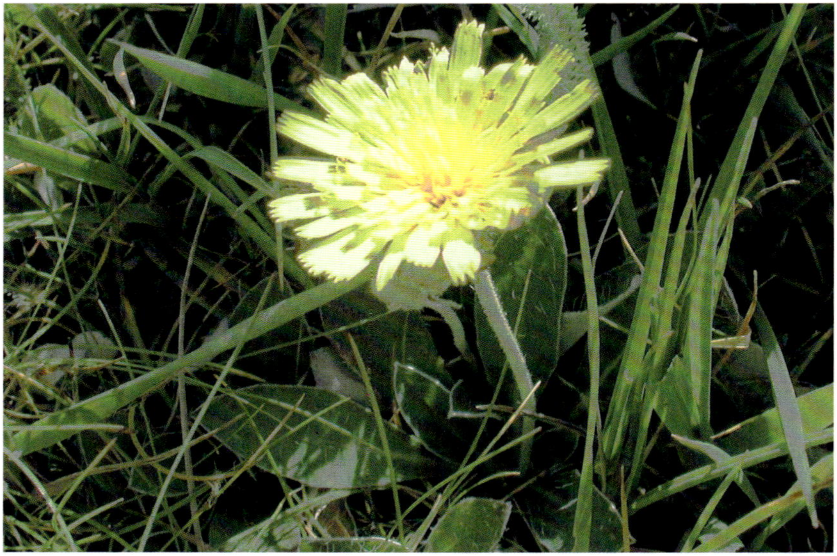

Heilwirkung: Habichtskraut entwässert und regt durch ein Cumarin, das Umbelliferon, die Gallensekretion an. Es besitzt eine antibakterielle Wirkung, insbesondere bei Brucellose, einer Krankheit, von der vor allem Tiere betroffen sind. Heutzutage findet die Pflanze wegen ihrer gewichtsreduzierenden und entwässernden Eigenschaften häufige Verwendung. Nur im frischen Zustand zeigt sie ihre adstringierende (zusammenziehende) Wirkung.

Anwendung: Bei Wasseransammlungen (Ödemen) oder zur Gewichtsabnahme übergießt man 10 g der getrockneten Pflanze mit 1 l kochendem Wasser, lässt 10 Minuten ziehen, filtert und trinkt davon morgens und abends 1 Tasse. Von Kapseln zu ungefähr 300 mg nimmt man 6 pro Tag ein, vom Flüssigextrakt 30 Tropfen in einem Glas Wasser.

Hafer (Saathafer)

Avena sativa L. Poaceae

• Nervosität | • Juckreiz | • Angstzustände | • Erregbarkeit | • Ruhelosigkeit

Hafer ist eine einjährige Pflanze mit einem geraden, festen und hohlen knotigen Stängel, der 60 cm bis 1 m hoch wird, und langen, geraden, rauen umschließenden Blättern. Die Blüten setzen sich aus hängenden Rispen mit Ährchen zusammen. Die Frucht ist eine lange, an beiden Enden spitze einsamige Schließfrucht (Karyopse).

Nervosität, Stress und Schlafstörungen, Dermatologie

Die Samen und oberirdischen Pflanzenteile werden kurz vor der Blüte im Juni bis August geerntet.

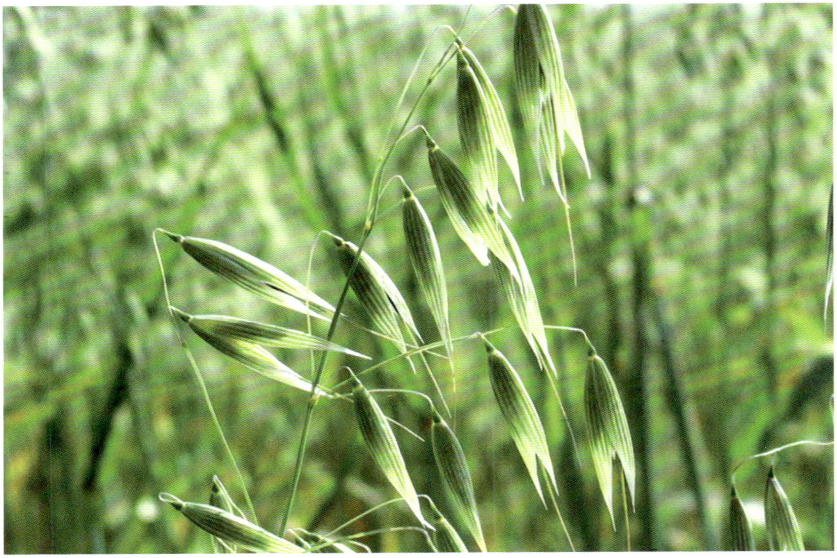

Heilwirkung: Hafer hat bei Hauterkrankungen eine entzündungshemmende Wirkung. Weitere Eigenschaften werden in der traditionellen Heilkunde genutzt: Hafer wird bei Müdigkeit und Kraftlosigkeit als Stärkungsmittel verwendet, außerdem kommt er bei Appetitstörungen zum Einsatz oder auch um leichte nervöse Zustände, Schlaflosigkeit, Harnsteine, Rheuma und Gicht zu behandeln – jedoch sind diese Wirkungen nicht von der wissenschaftlichen Medizin nachgewiesen worden.

Anwendung: Bei leichten nervösen Zuständen, Schlaflosigkeit, Rheuma oder Gicht wird Hafer innerlich angewendet, indem man einen Aufguss mit 3 g der Pflanzendroge auf 250 ml kochendes Wasser zubereitet, ungefähr 10 Minuten ziehen lässt und davon täglich 3 bis 4 Tassen trinkt, bei Schlaflosigkeit 1 Tasse vor dem Schlafengehen. Je 1 Kapsel zu 300 mg zu den 3 Hauptmahlzeiten hilft bei Stress und Ruhelosigkeit.
Äußerlich angewendet vermindert Hafer Juckreiz, indem man eine mit Absud getränkte Kompresse auflegt. Dabei wird der Absud aus 20 g der getrockneten Pflanzendroge auf 1 l Wasser zubereitet; man kocht das Ganze 3 Minuten lang, lässt 10 bis 20 Minuten aufweichen und filtert dann. Für Bäder wird 1 l dieses Absuds dem Badewasser beigemischt.

Haselnussstrauch

Corylus avellana L. Betulaceae

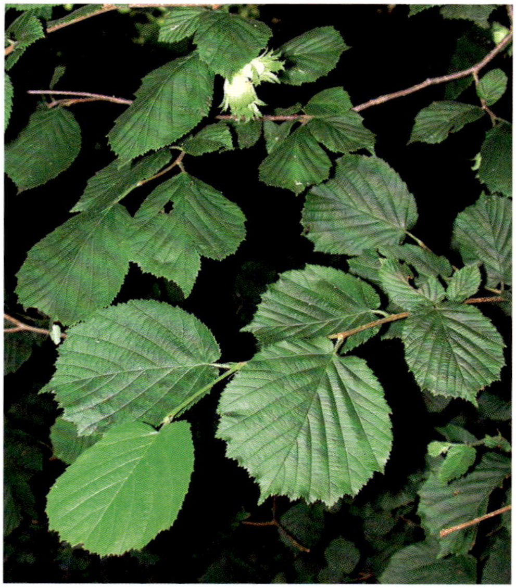

**• schwere Beine | • venöse Beschwerden
• Krampfadern | • venöse Geschwüre
• Periphlebitis (Entzündung der äußeren Venenhaut) | • Hämorrhoiden | • Nasenbluten**

Die Haselnuss ist ein in den Wäldern Europas, Afrikas und Asiens weit verbreiteter Strauch. Seine mehrere Meter langen Triebe tragen rundlich-herzförmige Blätter mit grob doppelt gesägtem Rand. Die männlichen Blüten sind lange gelbe Kätzchen, die weiblichen sind rot und tragen die Früchte: die Haselnüsse.

Heilwirkung: Die Blätter des Haselnussstrauches wirken entzündungshemmend und helfen bei Ödemen, Venenbeschwerden (durch ihre tonisierenden Eigenschaften) und Blutungen sowie bei Hämorrhoiden (durch den Gehalt an Vitamin P), ähnlich wie die Hamamelis (siehe Seite 197 f.). Für die Rinde und die Knospen gelten dieselben Anwendungsgebiete.

Durchblutung

Anwendung: Bei Krampfadern und anderen venösen Beschwerden oder auch bei Zwischenblutungen in der Menopause trinkt man über längere Zeit täglich 2 bis 3 Tassen von einem Aufguss, der aus 1 Esslöffel Haselnuss-Blätter pro Tasse zubereitet wurde. Bei venösen Geschwüren (offenen Beinen) wendet man die Haselnuss äußerlich in Form einer mit Aufguss getränkten Kompresse an und ergänzt dies durch die gleichzeitige innerliche Anwendung.

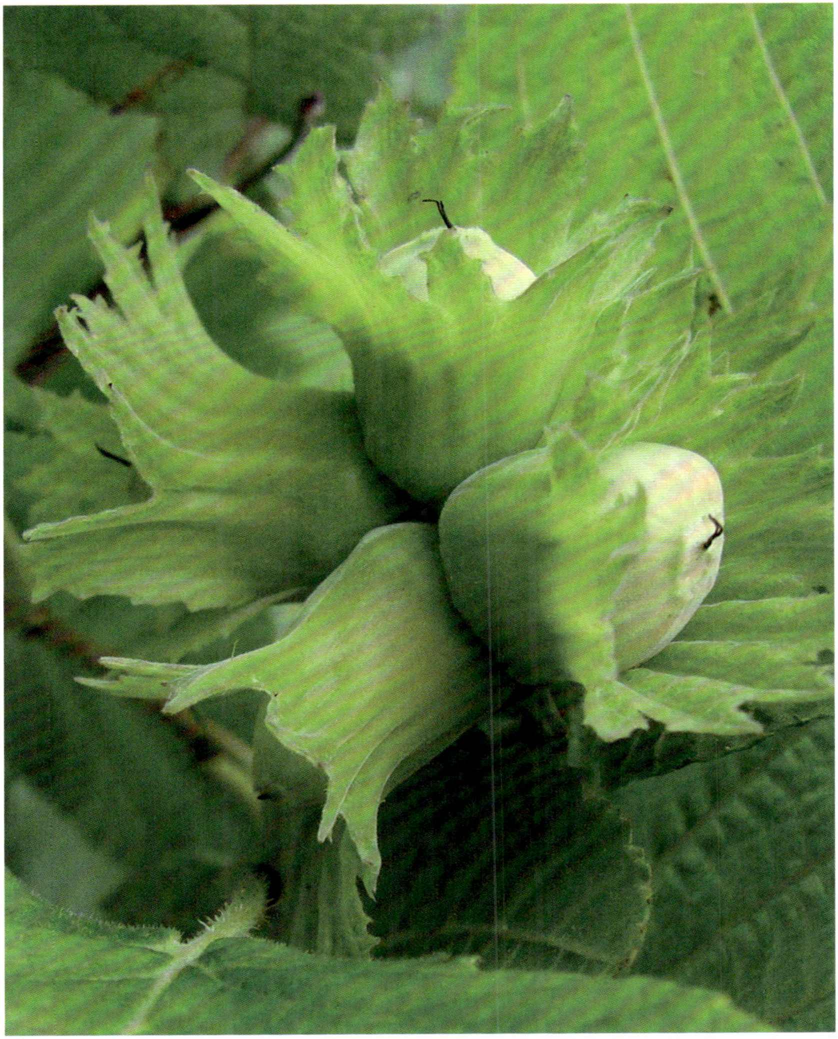

Die jungen Blätter werden bei ihrem Erscheinen im Frühling nach der Blüte geerntet.

Heidekraut (Besenheide)

Calluna vulgaris (L.) Hull Ericaceae

• Harnwegsentzündung | • regt die Entwässerung an | • Zystitis (Blasenentzündung) | • Prostatabeschwerden

Urologie

Das Heidekraut oder die Besenheide trägt den lateinischen Namen Calluna vulgaris (L.) Hull; ihre Verwandte, die Glockenheide Erica tetralix, ist vor allem in Norddeutschland zu finden und wurde neuerdings auch in bayrischen Mooren angesiedelt. Die Calluna ist ein verholzender Zwergstrauch, dessen glockenförmige Blüten aus je vier purpurrosa oder ins Violette gehenden Kron- und Kelchblättern gebildet sind. Mit Heidekraut kann man sehr schöne Trockensträuße gestalten.

Heilwirkung: Das Heidekraut ist mit der Echten Bärentraube, Arctostaphylos uva-ursi (L.) Spreng., verwandt (siehe Seite 21f.), einer weiteren Pflanze aus der Familie der Ericaceae, die heute bei uns auf der Liste der stark gefährdeten Arten steht, und hat dieselben Indikationen wie diese: Es hat adstringierende (zusammenziehende) Eigenschaften, regt die Entwässerung an und wirkt bei akuten oder chronischen Entzündungen der Harnwege. Da Gerbstoffe und Arbutin in geringerer Menge als bei der Bärentraube enthalten sind, kann das Heidekraut auch längerfristig eingesetzt werden, ohne dass im Rahmen der üblichen Dosierungen Reizungen zu befürchten sind.

Die blühenden oberen Triebspitzen werden von August bis September geerntet.

Anwendung: Möchte man die antiseptische Wirkung des Heidekrauts auf die Harnwege nutzen, überbrüht man 1 Esslöffel Blüten mit 1 Tasse kochendem Was-

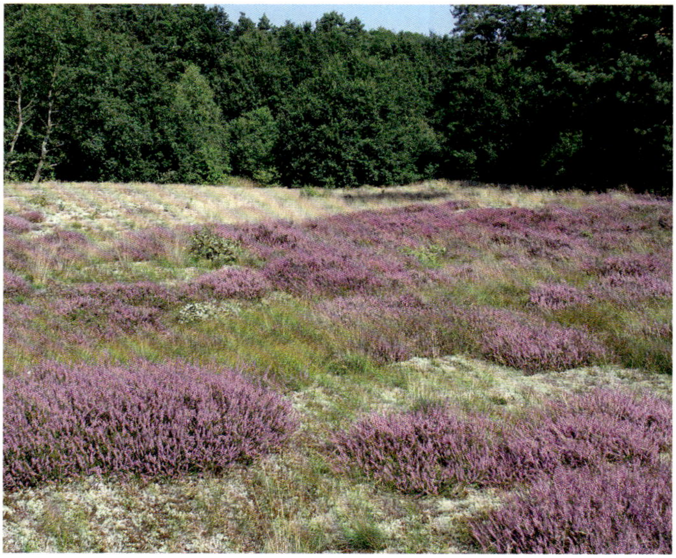

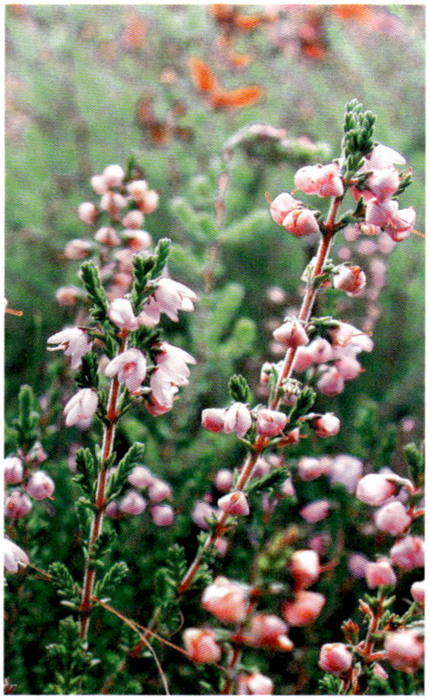

ser oder 50 g der getrockneten Pflanze mit 1 l kochendem Wasser, lässt 15 Minuten ziehen und trinkt von diesem Aufguss 3 bis 4 Tassen pro Tag. Von der Muttertinktur nimmt man 4-mal täglich 40 Tropfen in 200 ml Wasser zu sich.

Heidelbeere (Blaubeere)

Vaccinium myrtillus L. Ericaceae

• Augenheilkunde (Netzhaut und Netzhautgefäße) | • blutzuckersenkend
• wirkt adstringierend (›zusammenziehend‹) | • Durchfallerkrankungen
• Infektionen der ableitenden Harnwege | • Kreislaufstörungen | • antiseptisch

Verdauung und Darmtrakt, Augenheilkunde, Urologie, Blutkreislauf

Die Heidelbeere ist ein Zwergstrauch von 20 bis 50 cm Höhe, der in großen Kolonien auf kieselsäurehaltigen Böden wächst. Die Blüten sind grünlich bis rosa, haben hängende Kronen und erscheinen von April bis Juni. Die Früchte, die einen violetten Saft enthalten, haben einen weißen Belag und schmecken zunächst säuerlich, im reifen Zustand süß.

Heilwirkung: Die Blätter der Heidelbeere haben adstringierende, d.h. zusammenziehende Wirkung und helfen bei Durchfallerkrankungen. Sie verbessern diabetisch bedingte Veränderungen der kleinen Blutgefäße (Mikroangiopathie) und werden deshalb bei Netzhautbeeinträchtigungen von Diabetikern eingesetzt. Durch den hohen Chromgehalt sind sie auch bei insulinunabhängigem Diabetes hilfreich.

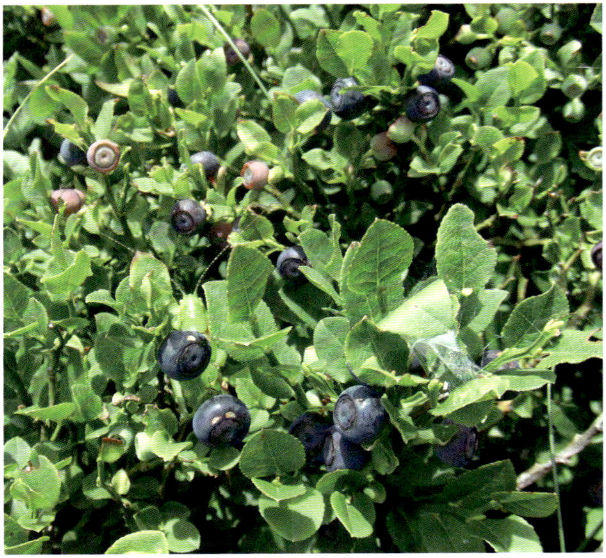

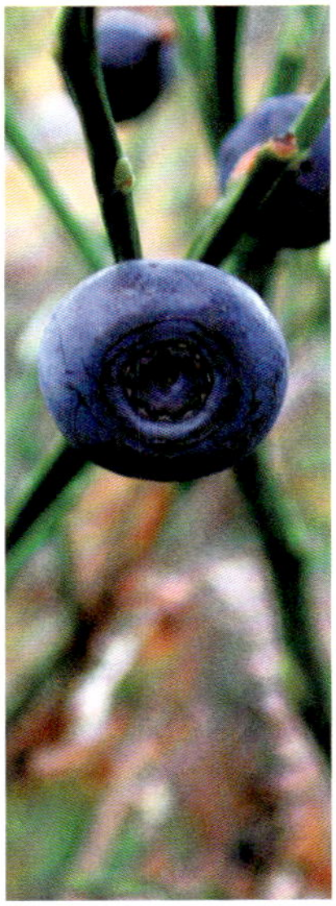

Die Blätter werden im Frühling geerntet, die Früchte im (Hoch-)Sommer, wenn die Beeren reif sind (Juli bis September).

Die Früchte stärken durch ihren Gehalt an Vitamin P die Kapillargefäßwände und regenerieren den Sehpurpur, ein wichtiges Netzhautpigment. Sie wirken entzündungshemmend, antimikrobiell, kräftigend, fördern die Heilung von Magengeschwüren und helfen durch ihre antibakterielle Wirkung im Darmbereich bei Durchfallerkrankungen.

Anwendung: Bei Diabetes Typ 2 (insulinunabhängiger Diabetes), Harnwegsinfektionen, Durchfall, Durchblutungsstörungen oder zur Verbesserung der Sehfähigkeit gibt man 1 Esslöffel Blätter auf 250 ml kochendes Wasser und lässt das Ganze 10 bis 15 Minuten ziehen; davon trinkt man täglich 2 bis 3 Tassen. Alternativ kann man zu jeder Mahlzeit 1 bis 2 Kapseln à 300 mg einnehmen. Bei Durchfall zerkaut man 5 getrocknete Früchte oder gießt sie mit kochendem Wasser auf. Eine andere Möglichkeit besteht darin, mehrmals täglich 2 Kapseln zu je 300 mg einzunehmen, je nach Stuhlgang.

Risiken und Gegenanzeigen: Wie bei allen Früchten, die mit dem Urin von Füchsen oder infizierten Tieren in Berührung kommen können, bergen roh verzehrte Heidelbeeren das Risiko einer Infektion durch den Fuchsbandwurm, der Echinokokkose.

Heilerde

• Magen-Darm-Grippe | • Entzündungen der Haut

Dermatologie, Verdauung

Für die pharmazeutische Verwendung wird die (weiße) Heilerde sterilisiert. Die grüne Heilerde (Illit) hat besonders stark absorbierende Eigenschaften. Sie wird seit Jahrtausenden verwendet und ist durch Kneipp und Gandhi wieder bekannt geworden.

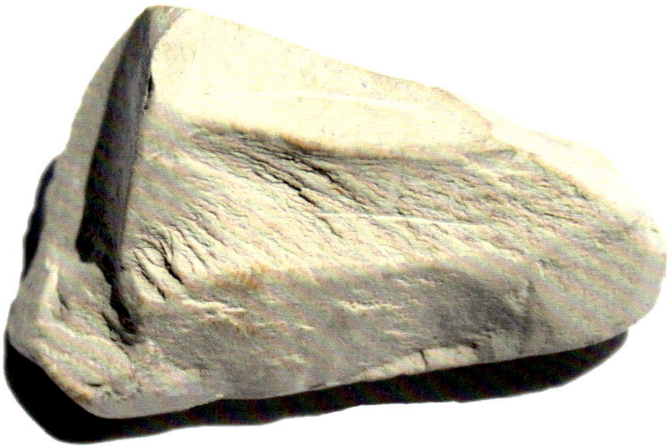

Heilwirkung: Die absorbierende Wirkung der Heilerde besteht darin, dass sie unerwünschte, giftige Elemente zu binden vermag. Außerdem wirkt Heilerde antiseptisch, entzündungshemmend und remineralisierend. Sie heilt Entzündungen, indem sie die entzündungsauslösenden Stoffe und den Eiter absorbiert und auf diese Weise Abszesse und Geschwürbildungen reinigt.

Anwendung: Heilerde kann sich bei einer Magen-Darm-Grippe wie eine schützende, heilende Schicht über die Magen-Darm-Schleimhaut legen. Sie reguliert die Nahrungspassage durch den Verdauungstrakt, adsorbiert Gifte und Gase und fördert eine gute Darmflora, indem sie Krankheitserreger zerstört.
Heilerde sollte in einem zeitlichen Abstand zu anderen Medikamenten eingenommen werden, weil sie sonst deren Aufnahme beeinträchtigen kann.
Heilerde wird oft in Wasser gelöst eingenommen. Dazu gibt man ½ bis 1 Teelöffel weiße oder grüne Heilerde in 250 ml Wasser, lässt sie über Nacht einweichen und trinkt morgens nüchtern das, was an der Oberfläche schwimmt. Man kann aber auch täglich 3 Kapseln zwischen den Mahlzeiten einnehmen.
Es wird empfohlen, kein hochwertiges Glas und einen Plastiklöffel zu benutzen, da die Heilerde die Oberflächen zerkratzt.
Für die äußere Anwendung bei Rheuma, Hautproblemen, Entzündungen oder zur Kräftigung eines Organs legt man einen Breiumschlag aus einer Mischung aus Heilerde und Mineralwasser 1 bis 2 Stunden lang auf die entsprechende Stelle auf. Dabei sollte die Heilerde-Masse von breiiger Konsistenz sein.

Auch wenn Heilerde keine Pflanze ist, sondern ein Pulver aus lockerem Schichtgestein, das bei Zersetzungsprozessen von Feldspat, Mineralien und farbgebenden Spurenelementen entsteht, scheint es uns wichtig, sie zu erwähnen, denn sie leistet gute Dienste.

Himbeere

Rubus idaeus L. Rosaceae

• schmerzhafte Regelblutungen | • Anregung der Eierstocktätigkeit
• Halsschmerzen | • Entwässerung | • verdauungsfördernd | • Durchfall

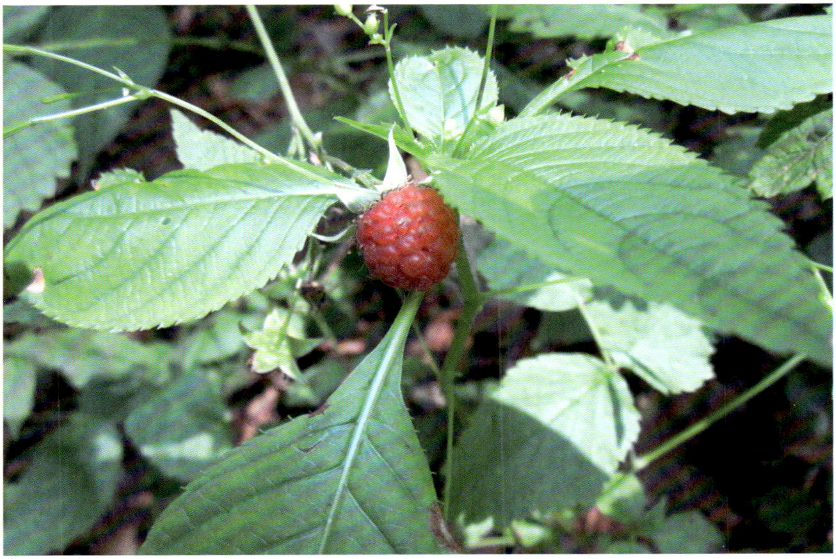

Die Blätter werden im Juni zur Zeit der Blüte geerntet.

Verdauung, Gynäkologie

Die Himbeere ist ein 1 bis 2 m hoher Strauch mit aufrechten Ruten, die aus dem Wurzelstock emporwachsen und Zweige mit kleinen Stacheln tragen. Die Blätter setzen sich aus 3 bis 5 an der Unterseite weißfilzig behaarten Teilblättchen zusammen. Die Frucht besteht aus zahlreichen roten, eiförmigen Steinfrüchten, die auf einem konvexen Blütenboden angeordnet sind.

Heilwirkung: Die Blätter haben (wie die der Brombeere) adstringierende (zusammenziehende), abführende, verdauungsfördernde und harntreibende Eigenschaften. Ihre Anwendung wird bei schmerzhaften Regelblutungen sowie bei Erkrankungen im Bereich von Hals und Bronchien empfohlen. Bei Infektionen im Mund- und Rachenraum kann die Pflanze zum Gurgeln verwendet werden. Außerdem wird der Himbeerstrauch bei Durchfall eingesetzt. In der klinischen Phytotherapie schätzt man ihn wegen seiner regulierenden und anregenden Wirkung auf die Eierstocktätigkeit, die darauf beruht, dass er gleichzeitig die Bildung von Östrogenen und Progesteron stimuliert. Die Schilddrüse vermag er ebenfalls regulierend zu beeinflussen. Diese hormonellen Wirkungen sind allerdings noch nicht wissenschaftlich dokumentiert. Außerdem ist der Himbeerstrauch Bestandteil zahlreicher Gesundheitskräutertees.

Anwendung: Bei Durchfall, schmerzhaften Regelblutungen oder zur Geburtsvorbereitung trinkt man 3-mal täglich einen Aufguss aus 1 Teelöffel getrockneter Blätter auf 150 ml kochendes Wasser, den man 10 Minuten ziehen lässt.

Risiken und Gegenanzeigen: Wegen der kräftigenden Wirkung auf die glatte Muskulatur der Gebärmutter ist von der Verwendung in der Frühschwangerschaft abzuraten.

Hirtentäschel

Capsella bursa-pastoris (L.) Medik. Brassicaceae

• blutstillend | • Wundheilung | • wirkt tonisierend auf die Gebärmutter
• Krampfadern | • Hämorrhoiden | • Durchfall

Gynäkologie, Durchblutung, Verdauung

Das Hirtentäschel ist eine krautige einjährige oder zweijährige Pflanze von 30 bis 80 cm Höhe, an deren Grund die Blätter eine Rosette bilden. Kleine weiße, gestielte Blüten sind zu einer endständigen Traube angeordnet. Die Früchte sind dreieckig-herzförmige Schoten oder auch ›Täschchen‹. In einem Jahr produziert eine Pflanze rund 64.000 Samen.

Heilwirkung: Die Pflanze wirkt blutstillend und wird neben Hämorrhagien (Blutungen) auch bei Krampfadern und Hämorrhoiden eingesetzt. Darüber hinaus kräftigt sie die Gebärmutter. Die Wirkungen beruhen auf dem Gehalt an Cholin, Histamin und Alkaloiden; Vitamin P erklärt den positiven Einfluss bei Ödemen. Die Pflanze enthält ein ätherisches Öl, auf das ihre blutstillende Wirkung zurückzuführen ist, wenn es frisch auf den Nacken aufgebracht wird.

Anwendung: Bei azyklischen Blutungen der Gebärmutter (Zwischenblutungen), schmerzhaften Regelblutungen oder Hämorrhoiden trinkt man täglich 3 Tassen von einem Aufguss aus 5 g der getrockneten Pflanze auf 1 Tasse kochendes Wasser, den man 10 bis 15 Minuten ziehen lässt. Von der Muttertinktur nimmt man 3-mal täglich 50 Tropfen in einem Glas Wasser ein.
Bei intermittierendem (wiederkehrendem) Fieber zerstampft man bei den ersten Symptomen wie Schüttelfrost und Mattigkeit das frische Hirtentäschelkraut und vermischt es mit Wegerichblättern in einem Löffel Essig und einer großen Handvoll Salz, gibt diese Mischung zwischen zwei Mullkompressen und legt sie 24 Stunden lang auf die Handgelenke.
Bei Nasenbluten tränkt man einen Tampon mit dem Absud oder dem Saft der Pflanze und führt ihn in die Nase ein. Äußere Wunden wäscht man mit einem Absud aus und legt dann getränkte Kompressen auf.

Risiken und Gegenanzeigen: Da Hirtentäschel blutstillend wirkt, ist seine Anwendung bei vorausgegangenen Venenentzündungen, Thrombosen oder während der Schwangerschaft zu vermeiden.

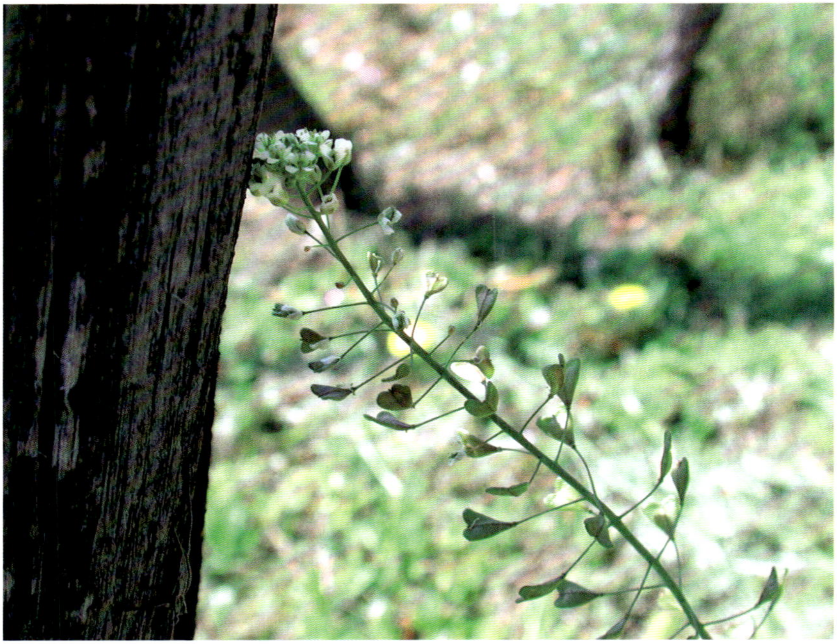

Die oberirdischen Teile der Pflanze werden das ganze Jahr über geerntet.

Holunder

Sambucus nigra L. Caprifoliaceae

• **Husten** | • **Schnupfen** | • **grippaler Infekt**

Atmung und HNO

Die Blüten werden gegen Ende Juni in ihrer vollen Entfaltung geerntet und schnell getrocknet, um ihre Farbe zu erhalten. Im Herbst werden die Früchte gepflückt. Kurz vor der Blüte erntet man die Rinde, indem man die graue Oberhaut abschabt und die grüne Schicht entnimmt, die im frischen Zustand verwendet wird.

Der Holunderstrauch kann eine Höhe von bis zu 10 m erreichen und ist oft vom Boden an reich verzweigt. Seine Rinde ist grau, warzig und dünn, schuppig und schrundig; die geraden und aufrechten Zweige haben weißes Mark mit zahlreichen Korkporen (Lentizellen). Die Blätter mit 5 oder 7 elliptischen, gesägten Teilblättchen sind auf den Blattnerven behaart. Die gelblich-weißen, regelmäßigen, duftenden Blüten bilden endständige Schirmrispen. Die Früchte sind erst grün, dann schwarz-glänzend und hängen an einem rötlichen Blütenstiel, der roten Saft enthält.

Heilwirkung: Getrocknete Blüten des Holunders regen die Schweißdrüsen an und steigern die Sekretion der Bronchien. Die Früchte wirken abführend, harn- und schweißtreibend. Die Rinde hat harntreibende Eigenschaften, die bei Rheuma, Gicht oder einem Harnstau helfen können, und wirkt abführend, was heutzutage allerdings meist nicht mehr genutzt wird.

Anwendung: Bei Husten, Schnupfen und Grippe überbrüht man 1 Esslöffel Blüten mit 250 ml kochendem Wasser, lässt den Aufguss 10 Minuten ziehen und trinkt davon täglich 3 Tassen.
Zum Abführen trinkt man morgens den Saft von 20 g Beeren in einer Tasse heißem Wasser.

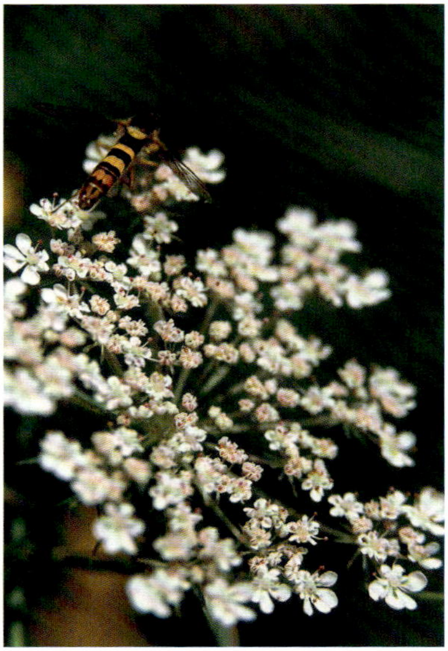

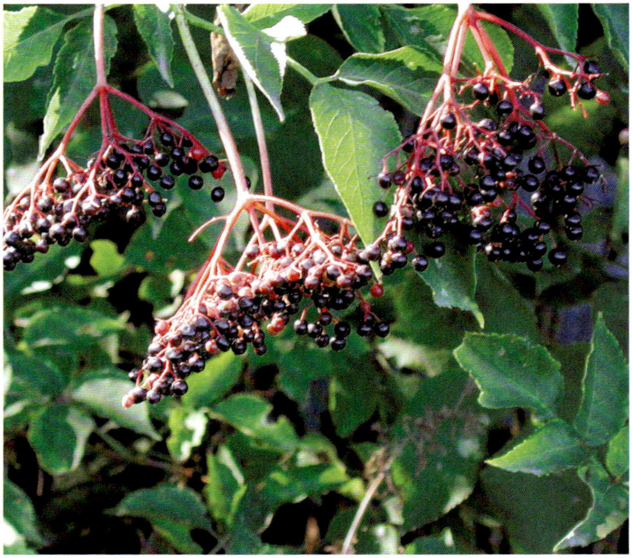

Risiken und Gegenanzeigen: Der Verzehr der rohen oder nicht gut gekochten Früchte kann zu Übelkeit und Erbrechen führen. Der Schwarze Holunder (Sambucus nigra L.) darf nicht mit dem Zwergholunder (Sambucus ebulus L.) verwechselt werden, einer großen krautigen Pflanze mit starkem und unangenehmem Geruch, deren kräftiger Stängel Furchen aufweist; die Blätter haben 7, 9 oder 11 Teilblättchen; die weißen Blüten sind in endständigen blumenstraußartigen Blütenständen angeordnet, und die Frucht bildet eine nach oben gerichtete Traube, während der Schwarze Holunder hängende Schirmrispen hat.

Hopfen

Humulus lupulus L. Cannabaceae

• Schlaflosigkeit | • wirkt appetitanregend

Der Hopfen ist eine kletternde mehrjährige Pflanze mit einem sich windenden 5 bis 6 m langen Spross und gegenständigen Blättern, die fächerförmig und in 3 oder 5 spitze, grob gesägte Lappen unterteilt sind. Die weiblichen eiförmigen, blassgelben Blüten ähneln Zapfen, die in lockeren Trauben herunterhängen.

Nervosität, Stress und Schlaflosigkeit, Verdauung

Die weiblichen Blütenstände werden am Ende des Sommers geerntet.

Heilwirkung: Die Bitterstoffe Lupulon und Humulon sind für die beruhigende Wirkung des Hopfens verantwortlich, weswegen er bei Schlaflosigkeit infolge von Nervosität oder Stress verwendet wird. Er enthält außerdem Phytohormone, die dem Östrogen ähneln und bei Schlaflosigkeit in Verbindung mit dem Menstruationszyklus oder bei Übererregbarkeit in den Wechseljahren helfen. Humulon verzögert auch die Zerstörung von Knochen und ist daher als Ergänzungsmittel bei Osteoporose angebracht.

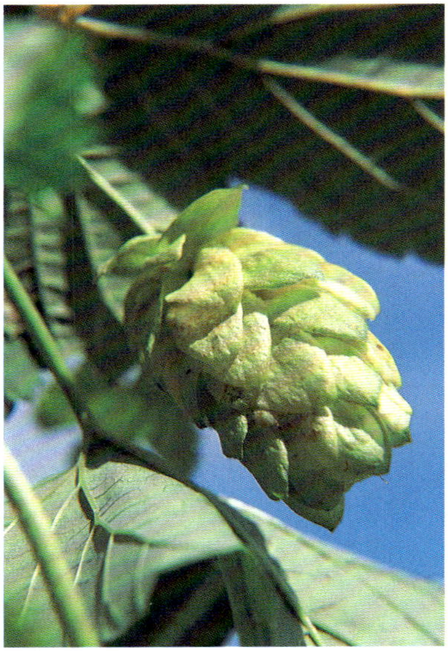

Anwendung: Bei Schlaflosigkeit überbrüht man 10 g Zapfen mit 250 ml kochendem Wasser, lässt den Aufguss 10 Minuten ziehen, filtert ihn und trinkt ihn, eventuell mit Honig gesüßt, kurz vor dem Schlafengehen. Kapseln von 300 mg können zum Abendessen und beim Schlafengehen eingenommen werden; Erwachsene nehmen 2 Kapseln, Kinder 1 Kapsel. Als Appetitanreger, zur Kräftigung oder für den Magen trinkt man vor den Mahlzeiten 1 Glas des oben genannten gut gesüßten Aufgusses, die Bitterstoffe werden die erwartete Wirkung haben. Bei nervösen Störungen beruhigt ein Bad von 15 bis 20 Minuten mit einem Hopfenaufguss, der wie oben angeführt zubereitet wird. Man kann auch die Verwendung eines Kissens mit Hopfenzapfen in Betracht ziehen.

Risiken und Gegenanzeigen: Es gibt Experimente, denen zufolge die Bitterstoffe giftig wirken. Während der Ernte (wenn diese von Hand vorgenommen wurde) und in Brauereien wurde – je nach Länge des Kontakts – bei den betroffenen Personen eine verstärkte Schläfrigkeit festgestellt.

Huflattich

Tussilago farfara L. Asteraceae

• schleimlösend | • hustenstillend

Atmung und HNO

Der Huflattich ist eine krautige Pflanze, die bis zu 30 cm hoch werden kann. Die Stängel tragen gelbe Blütenköpfe, die im Februar erscheinen; die grundständigen, lederartigen Blätter treiben erst nach der Blüte im April aus.
Der Huflattich wächst in großen Ansammlungen auf Böschungen und an feuchten Orten.

Heilwirkung: Die Blätter und Blüten des Huflattichs werden bei trockenem Husten, Reizhusten oder chronischen Entzündungen des Mund- und Rachenraumes eingesetzt. Sie wirken antibakteriell und stärken die Atmungsorgane.
Früher wurden sie bei skrofulöser Schwindsucht (Tuberkulose), lymphatischen Krankheiten und Hautausschlägen zur Anwendung gebracht. Ihre Schleimstoffe bedecken die Schleimhäute mit einer schützenden Schicht, die Reizungen und Husten lindert.

Die Blüten werden vor der vollen Blüte von Februar an geerntet. Der Trockenvorgang muss schnell in schattigen, luftigen Räumen stattfinden, damit die gelbe Farbe und alle Qualitäten der Pflanze erhalten bleiben.

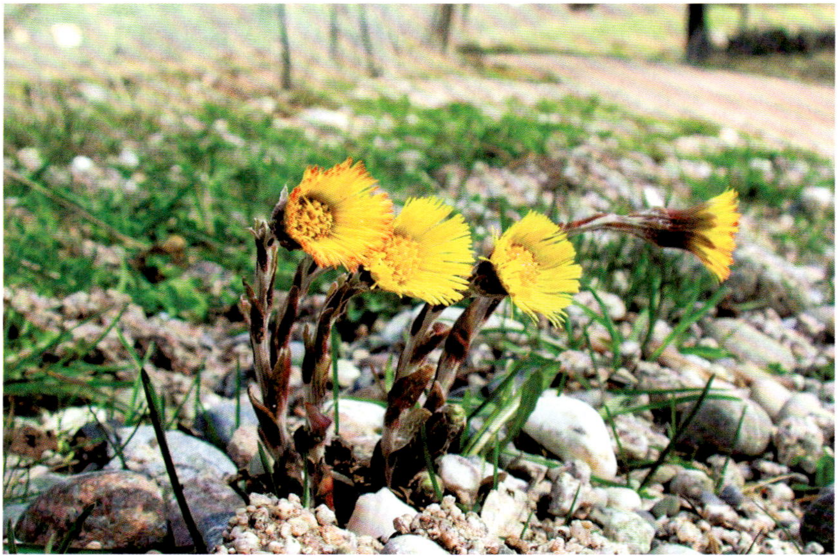

Anwendung: Der Sachverständigenkommission E zufolge, die das Bundesministerium für Arzneimittel und Medizinprodukte bei der Zulassung von Medikamenten auf Pflanzenbasis berät, ist Huflattich ein ideales Heilmittel gegen chronische Bronchitis. Dennoch gibt die Kommission E eine maximale tägliche Dosis an, die nicht zu überschreiten ist, und empfiehlt eine kurze Behandlung mit einem Aufguss aus 1 Teelöffel auf 150 ml Wasser, den man 10 Minuten ziehen lässt und mehrmals täglich trinkt, oder mit Trockenextrakt, nicht aber mit Pflanzenpulver.

Risiken und Gegenanzeigen: Die Blätter und jungen Blüten enthalten Pyrrolizidinalkaloide, die möglicherweise für die Leber giftig sind und nicht im Übermaß genossen werden sollten. Eine Anwendung sollte deshalb auf 10 Tage begrenzt werden. Für Kinder, Schwangere und stillende Mütter wird Huflattich nicht empfohlen.

Hundsrose (Heckenrose, Wildrose, Hagebutte)

Rosa canina L. sensu lato Rosaceae

• Müdigkeit | • Durchfall | • Erkältung | • grippale Infekte

Müdigkeit, Verdauung, Durchblutung, Atmung und HNO

Geerntet wird im Sommer von Juni bis September. Die Frucht wird getrocknet und zerkleinert oder pulverisiert. Für Marmelade (Hagebuttenmark) werden die Hagebutten nach dem ersten Frost geerntet und ihre fleischigen Teile fein gehackt, nachdem zuvor die Härchen entfernt wurden.

Die Hundsrose ist ein verzweigter oder kletternder Strauch, der als Vorfahr der Rose betrachtet wird und bis zu 5 m hoch werden kann. Die mit Stacheln bedeckten Zweige tragen elliptische Blättchen mit gesägtem Rand. Die Blüten sind hellrosa oder weiß. In der Reifezeit wird der Blütenboden rot und fleischig: Die

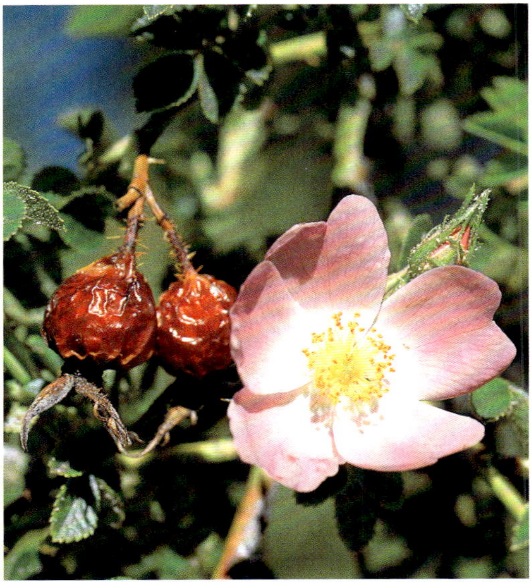

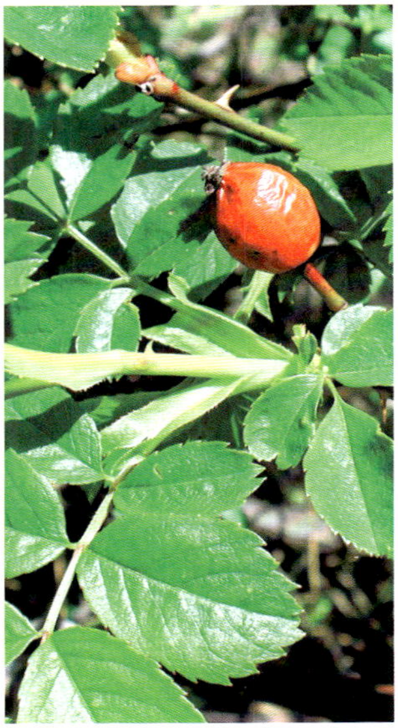

Hagebutte entsteht. In deren Mark befinden sich die Früchte, mit Haaren bedeckte einsamige nussartige Schließfrüchte (Achänen).

Heilwirkung: Bei der Hundsrose verbindet sich die Wirkung von Vitamin P mit der des Vitamin C, was ihre stärkende, ›abdichtende‹ Wirkung auf die Kapillargefäßwände erklärt. Zudem enthält diese Pflanze zahlreiche Vitamine der Gruppe B, die den Stoffwechsel aktivieren. Die pulverisierten Nüsse helfen bei Nierenkoliken und Vitamin-C-Mangelerscheinungen, regen die Entwässerung an und haben einen adstringierenden (zusammenziehenden) Effekt. Sie werden bei Durchfall, Tuberkulose, Übelkeit, Magenkrämpfen, Nierenleiden wie Nierenentzündungen und Nierensteine oder Blasenkatarrh eingesetzt. Ihre leicht entwässernde Wirkung reizt die Nieren nicht.

Anwendung: Man kocht 15 g gehacktes Mark in 500 ml Wasser weniger als 10 Minuten ab. Auf dieser Weise gelangt am meisten Vitamin C ins Wasser, ohne durch die Hitze allzu sehr zerstört zu werden. Bei Durchfall lässt man 30 bis 50 g zerkleinerte Hagebutten in 1 l Wasser 5 Minuten auf kleiner Flamme köcheln, lässt sie 15 Minuten ziehen, filtert und trinkt von dem Absud nach Belieben. Bei Müdigkeit, Vitamin-C-Mangel, einer Erkältung oder grippalem Infekt trinkt man täglich 3 oder 4 Tassen von einem Aufguss, den man 10 Minuten ziehen lässt und dann filtert.

Risiken und Gegenanzeigen: Die Haare, welche die Schließfrüchte umgeben und auch als ›Juckpulver‹ bekannt sind, müssen entfernt werden, da sie reizen.

Immergrün, Kleines

Vinca minor L. Apocynaceae

- **zerebrale Durchblutungsstörungen**

Durchblutung

Als ›Veilchen der Zauberer‹ und ›Blaue Blume‹ der Dichter ist das Kleine Immergrün im Unterholz anzutreffen, wo es schöne dunkelgrün glänzende Blätterteppiche bildet, aus denen vereinzelt blaue Blüten mit 5 Blütenblättern hervortreten, die den Eindruck hervorrufen, als würden sie sich drehen wie ein Windrad.

Heilwirkung: Die Pflanze regt die Durchblutung des Gehirns an und verbessert durch das Alkaloid Vincamin die Sauerstoffanreicherung des Blutes. Früher wurde das Immergrün als kräftigender Aperitif verwendet. Außerdem stoppt es die Milchsekretion. Durch seine blutdrucksenkende und gefäßerweiternde Wirkung wird die Anfälligkeit der Kapillargefäße herabgesetzt und das Versorgungssystem des Gehirns unterstützt, womit eine Verbesserung neurologischer Symptome im

Zusammenhang mit Alterungsprozessen einhergeht, wie z.B. Schwindel, Gleichgewichts- und Gedächtnisstörungen sowie bestimmte Seh- und Hörstörungen. Da es aufgrund seiner Gerbstoffe adstringierend (zusammenziehend) wirkt, kann das Immergrün zur Blutstillung bei Nasenbluten oder Blutungen der Gebärmutter eingesetzt werden. Darüber hinaus wird es zum Gurgeln bei Aphthen, Zahnfleisch- oder Mandelentzündungen verwendet.

Anwendung: Bei unzureichender zerebraler Durchblutung und Alterungsbeschwerden (Vergreisung) nimmt man 3-mal täglich eine Pulverkapsel von ungefähr 300 mg zu den Mahlzeiten ein. Die Blätter können in Form eines Flüssigextrakts verwendet werden, von dem man 2-mal täglich 50 Tropfen einnimmt; man kann aber auch einen Aufguss aus ihnen zubereiten (der allerdings sehr bitter schmeckt), bei dem man 20 g getrocknete Blätter mit 1 l kochendem Wasser übergießt, 10 Minuten ziehen lässt und 3 Tassen pro Tag trinkt.

Risiken und Gegenanzeigen: Das Kleine Immergrün ist bei den empfohlenen Dosierungen nicht giftig. Während der Schwangerschaft, bei einer Mastopathie (Veränderungen des Brustdrüsengewebes) und Brustkrebs ist die Anwendung zu vermeiden. Andere Immergrün-Arten wie das Madagaskar-Immergrün wirken gegen Tumore, sind aber bei starker Dosierung giftig.

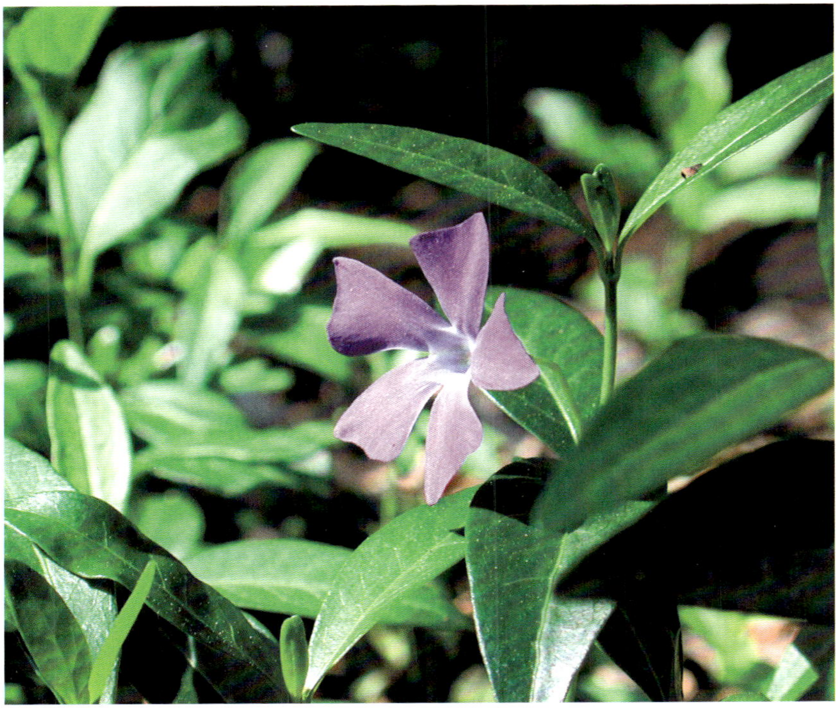

Die Ernte der Blätter findet vor der Blüte statt, die Anfang März beginnt.

Ingwer

Zingiber officinale Roscoe Zingiberaceae

• Müdigkeit | • Übelkeit | • regt die Gallensaftproduktion und -sekretion an • entzündungshemmend | • Belebung der Libido (Aphrodisiakum)

Müdigkeit und Immunabwehr, Verdauung, Sexualität

Der Ingwer ist eine große krautige mehrjährige Pflanze von 1 bis 1,5 m Höhe, die ein wenig an die Gladiole erinnert. Sie entwickelt sich aus einem verzweigten Wurzelstock und hat einen starken aromatischen Geruch und einen würzigen Geschmack.

Heilwirkung: Der Wurzelstock des Ingwers enthält hauptsächlich ein ätherisches Öl, ein komplexes Gemisch aus Terpenen und bitteren Bestandteilen (Gingerolen), die eine günstige Wirkung auf die männliche Fruchtbarkeit haben sollen, indem sie die Menge der Spermien und ihre Mobilität steigern. Deshalb ist der Ingwer in der chinesischen und ayurvedischen (indischen) Medizin als Anregungsmittel und Aphrodisiakum berühmt.
Außerdem wirkt er verdauungsfördernd, indem er die Bauchspeicheldrüse sowie die Bildung und Sekretion von Gallensaft stimuliert, er stärkt den Magen und

Der Wurzelstock wird 9 bis 12 Monate nach dem Pflanzen geerntet, dann gewaschen, gekocht und getrocknet.

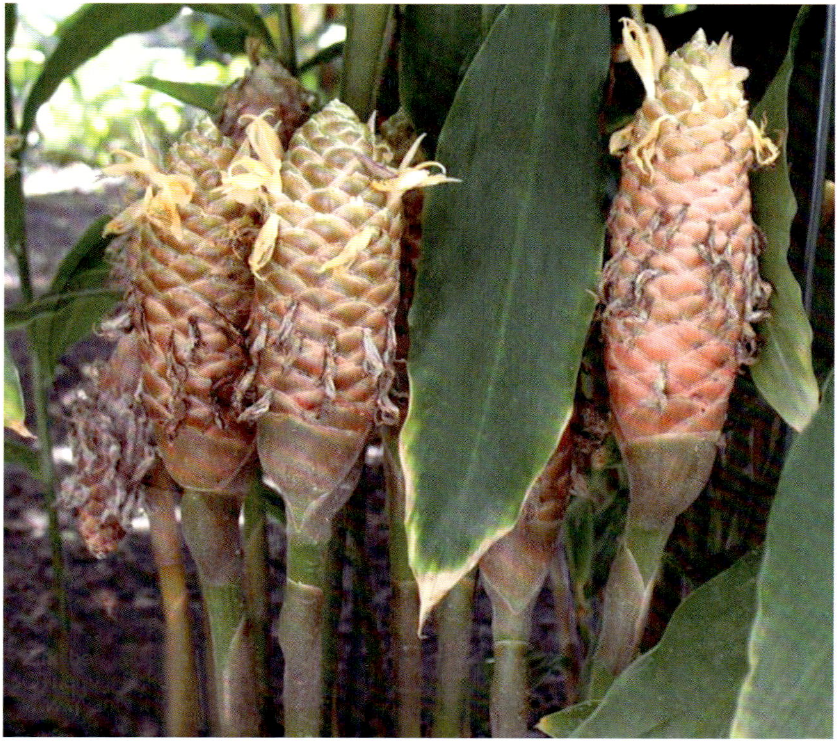

regt die Darmperistaltik an. Er hilft gut bei Übelkeit und hat schmerzstillende und entzündungshemmende Eigenschaften. Ingwer wird auch bei allgemeiner Müdigkeit und in Phasen der Überanstrengung verwendet sowie zur Vorbeugung von Reisekrankheiten und in Kombination mit anderen Pflanzen als Anregungsmittel.

Anwendung: Man nimmt 1,5 bis 2 g in Pulverkapseln (oder 300 bis 400 mg Trockenextrakt) mit einem Glas Wasser auf 2 Mal verteilt ein (morgens und mittags direkt vor den Mahlzeiten). Beim Flüssigextrakt beträgt die Tagesdosis 0,6 bis 1,8 g.

Risiken und Gegenanzeigen: In den ersten 3 Monaten der Schwangerschaft dürfen nicht mehr 2 g getrockneter Ingwer pro Tag konsumiert werden. Bei Gallensteinen ist Ingwer zu vermeiden.

Johannisbeere, Schwarze

Ribes nigrum L. Grossulariaceae

• Rheuma | • Blutreinigung | • Gelenkschmerzen | • Entzündungen
• Gicht | • Wassereinlagerungen (Ödeme)

Rheuma, Stoffwechsel und Ernährung

Die Schwarze Johannisbeere wächst als Strauch, der eine Höhe von bis zu 2 m erreichen kann und stark verzweigt ist. Die Blätter sind 3- oder 5-lappig, wobei der mittlere Lappen der größte ist, und doppelt gesägt. Die Blüten sind innen weißlich-grün und außen rötlich. Sie bilden hängende Trauben, aus denen schwarze Beeren wachsen.

Heilwirkung: Die Früchte und ihr Saft sind durch den hohen Vitamin-C-Gehalt ein geeignetes Mittel bei Grippe oder Erkältung. Der Saft hilft durch seine Pektine bei Durchfall. Durch die enthaltenen Polyphenole verbessert er die venöse Durchblutung und die Widerstandskraft der Kapillaren. Indem er die Mikrozirkulation fördert, vermag er die Sehkraft zu steigern.
Die Blätter hingegen haben eine entzündungshemmende und schmerzlindernde Wirkung. Durch kortisonähnliche Eigenschaften regen sie die Nebenniere an, darüber hinaus werden sie vielfach bei Allergien, Rheuma oder Immunschwäche verwendet. Die getrockneten Blätter wirken harntreibend und verdauungsfördernd, sie verbessern die Zirkulation und helfen bei rheumatischen Schmerzen.

Anwendung: Für einen Teeaufguss nimmt man 5 g der getrockneten Blätter auf 1 l kochendes Wasser, lässt 5 Minuten ziehen und trinkt davon täglich 2 bis

3 Tassen. Von Kapseln à ungefähr 300 mg nimmt man zu den 3 Hauptmahlzeiten je 1 Kapsel ein. Das Glyzerin-Mazerat der Frühlingsknospen wirkt entzündungshemmend: Von ihm kann man 2- bis 3-mal täglich 50 Tropfen einnehmen.

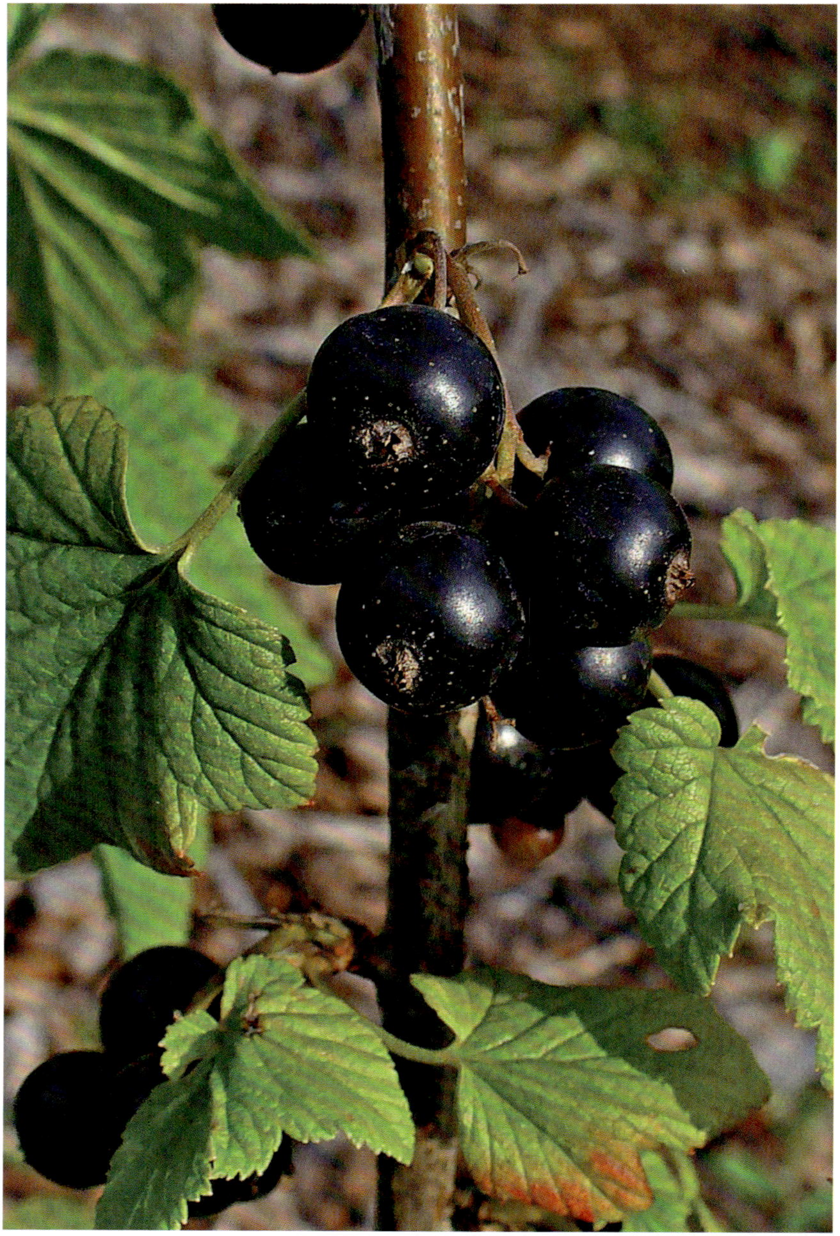

Die Blätter werden im April/Mai vor der Blüte geerntet, die reifen Früchte im Sommer.

Johanniskraut

Hypericum perforatum L. Clusiaceae

• Nervosität | • Schlafstörungen | • Blasenentzündung | • Wundheilung • Prellungen | • Muskelschmerzen

Nervosität, Stress und Schlafstörungen, Urologie, Dermatologie, Rheuma

Johanniskraut ist eine mehrjährige Pflanze, die bis zu 60 cm hoch wird und auf einer Höhe von bis zu 1500 m gedeiht. Der Stängel ist kantig, aufrecht und verzweigt; die gegenständigen, aufsitzenden Blätter sind mit kleinen, durchsichtigen Öldrüsen versehen, wodurch sie durchlöchert erscheinen, daher im Französischen der Name ›Millepertuis‹ (›Tausend Öffnungen‹). Die gelben Blüten bilden endständige Trugdolden. Die Frucht ist eine ovale, dreifächrige Spaltkapsel.

Heilwirkung: Das Blütenöl hat wundheilende Eigenschaften: Es wirkt antibiotisch, entzündungshemmend, antibakteriell und adstringierend (zusammenziehend). Für die antidepressive Wirkung des Johanniskrauts ist eine hohe Dosierung notwendig (siehe unten). Aufgrund seiner beruhigenden Eigenschaften als Antidepressivum wird es auch beim Einnässen von Kindern eingesetzt. Weitere Anwendungsgebiete sind atonische (auf die Schlaffheit der glatten Muskulatur zurückgehende) Verdauungsbeschwerden, Durchfall, Blasenentzündung, verminderte Urinproduktion (weniger als 500 ml) und Bronchitis.

Anwendung: Bei Schlafstörungen und nervöser Ermüdung überbrüht man 15 bis 30 g der oberirdischen Pflanzenteile mit 1 l kochendem Wasser, lässt 10 Minuten ziehen, filtert und trinkt von diesem Aufguss täglich 3 bis 4 Tassen. Soll das

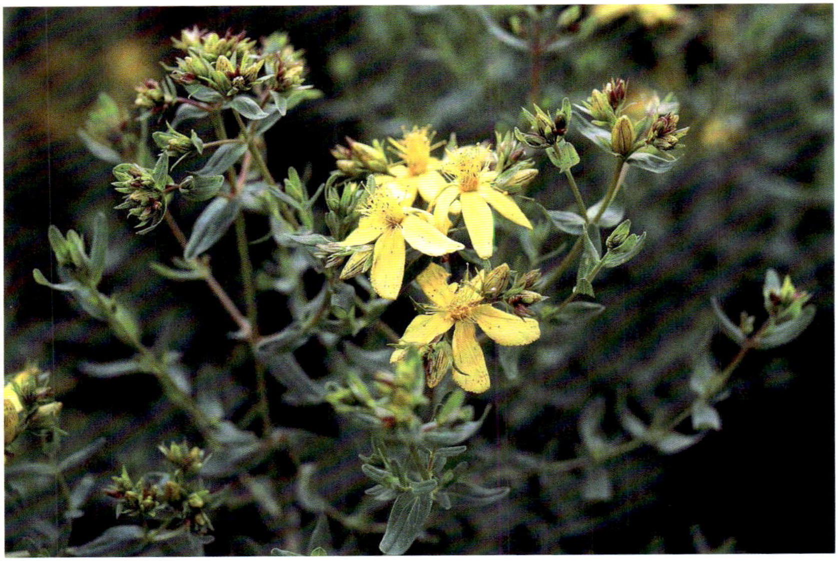

Die oberirdischen Pflanzenteile werden zu Beginn der Blüte von Juni bis September geerntet. Sie haben einen bitteren Geschmack. Zwischen den Fingern zerrieben verströmen sie einen angenehmen und harzigen Geruch.

Johanniskraut gegen Depressionen helfen, verwendet man bevorzugt Trockenextrakt in Kapseln in einer Dosierung von 2- bis 3-mal täglich 300 mg. Zur Behandlung von Wunden, Prellungen, Gliederschmerzen oder Verbrennungen trägt man Johanniskrautöl auf die betroffene Stelle auf, das durch Mazeration (siehe Seite 8) der früh am Morgen gepflückten Pflanze in Olivenöl (erste Kaltpressung) zubereitet und mehrere Tage oder Wochen in der Sonne gelassen wurde (das Öl färbt sich dann rot).

Bei sachgemäßer Trocknung bleiben die gelbe Farbe der Blüten, ihr Duft und Geschmack erhalten. Die Blätter schmecken fade.

Risiken und Gegenanzeigen: Johanniskraut erhöht die Empfindlichkeit gegen Sonneneinstrahlung, deshalb sollte man während einer Behandlung die Sonne meiden. Bei oraler Einnahme weist es Wechselwirkungen mit verschiedenen Medikamenten auf, deren Wirkung es vermindert oder steigert. Die Einnahme von Johanniskraut muss deshalb immer mit dem Arzt oder Apotheker abgesprochen werden.

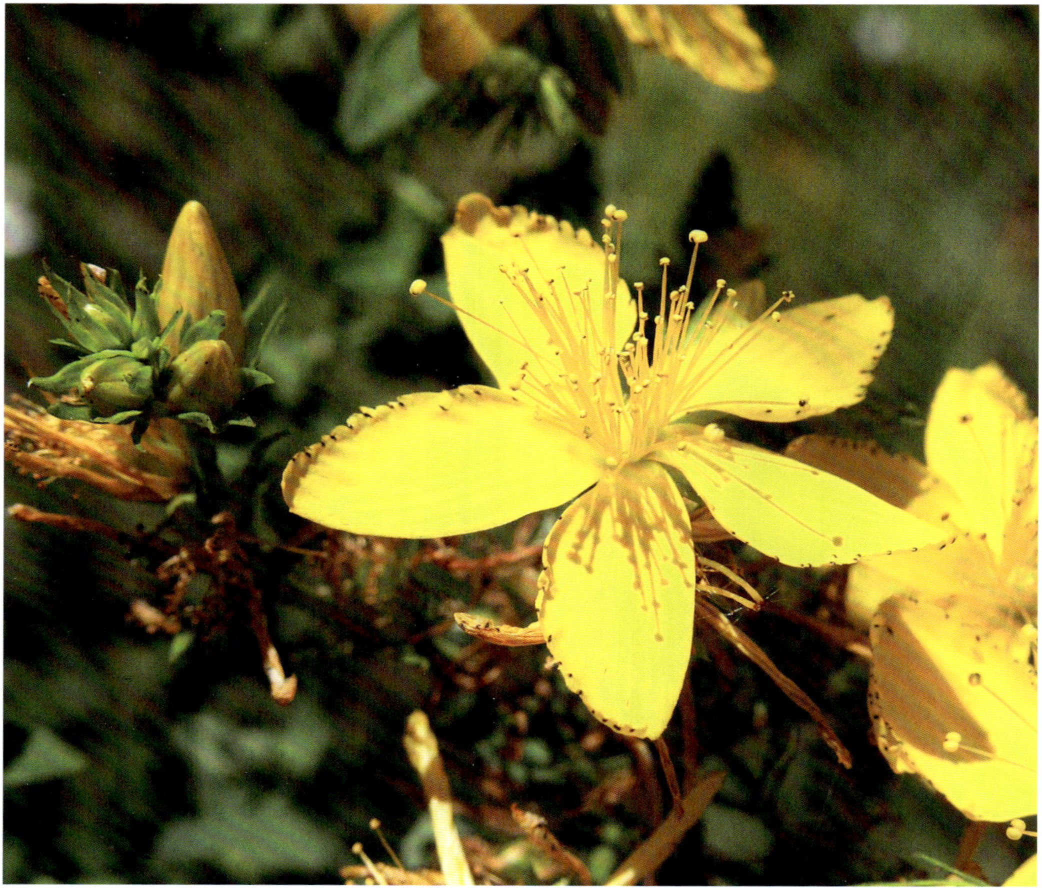

Kamille

Asteraceae

• **Magen-Darm-Krämpfe** | • **Schleimhautreizungen**

Verdauung, Augenheilkunde, Dermatologie

Die Kamille ist ein Korbblütler mit feinen fiederteiligen Blättern,margeritenartig und von kleinem Wuchs. Die Früchte (Achänen) tragen keinen Haarkranz. Die hauptsächlich verwendeten Arten sind die Römische Kamille, die in den gemäßigten Zonen Westeuropas vorkommt, und die Echte Kamille, die in ganz Europa weit verbreitet ist.

Risiken und Gegenanzeigen: Die Kamillenarten sind ungiftig; es wurde allerdings auf einige Fälle von allergischen Hautreaktionen hingewiesen.

Duftende Kamillenarten

Römische Kamille (bitter)

Chamaemelum nobile L.

• **Augenprobleme**

Sie wird 15 bis 30 cm hoch, hat einen markigen Blütenboden und zahlreiche weiße Zungenblüten und verströmt einen starken, aromatischen Duft. Die vielen Blätter sind gezähnt. Die Römische Kamille wird oft in Gärten gepflanzt. Ihre getrockneten Blüten werden bei Verdauungsbeschwerden verwendet: Man übergießt 2 g

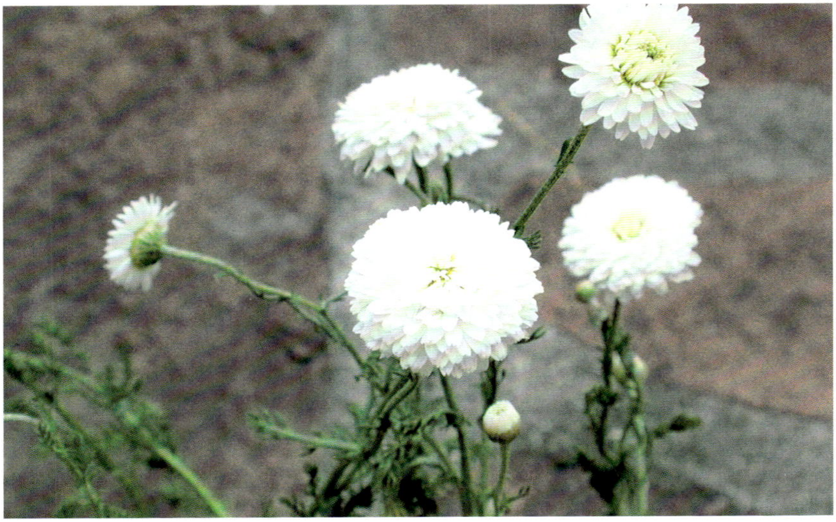

Die Römische und die Echte Kamille in der kultivierten Form sät man im Frühling oder Herbst aus. Die Blütenköpfchen werden bei voller Blüte im Sommer geerntet.

Chamaemelum nobile

Blüten pro Tasse mit kochendem Wasser, lässt 10 Minuten ziehen und trinkt davon nach den Hauptmahlzeiten. Weiterhin kann man die Römische Kamille bei Augenentzündungen, als Mundwasser und für Inhalationen bei Nasenschleimhautentzündung oder Nasennebenhöhlenentzündung verwenden. Darüber hinaus kann man mit ihr ein aufhellendes Shampoo herstellen.

Echte Kamille (angenehm zu trinken)

Matricaria recutita L.

• Magen- und Darm-Krämpfe | • Blähungen | • Aufstoßen
• Schleimhautreizungen

Die Echte Kamille wächst häufig wild, auch in höheren Lagen, und ist an Wegrändern, Böschungen, auf Getreidefeldern und Brachland verbreitet. Man erkennt sie leicht an ihrem hohlen Blütenkopf. Sie vermag rasch und nachhaltig Krämpfe zu lösen und Schmerzen zu stillen. Durch das Chamazulen wirkt sie entzündungshemmend. Das ätherische Öl ist antibakteriell, hilft bei Pilzerkrankungen und fördert die Gallensekretion; es schützt vor Magengeschwüren aufgrund von Stress oder Alkoholgenuss und führt bei Ekzemen zu einer Besserung. Weiterhin hat die Echte Kamille leicht fiebersenkende Eigenschaften.
Zur inneren Anwendung bei Magen- oder Darm-Krämpfen, träger Verdauung, Blähungen oder Aufstoßen übergießt man 1 Teelöffel Blütenköpfchen mit 150 ml kochendem Wasser, lässt 10 Minuten ziehen, filtert und trinkt 3-mal täglich vor den Mahlzeiten 1 Tasse. Die Echte Kamille hat einen angenehm süßlichen Geschmack.

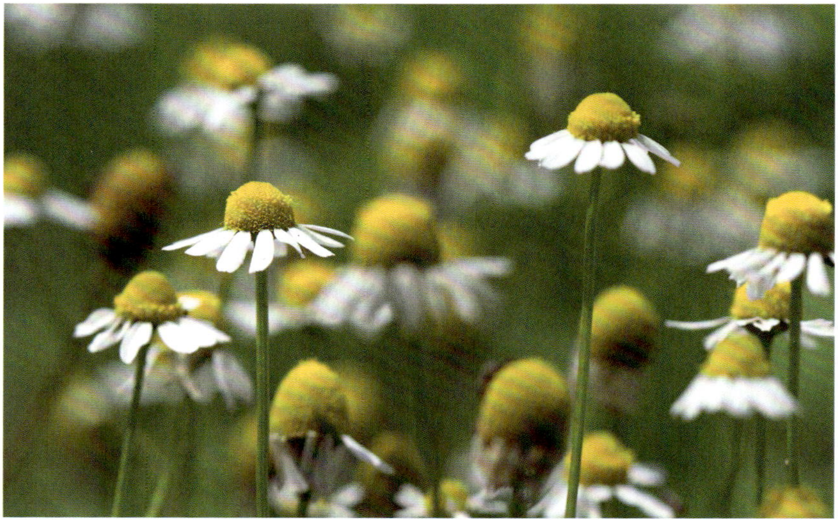

Matricaria recutita

Äußere Anwendung: Bei dermatologischen Problemen, Schleimhautreizungen oder Bindehautentzündung kann man sowohl die Echte als auch die Römische Kamille äußerlich anwenden, indem man die betroffenen Stellen mit einem Aufguss auswäscht.

Strahlenlose Kamille

Matricaria discoidea DC.

Sie ist die wohlriechendste Art (ihr Duft erinnert an Ananas) und wächst in der Nähe von bewohnten Gebieten und an Wegrändern. Man erkennt sie leicht, da sie die einzige Unterart ist, die keine weißen Blütenblätter am Rand des Blütenkopfes hat. Sie kann die Echte Kamille in Bezug auf ihre entzündungshemmende, krampflösende, Magenbeschwerden lindernde, schmerzstillende und fiebersenkende Wirkung ersetzen und ist ein hervorragendes Mittel gegen Maden- und Spulwürmer, eventuell in Kombination mit Rainfarn (Tanacetum vulgare), der nicht so bitter ist wie die Kamille. Allerdings sollte man die Strahlenlose Kamille nicht zu lange anwenden, da die krampflösende Wirkung eine Verstopfung hervorrufen kann.

Stinkende Hundskamille

Anthemis cotula L.

Diese Kamillenart unterscheidet sich durch ihren Geruch und ist auf Feldern und Schutthalden anzutreffen. Wegen ihres Geruchs findet sie wenig Verwendung.

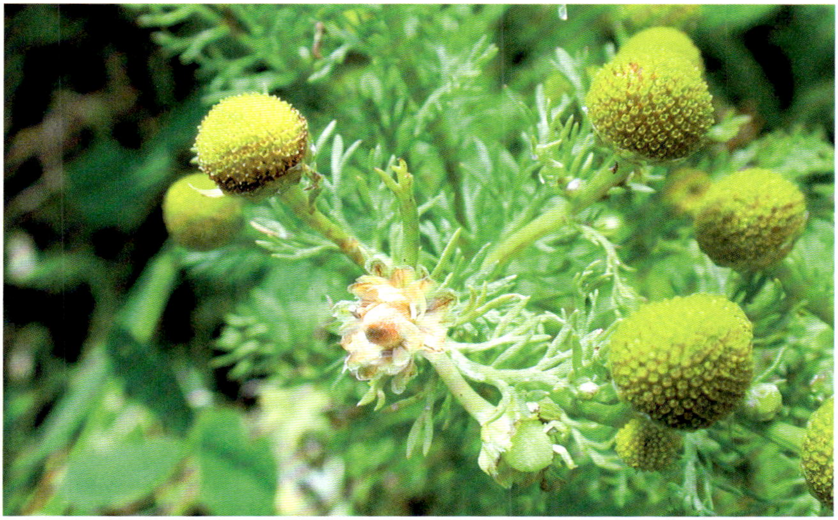

Matricaria discoidea

Wie die Römische Kamille wirkt auch die Stinkende Hundskamille kräftigend, anregend, den Magen beruhigend, krampflösend, schmerzstillend (beispielsweise bei Migräne) und fiebersenkend (z.B. bei Grippe). Für einen Aufguss überbrüht man 2 g Blüten pro Tasse mit kochendem Wasser und lässt das Ganze 10 Minuten ziehen. Äußerlich angewendet kann man die antiseptische und entzündungshemmende Wirkung nutzen, indem man eine mit dem Aufguss getränkte Kompresse auf die betroffene Stelle auflegt.

Geruchlose Kamillenarten

Acker-Hundskamille

Anthemis arvensis L.

Diese Kamillenart riecht nur sehr schwach und hat einen kegelförmig vorspringenden Blütenboden. Sie wächst bevorzugt auf Äckern, Brachflächen und an Wegrändern, besonders auf kalkfreien, sauren Böden, in Ebenen ebenso wie an Berghängen von bis zu 600 m Höhe.

Geruchlose Kamille

Tripleurospermum perforatum Mérat

Die Geruchlose Kamille hat keinen vorspringenden Blütenboden, dieser ist nur leicht kegelförmig. Man findet sie auf Äckern, Brachflächen, Ödland und an Wegrändern der Ebenen. Sie wird nicht als Heilpflanze verwendet.

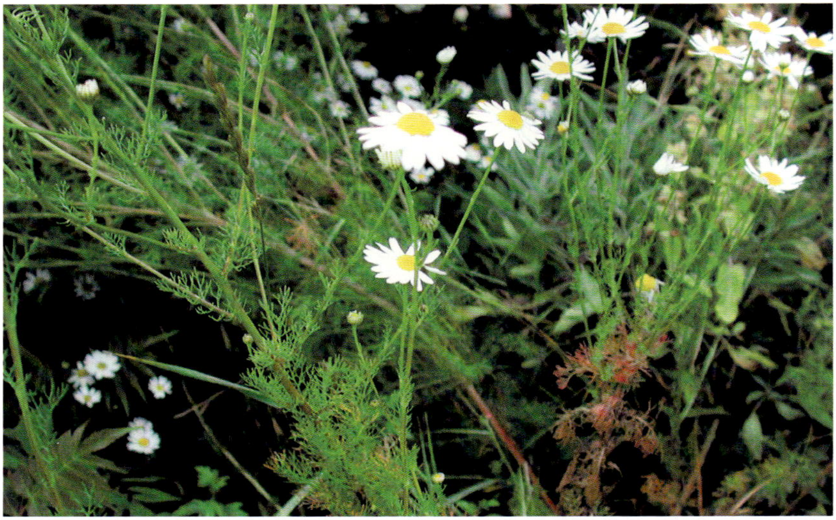

Tripleurospermum perforatum

Kampferbaum

Cinnamomum camphora (L.) J. Presl. Lauraceae

• Schnupfen | • Grippe | • Nasennebenhöhlenentzündung | • Bronchitis
• Rheuma

Atemwege und HNO

Das Kampferöl wird im Herbst aus dem zerkleinerten Holz des Baumes (manchmal auch aus den Blättern) durch Wasserdampfdestillation gewonnen. Nach dem Erkalten und Kondensieren kristallisiert eine aromatische weiße Substanz aus, der Rohkampfer.
Die wechselständigen eiförmigen, harten Blätter haben lange Stiele und sind auf der Oberseite grün und auf der Unterseite grau bis bläulich. Wenn man sie knickt und zerreibt, sondern sie einen starken Geruch ab.

Heilwirkung: Kampfer enthält vor allem Borneol, Cineol und Linalool. Er hat beruhigende, herzstärkende und lokalanästhetische Eigenschaften, lindert also Schmerzen und regt lokal die Durchblutung der Haut an. Kampferspiritus und Kampferöl werden in der Sportmassage gegen Rheuma eingesetzt. Kampfer ist ein wirksames Mittel gegen Viren und Bakterien; er löst Schleim in der Lunge und regt das Immunsystem an. Im 19. Jahrhundert wurde er häufig bei Durchfall, Ruhr, Harnwegserkrankungen, Typhus und Cholera angewendet.

Anwendung: In Form von Öl wirkt Kampfer bei Pilzerkrankungen und als Insektengift. Durch Inhalation bekämpft er Schnupfen, Grippe und Nebenhöhlenentzündungen (und ist deswegen teilweise auch in Nasentropfen enthalten).

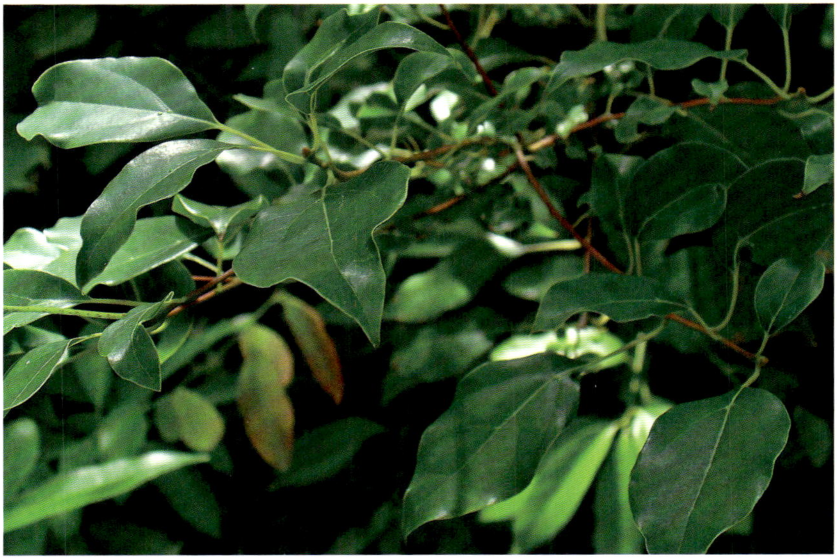

Der dekorative Kampferbaum gehört derselben Familie an wie der Avocado- und der Lorbeerbaum (Laurus) und wird häufig in den Tropen angepflanzt, um Moskitos fernzuhalten und damit die Malariagefahr zu verringern.

Risiken und Gegenanzeigen: Von der inneren Anwendung wird heute abgeraten. Die äußere Anwendung ist bei Kindern untersagt, da Kampfer bei ihnen Erstickungsanfälle auslösen kann, und bleibt grundsätzlich der ärztlich autorisierten Anwendung mit entsprechend dosierten pharmazeutischen Spezialpräparaten von einem bestimmten Alter an (im Allgemeinen 15 Jahre) vorbehalten. Kampfer kann Muskelverkrampfungen hervorrufen, deshalb ist er bei Menschen, die bereits epileptische Anfälle erlitten haben, zu vermeiden.

Katzenbart

Orthosiphon stamineus Benth. Lamiaceae

• entwässernd bei Schlankheitskuren | • fördert die Gallenentleerung • cholesterinsenkend

Urologie

Vom Katzenbart verwendet man die Blätter, die während der kurzen Blütezeit im Mai/Juni geerntet werden.

Der Katzenbart ist ein holziger kleiner Strauch, der zur Familie des Rosmarins gehört. Seine Blätter sind auf beiden Seiten behaart und verströmen einen schwachen angenehmen Duft. Die bläulich-weißen Blüten tragen auffallend lange blau-violette Staubblätter, die an einen Katzenbart erinnern.

Heilwirkung: Der Teeaufguss des indonesischen Orthosiphons, auch ›Javatee‹ genannt, ist eine sehr alte Arznei bei Nieren- und Harnwegserkrankungen. Zahlreiche Wirkstoffe verleihen dem Katzenbart eine oxidationshemmende und diuretische Wirkung (insbesondere Chloride, Harnstoff und Harnsäure, die die Niere bei Nierensteinen durchspülen und Rückfälle zu vermeiden helfen). Wegen dieses Einflusses auf den gesamten Bereich der Harnwege kommt er in zahlreichen Arzneibüchern der Welt vor. Der Katzenbart lässt außerdem den Cholesterinspiegel sinken und fördert die Gallensekretion. Durch den hohen Anteil an Flavonoiden werden die Fette außerhalb der Fettzellen mobilisiert, sodass es sinnvoll ist, ihn bei der Behandlung bestimmter Arten von Übergewicht und Zellulitis einzusetzen. So wird der Katzenbart bei Schlankheitskuren, Galleninsuffizienz, Nierensteinen und ungenügender Harnausscheidung verschrieben. Er kann ohne Nebenwirkungen über einen längeren Zeitraum eingenommen werden.

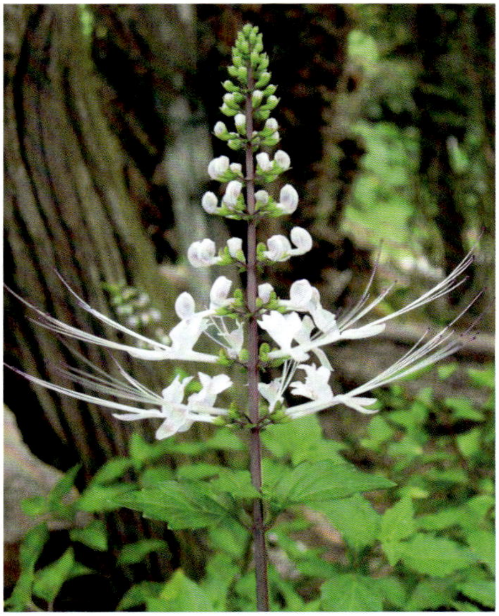

Anwendung: Für einen Teeaufguss nimmt man 10 g pro Tasse, lässt ihn 10 Minuten ziehen und trinkt davon 3-mal täglich. Bei Kapseln beträgt die Tagesdosis 2 g Pulver oder 1 g Trockenextrakt, die man auf 3 Mal verteilt einnimmt. Katzenbart kann auch als Flüssigextrakt angewendet werden; man nimmt dann 100 Tropfen pro Tag ein.

Klatschmohn

Papaver rhoeas L. Papaveraceae

• Schlaflosigkeit | • Husten

Die Mohnblume ist eine krautige einjährige Pflanze, die bis zu 80 cm Höhe erreicht und häufig wild am Feldrand wächst. Die Stängel sind sehr dünn, wenig verzweigt und behaart mit fiederteiligen, rauen Blättern von etwa 15 cm Länge. Die Knospen hängen zunächst, dann richten sie sich vor der Entfaltung der Blüte auf. Die vier elliptischen roten Blütenblätter weisen oft in der Mitte einen schwarzen Fleck auf. Die 1 bis 2 cm großen Kapselfrüchte enthalten mehrere hundert kleine Samenkörner und sind mit etwa 10 ›falschen Scheidewänden‹ gefächerte Porenkapseln (Streubüchsen). Durch den Wind werden die Samen aus der Kapsel geblasen und verstreut.

Atemwege und HNO, Nervosität, Stress und Schlaflosigkeit

Heilwirkung: Das Hauptalkaloid in der Pflanze ist das Rhoeadin, das pharmakologisch nicht sehr erforscht ist, aber man weiß, dass verwandte Derivate nervendämpfend wirken. Der Pflanzenschleim trägt zur hustenstillenden Wirkung der Pflanze bei.

Die Blütenblätter werden von Juni bis September geerntet. Man breitet sie auf Papier aus, ohne sie zu zerknittern, und legt sie in einen Trockenschrank, wo sie vor Licht und Feuchtigkeit geschützt konserviert werden. Schwarz gefärbte Blätter deuten auf einen schlechten Trockenprozess hin und müssen ebenso wie aufgrund von zu großer Feuchtigkeit verschimmelte Blütenblätter entfernt werden.

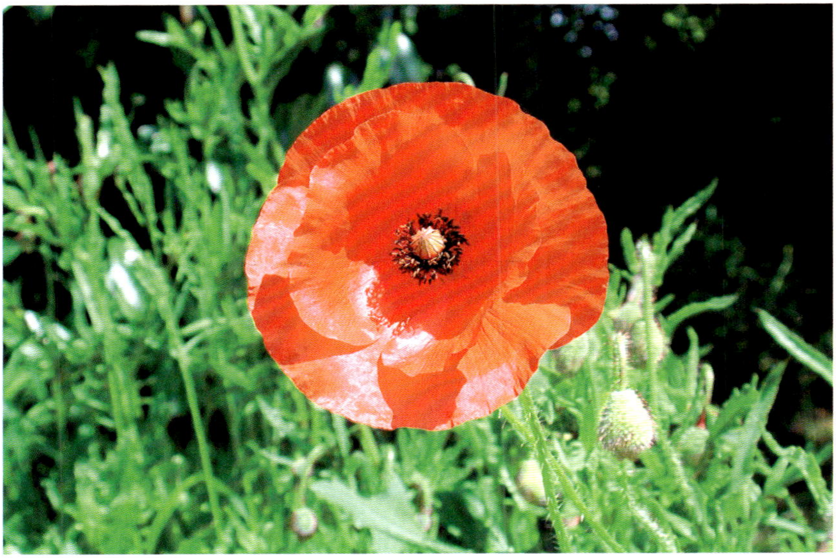

Anwendung: Bei trockenem Husten, Heiserkeit oder Herzklopfen bei einem gesunden Herz bereitet man einen Teeaufguss aus 2 Teelöffeln getrockneter Blütenblätter auf 1 Tasse kochendes Wasser zu, lässt 10 Minuten ziehen, filtert und trinkt davon täglich 2 oder 3 Tassen. Bei leichter Schlaflosigkeit trinkt man abends vor dem Schlafengehen 1 Tasse Teeaufguss oder nimmt alternativ einen entsprechenden Sirup zu sich. Man kann auch je 2 Kapseln zu je 250 mg zur Abendmahlzeit und vor dem Schlafengehen einnehmen (als Erwachsener); Kinder über 6 Jahre schlucken je 1 Kapsel zu 250 mg beim Abendessen und vor dem Schlafengehen.

Risiken und Gegenanzeigen: Es wurde von einigen Vergiftungen berichtet, die sich in Halluzinationen äußerten, und zwar bei Kindern, die Mohnblumensirup zu sich genommen hatten. Auch bei Pferden wurden Unverträglichkeiten beobachtet; Tiere sollten die Pflanze demnach besser nicht fressen.

Klette, Große

Arctium lappa L. und Arctium minus Hill Bernh. Asteraceae

• Akne | • Leberinsuffizienz | • Ekzeme | • verschiedene Hautkrankheiten
• Blutreinigung | • Diabetes

Dermatologie, Stoffwechsel

Die Wurzel wird im April vor der Blüte geerntet.

Die Große Klette ist eine zweijährige Pflanze, bei der die Hüllblätter der Blüte abstehen und in kleinen, hakenförmigen, nach außen gedrehten Spitzen enden,

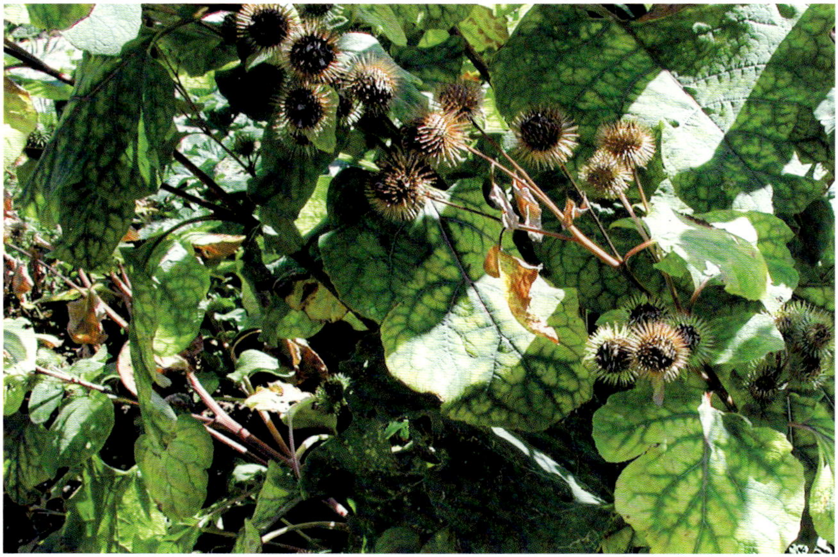

Arctium minus

die an den Kleidern hängen bleiben. Auch die Kleine Klette (Arctium minus) ist weit verbreitet. Kletten gehören zu den Nitrophyten (stickstoffliebenden Pflanzen) und wachsen oft an Wegrändern, in Dörfern, auf Schuttplätzen oder in der Nähe von Bauernhöfen. Die Große Klette ist eindrucksvoller, sie kann bis zu 2 m hoch werden und ihre Blütenköpfe bis zu 4 cm breit. Kinder benutzen sie als ›pflanzliche Stecknadel‹: Sie bleibt leicht an den Kleidern haften, daher die Redensart ›sich wie eine Klette an jemanden hängen‹.

Heilwirkung: Die Klette wirkt blutreinigend, antibakteriell, abführend und regt die Gallensaftproduktion und -sekretion an, sodass ihre Verwendung bei bestimmten Ernährungskrankheiten angezeigt ist. Sie soll auch den Blutzuckerspiegel senken (bei Diabetes) und wird bei Hautkrankheiten wie Furunkulose und Akne eingesetzt. Das Blatt der Großen (jungen) Klette hat eine antibakterielle und fungizide (pilztötende) Wirkung, wodurch sich indirekt die schmerzstillende Wirkung erklärt.

Anwendung: In der Pharmazie wird vorwiegend die Große Klette verwendet, die Kleine Klette ist aber ebenfalls brauchbar. Die Klette wird häufig zur Blutreinigung und bei Akne eingesetzt, entweder als Kapseln (1 Kapsel zu 270 mg vor jeder Mahlzeit, die Dosis kann je nach Bedarf verdoppelt werden), als Absud oder als Flüssigextrakt der Wurzel. Vom Flüssigextrakt nimmt man pro Tag 1 Teelöffel in einem Glas Wasser ein.

Knoblauch

Allium sativum L. Liliaceae

• Bluthochdruck | • hoher Cholesterinspiegel | • Diabetes
• Thromboseprophylaxe

Kreislauf, Stoffwechsel

Der zylindrische Stängel des Knoblauchs wird 30 cm oder höher. Die Blüten sind weiß bis rötlich und haben 6 längliche, schmale, konkave Blütenblätter, die aus einer ovalen Blütenscheide hervorsprießen und zu einer runden Dolde angeordnet sind. Sie haben drei Staubgefäße. Die Wurzeln sind faserig. Die Zwiebel ist von einer sehr dünnen weißen oder rötlichen Hülle umgeben und besteht aus einer Hauptzehe. In dieser Zehe sind 5 bis 20 Nebenzehen angeordnet. Aufgrund ihres Gehalts an einem ätherischen Öl, das sehr reich an Alliin (mit seinem Umsetzungsprodukt Allicin) ist, verströmt sie einen sehr starken, penetranten und charakteristischen Geruch.

Heilwirkung: Knoblauch wirkt gegen Mikroorganismen wie Bakterien, Pilze (beispielsweise Candida) und Parasiten. Seine Wirkung auf Viren wird erforscht. Er hat blutdruck- und blutzuckersenkende Eigenschaften und beugt Thrombosen vor, indem er die Aggregation der Blutplättchen (Thrombozyten) hemmt und fibrinolytische (feinste Gerinnsel auflösende) Vorgänge des Körpers steigert. Da Knoblauch den Triglycerid- und Cholesterinspiegel zu senken vermag, beugt er auch Herz-, Gefäß- und Kreislauf-Erkrankungen vor. Auf seinen positiven Einfluss bei Maul- und Klauenseuche wurde hingewiesen, was aber nicht wissenschaftlich untersucht ist.

Anwendung: Für die innere Anwendung bei Problemen, die das Herz-Kreislauf-System betreffen, nimmt man täglich 6 g in Pulverkapseln aus der getrockneten Pflanze ein. Gegen Bluthochdruck kann man täglich 2 bis 3 Esslöffel Sirup zu sich nehmen, den man aus 100 g frischem Knoblauch, 200 ml Wasser und 200 g Zucker zubereitet. Von Kapseln zu je 250 mg trockenem Extrakt nimmt man pro Tag 2 bis 3 zu den Mahlzeiten ein. Zur äußeren Anwendung kann man den frischen Saft als Antiseptikum einsetzen. Früher wurde der Knoblauch über Nacht eingeweicht und dann roh gekaut.

Risiken und Gegenanzeigen: Ein übermäßiger Verzehr kann Magenreizungen verursachen. Bei der äußeren Anwendung sollte man den Knoblauch wegen der Gefahr einer Nekrose nur auf die zu behandelnde Stelle aufbringen.

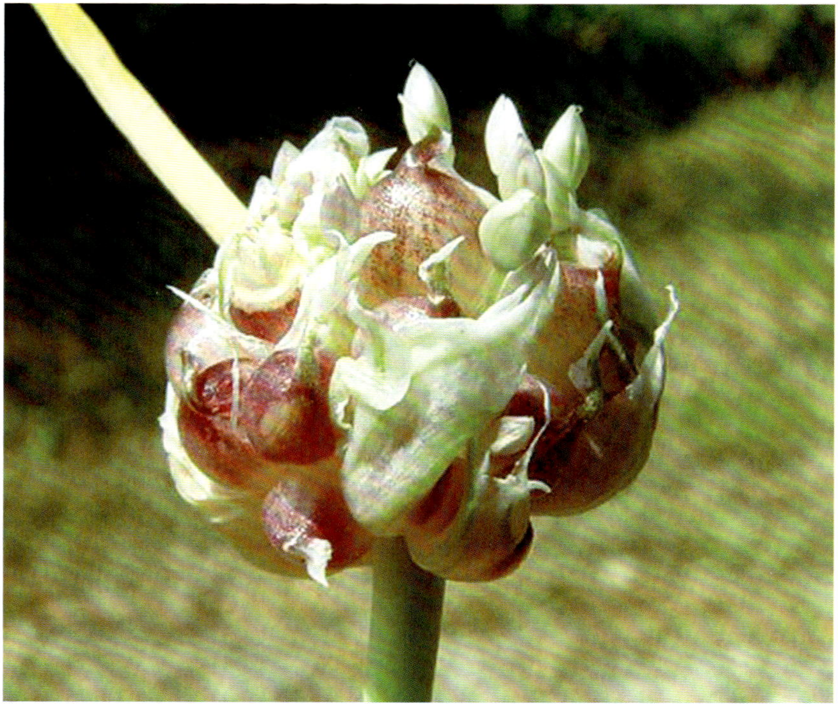

Knoblauch wird verbreitet in Gemüsegärten angebaut. Man erntet die Zwiebel im November und erhält dabei ein Stück des Stängels, um die Knollen nach dem Trocknen zu kleinen Bündeln zusammenzubinden.

Königskerze, Kleinblütige

Verbascum thapsus L. Scrophulariaceae

• Husten, Bronchitis | • Luftröhrenentzündung (Tracheitis) | • Halsschmerzen • Reizungen der Atem- und Verdauungswege | • Rheuma

Atemwege und HNO, Verdauung, Rheuma

Die Kleinblütige Königskerze ist eine krautige zweijährige Pflanze, die mit gelblichen Haaren bedeckt ist und einen steifen, geraden, zylindrischen Stängel von 50 cm bis 2 m Höhe hat, der in der oberen Hälfte mit gelben, eng zusammengruppierten Blüten besetzt ist. An der unteren Hälfte befinden sich die großen wechselständig am Stängel herablaufenden, weißlichen und stark behaarten Blätter. Im Herbst diente der Stängel früher oft als Fackel.

Heilwirkung: Durch lokale Behandlung (z.B. Gurgeln) wirkt die Pflanze lindernd bei Reizungen der Atemwege (beispielsweise bei einer Tracheobronchitis, einer Entzündung der Bronchien und der Luftröhre) und der Verdauungswege. Sie hat eine schleimlösende, leicht beruhigende Wirkung und wird zur unterstützenden Behandlung bei Bronchitis, nächtlichem Reizhusten und zum Abhusten von zähem Sekret eingesetzt. Darüber hinaus hat sie entwässernde (diuretische) Eigenschaften und wirkt Rheuma entgegen.

Anwendung: Zur inneren Anwendung bei Kehlkopfentzündung, Luftröhrenentzündung, Bronchitis, Durchfall, Magenschleimhautentzündung oder Darm- bzw. Dickdarmentzündung trinkt man täglich 3 Tassen eines Aufgusses, bei dem man 1,5 bis 2 g getrocknete Blüten pro Tasse mit kochendem Wasser überbrüht, 10 bis 15 Minuten ziehen lässt und dann gut filtert, um die reizenden Härchen der Blüten zu entfernen. Von Kapseln zu je 300 mg nimmt man 1 Kapsel vor den Mahlzeiten. Zur äußeren Anwendung bei Wunden, Geschwüren am Bein und Hautreizungen

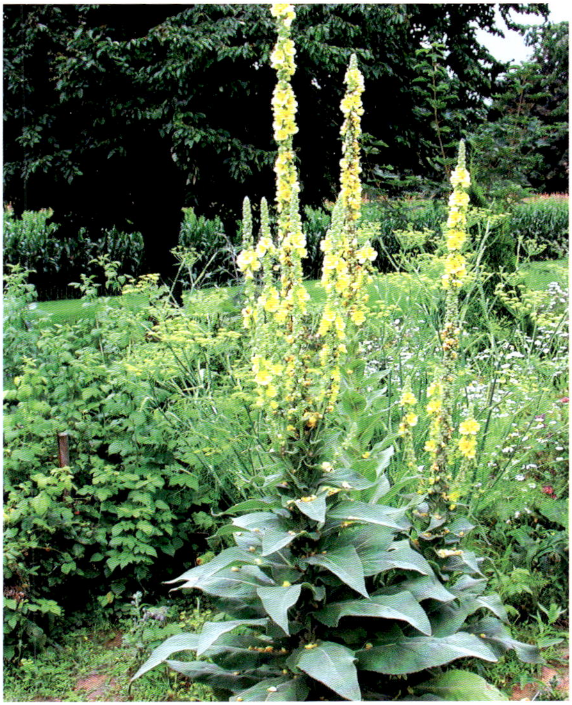

Die Blüten werden den ganzen Sommer über geerntet, sobald sie aufgegangen sind. Die Blütenkronen lösen sich leicht ab. Sie werden vorsichtig gepflückt und getrocknet, dann vor Feuchtigkeit und Licht geschützt aufbewahrt, damit sie nicht schwarz werden. Die Blätter und Wurzeln werden im September geerntet.

legt man 2-mal täglich Kompressen mit Absud auf. Man lässt dazu 3 Teelöffel der Pflanze 30 Minuten lang in 300 ml kaltem Wasser einweichen, bringt das Ganze langsam zum Kochen, filtert und lässt den Absud erkalten.
Der Sirup der Blüten schmeckt köstlich und lindert Halsschmerzen, Reizhusten oder Luftröhrenentzündung: Man wäscht gründlich 100 g Blüten, fügt 170 g Zucker hinzu, bedeckt das Ganze mit Wasser und lässt es ungefähr 10 Minuten lang kochen, filtert und füllt den Sirup in vorgewärmte Flaschen, die luftdicht verschlossen werden.

Kornblume

Centaurea cyanus L. Asteraceae

• Ermüdung der Augen | • sanftes Antiseptikum für die Augen

Augenheilkunde

Die Kornblume ist auf traditionell bewirtschafteten Getreidefeldern bis zu 800 m Höhe weit verbreitet. Als Zierpflanze kann man sie häufig in Gärten antreffen. Sie ist einjährig und hat einen ziemlich langen, aufrechten, grauen und filzig behaarten Stängel.
Die Blätter sind lanzettförmig, ganzrandig oder leicht gezähnt, die untersten eher fiederspaltig. Ihre Unterseite ist behaart. Die einzelnen Blütenkörbe sind hell- oder dunkelblau, selten weiß oder purpurfarben. Die Röhrenblüten sind am Rand auffallend vergrößert und länger als die im Innern. Die Kornblume erreicht eine Höhe von 30 cm bis zu 1 m.

Die Ernte der Blüten findet ab Mai statt.

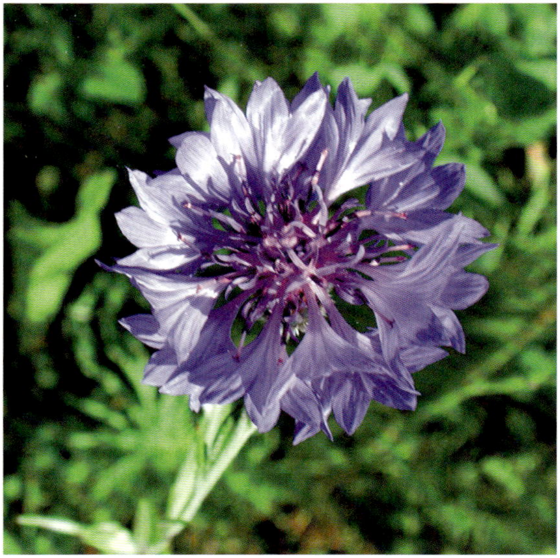

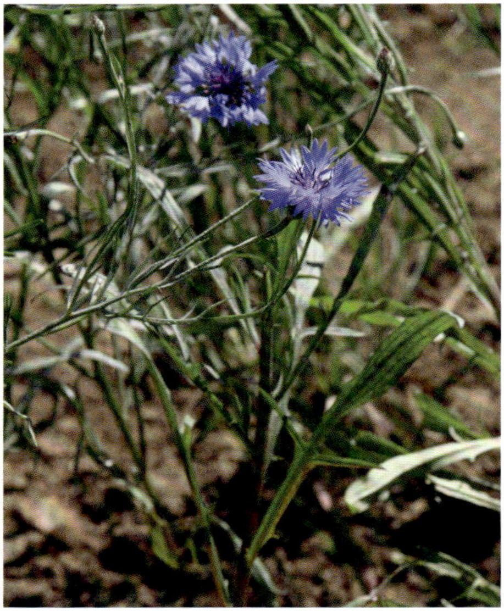

Heilwirkung: Die Kornblume hat leicht adstringierende (zusammenziehende) und entzündungshemmende Eigenschaften und hilft bei Reizungen und Entzündungen der Augen.

Anwendung: Man übergießt 25 g Blüten mit 100 ml kochendem Wasser, lässt 20 Minuten ziehen und legt eine mit diesem Aufguss getränkte Kompresse lauwarm 20 bis 30 Minuten auf die Augen. Für eine adstringierende Anwendung an den Augen nach Dr. Fort nimmt man 25 g Blüten der Kornblume, 25 g Blätter des Wegerichs und 50 g Augentrost (Euphrasia), lässt 1 Esslöffel dieser Mischung 10 Minuten in heißem Wasser ziehen und legt eine wie oben beschrieben zubereitete Kompresse auf.

Kriech-Quecke (Gemeine Quecke)

Elytrigia repens (L.) Desv. ex B.D. Jacks. Poaceae

Urologie, Rheuma

• entwässernd | • entzündungshemmend

Die Gewöhnliche oder Gemeine Quecke ist ein mehrjähriges, auf der ganzen Welt verbreitetes Gras, das sich sehr raumgreifend ausbreitet und wegen der Länge und der Vielzahl seiner unterirdischen Rhizome schwer auszurotten ist.

Heilwirkung: Die Kriech-Quecke erweist sich vor allem als Diuretikum (entwässerndes Mittel) und Entzündungshemmer im Bereich der Harnwege als wertvoll. Der Absud aus dem Gras (1 l pro Tag) ist außerdem sehr hilfreich bei Steinleiden: Er lindert Nierenkoliken, vor allem wenn man ihn von den ersten Symptomen an zu trinken beginnt. Gleichzeitig fördert er die Ausscheidung der Steine (vor allem in Kombination mit Heidekraut, Aufrechtem Glaskraut und Schachtelhalm) und lindert

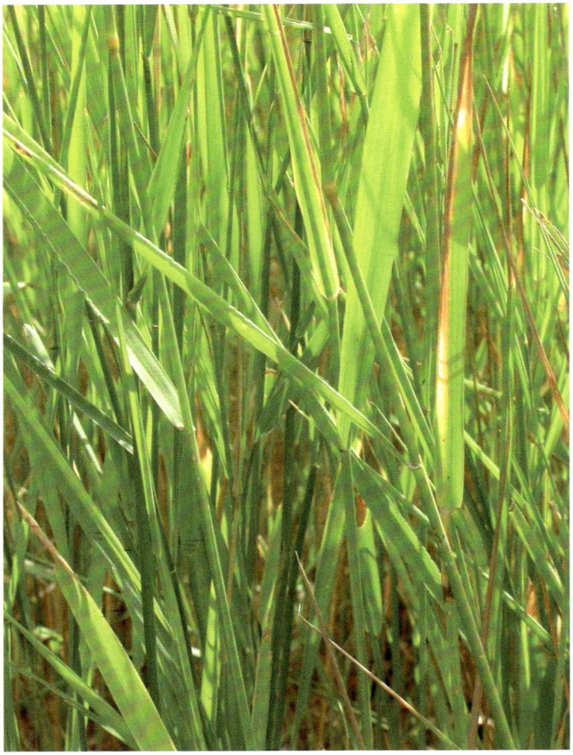

Das Rhizom wird von März bis September geerntet. Wenn die Kriech-Quecke als Unkraut in der Umgebung von Anpflanzungen wächst, sollte man sie meiden, da sie dann oft chemische Rückstände enthält.

Blasenentzündungen und Leberkoliken. Der Absud aus der Wurzel ist für seine Wirkung bei Entzündungen der Verdauungswege und der Harnwege bekannt, er regt die Gallensekretion leicht an und wirkt darüber hinaus auch blutreinigend und antirheumatisch sowie harntreibend.

Anwendung: Man überbrüht 1 Esslöffel der Kriech-Quecke pro Tasse mit kochendem Wasser, lässt 10 Minuten ziehen, filtert und trinkt davon täglich 2 Tassen morgens und mittags zu den Mahlzeiten. Will man eine stärkere Wirkung erzielen, trinkt man täglich einen Absud aus 10 g Wurzeln auf 250 oder 500 ml Wasser, den man 30 Minuten ziehen ließ, oder nimmt in Form von Kapseln eine Tagesdosis von 1 g auf 2 Mal verteilt ein.

Kümmel, Echter (Wiesenkümmel)

Carum carvi L. Apiaceae

• Verdauungsprobleme | • Blähungen | • krampflösend | • allgemein anregend • Magenbeschwerden | • harntreibend | • schweißtreibend

Verdauung, Urologie

Diese krautige Pflanze kann eine Höhe von 70 cm bis zu 1 m erreichen. Die hellgrünen Blätter sind unbehaart, lang und 2- bis 3-fach gefiedert. Die weißen oder rosafarbenen Blüten bilden aus 5 bis 15 ungleichen Strahlen Doppeldolden. Die Früchte sind einsamige zweiteilige Spaltfrüchte (Doppelachänen) von 3 bis 7 mm Länge, die dunkel bis schwarz und unbehaart sind und aromatisch duften,

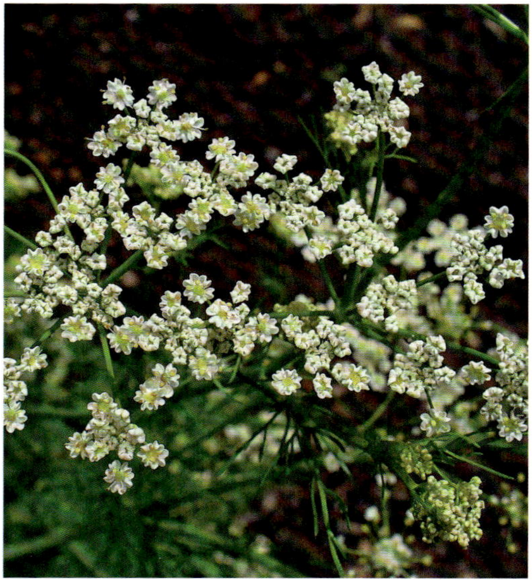

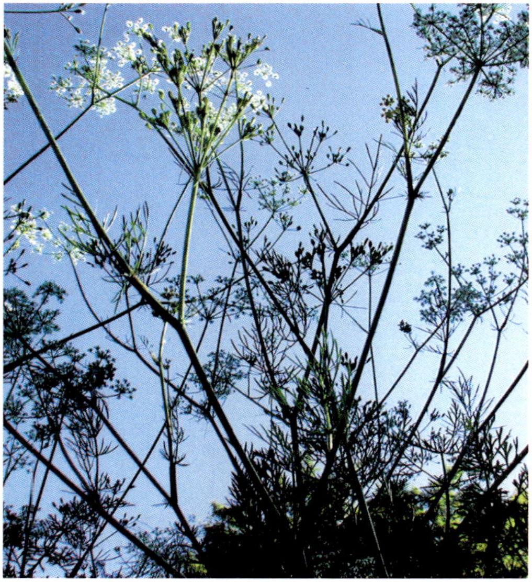

wenn sie zerrieben werden. Diese 2-jährige Pflanze kommt vor allem in gemäßigtem bis alpinem Klima vor.

Ideal ist es, den Wiesenkümmel auf der Sonne ausgesetzten Hängen zu pflanzen. Er blüht im zweiten Jahr und kann dann im August und September im Morgentau geerntet werden. Die Pflanze wird getrocknet und die Samen gesammelt.

Heilwirkung: Wiesenkümmel gilt als das beste pflanzliche Mittel gegen Blähungen. Er fördert die Verdauung und wirkt leicht krampflösend. Sein ätherisches Öl hat eine beachtliche antimykotische Wirkung und regt die Harnausscheidung an. In der Volksmedizin wird er verwendet, um die Milchbildung stillender Mütter zu steigern.

Anwendung: Um eine krampflösende und antimikrobielle Wirkung zu erzielen, überbrüht man 1 Teelöffel Kümmelsamen mit 250 ml kochendem Wasser, lässt 2 bis 3 Minuten ziehen und trinkt diesen Tee vor den Mahlzeiten. Die Samen können auch zerstoßen werden und 10 Minuten in kochendem Wasser ziehen. Andernfalls kann man 1 Kapsel à 300 mg zu den Mahlzeiten einnehmen.

Risiken und Gegenanzeigen: Wiesenkümmel kann Allergien auslösen, die sich in Form von Heuschnupfen (Rhino-Konjunktivitis) oder in Verdauungsproblemen äußern. Das ätherische Öl wirkt bei starker Dosierung allgemein anregend auf die Nerven.

Kürbis

Cucurbita pepo L. Cucurbitaceae

• Entzündung der Prostata (Prostatitis) | • Beschwerden beim Wasserlassen (Miktionsstörungen)

Urologie

Die einzelnen Arten der Kürbisse sind mit einer erstaunlichen genetischen Vielfalt ausgestattet, die sich in einer Fülle von Formen, Farben und Größen der Früchte äußert.

Heilwirkung: Kürbiskerne enthalten 30 bis 50 % ungesättigte Fettsäuren, Cucurbitacine (Bitterstoffe in den Kürbis- und Braunwurzgewächsen), Steroide, Vitamin A, B, E und Spurenelemente wie Phosphor, Selen, Mangan, Zink und Kupfer. Sie stellen eine ausgezeichnete Quelle von Lezithin dar, welches unter anderem für die Produktion von Sexualhormonen wichtig ist. Die außerdem enthaltenen Phytosterole wirken Entzündungen oder dem Gewebswachstum der Prostata entgegen und lindern die damit verbundenen Beschwerden beim Wasserlassen wie unvollständige Blasenentleerung, häufiger Harndrang, oft unterbrochener Nachtschlaf usw. Auch bei einer gutartigen übermäßigen Zellteilung der Prostata (Hyperplasie) können Kürbiskerne helfen.

Anwendung: Bei einer gutartigen Vergrößerung der Prostata wird Kürbiskernöl in Form von Kapseln in einer Dosierung von 2 g pro Tag auf 2 Mal verteilt morgens und abends zu den Mahlzeiten mit ein wenig Wasser eingenommen. Eine solche Kur über 2 Monate kann auch regelmäßig wiederholt werden. Es wird empfohlen, das Kürbiskernöl mit verschiedenen anderen Heilmitteln (Pollen, Weidenröschen, Brennnesselwurzel etc.) zu kombinieren.

Kürbisse werden in allen warmen und gemäßigten Zonen der Erde kultiviert. Verwendet werden die Kerne und das Fruchtfleisch. Therapeutisch werden nur die Kerne der wirkstoffreichen Art Cucurbita pepo L. subsp. pepo var. styriaca GREB. verwendet.

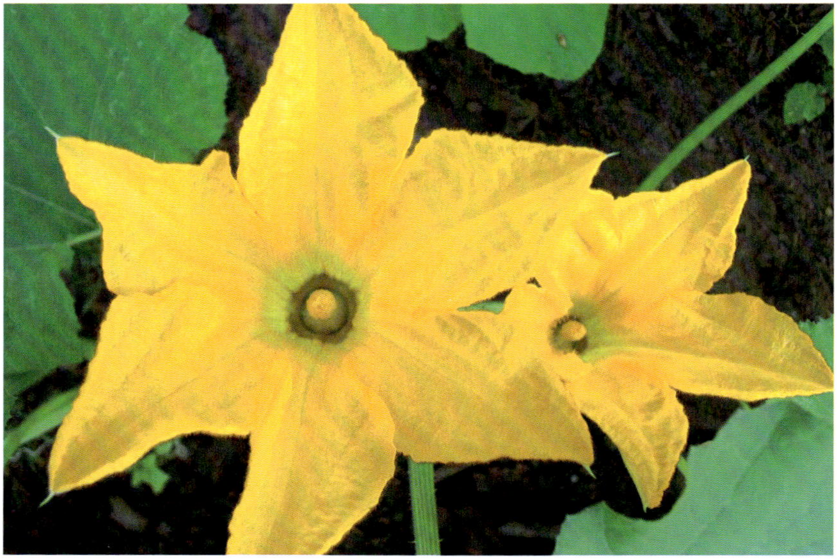

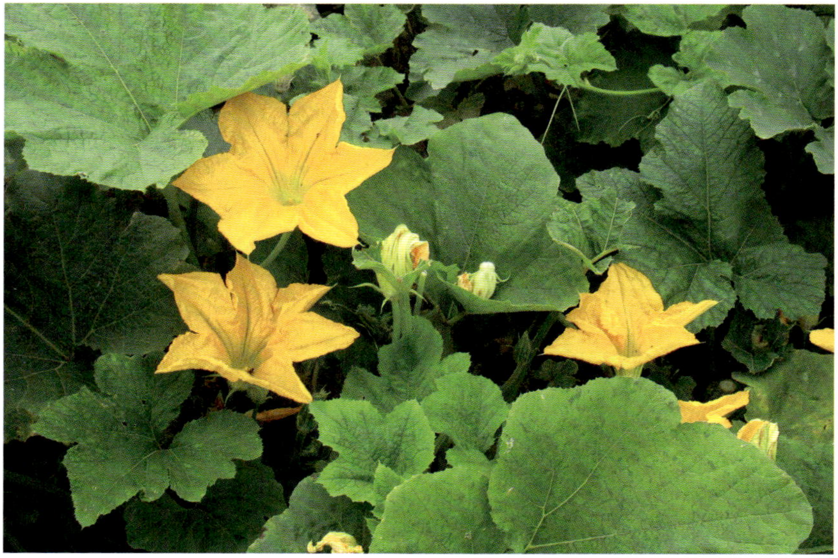

Lapacho

Tecoma curialis Saldanha oder Tabebuia heptaphylla (Vell.) Toledo Bignoniaceae

• immunstimulierend | • entzündungshemmend | • antiseptisch | • stärkend • blutverdünnend

Verdauung, Nervosität, Durchblutung

Heilwirkung: Der Lapacho ist der heilige Baum bzw. Baum des Lebens der Inkas und sehr reich an Mineralien und Spurenelementen. Er wurde von den Kallawaya-Indianern, den Wanderheilern der Inkas, entdeckt. Er ist der einzige Baum dieser Regionen, der vor Pilzinfektionen schützt; deshalb wird er erfolgreich bei Pilzinfektionen (Candida albicans), aber auch bei parasitären, bakteriellen und viralen Erkrankungen, etwa bei Magenschleimhautentzündungen oder Infektionen der Atemwege und der Haut, angewandt. Früher wurde Lapacho als Gegengift bei Schlangenbissen oder Insektenstichen benutzt, ferner als schmerzstillendes Medikament bei Rheuma und als Abführmittel. Die Rinde enthält Tannine, Flavonoide und Cumarine, die den Kreislauf anregen. Einige Inhaltsstoffe des Lapacho werden derzeit auf ihre Wirkung gegen Krebs und andere schwere Krankheiten erforscht. Lapacho wird aufgrund seiner Eigenschaften als Antioxidans und zur Anregung des Immunsystems eingesetzt sowie bei Kreislaufbeschwerden, zur Blutverdünnung, zur Behandlung von Anämien und zur allgemeinen Stärkung.

Anwendung: Will man Lapacho in Form von Kapseln anwenden, nimmt man täglich 1 bis 6 Kapseln à 500 mg mit viel Wasser ein. Man kann auch 1 vollen Esslöffel Lapacho in ½ bis ¾ l kaltem Wasser auf niedriger Flamme 5 Minuten lang erhitzen, dann 15 Minuten ziehen lassen und filtern.

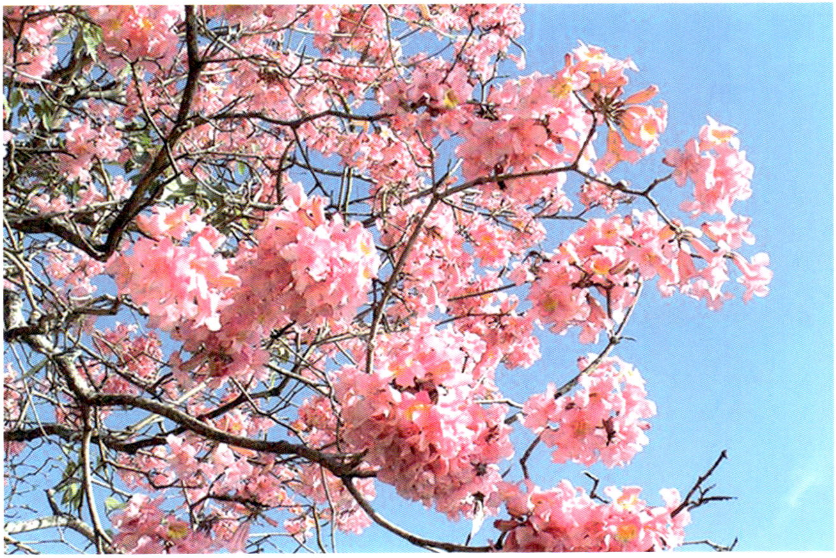

Der Lapacho ist ein großer tropischer Baum, der aus dem Urwald Südamerikas stammt. Der innere Teil seiner Rinde wird das ganze Jahr über geerntet und dann in feine Streifen geschnitten.

Risiken und Gegenanzeigen: Wenn eine zu große Menge Lapacho eingenommen wird, können Übelkeit und Erbrechen auftreten. Lapacho sollte außerdem nicht zusammen mit blutgerinnungshemmenden Mitteln angewendet werden, da er Cumarine enthält, die ebenfalls der Blutgerinnung entgegenwirken.

Lavendel

Lavandula sp. Lamiaceae

• Nervosität | • Stress | • Schlafstörungen | • Kreislaufprobleme
• Hauterkrankungen | • Insektenstiche

Nervosität, Stress und Schlaflosigkeit, Dermatologie, Durchblutung

Lavendel ist ein buschiger Halbstrauch, der 30 bis 60 cm hoch werden kann. Die Zweige wachsen aufrecht und sind dicht verästelt. Die gegenständigen Blätter sind schmal, hart und von einer grün-grauen Farbe. Die blau-violetten Blüten sitzen als endständige Ähren an den blütentragenden Stängeln, die höher als der Busch sind. Die Frucht ist eine Achäne mit einem einzigen Samen.

Die Ernte der Blüten findet vor dem Ende der Blütezeit im Juli/August statt.

Heilwirkung: Das ätherische Öl des Lavendels hilft bei Verbrennungen, Rötungen am Gesäß, Insektenstichen und Sonnenbrand. Es gibt verschiedene Arten von Lavendel mit leicht unterschiedlichen Eigenschaften. Als Teeaufguss ist der Echte Lavendel (Lavandula angustifolia) bei Schlafstörungen und Nervosität wirksam sowie bei funktionellen (d.h. nicht organisch bedingten) Störungen des Verdauungssystems.

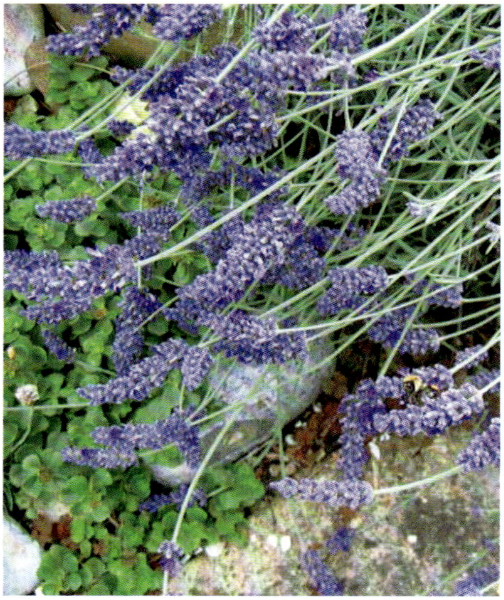

Anwendung: Für einen Teeaufguss nimmt man 5 g Blüten auf 1 l kochendes Wasser, lässt 5 Minuten zugedeckt ziehen und trinkt bei Nervosität täglich 3 bis 4 Tassen. Um den Schlaf zu fördern, trinkt man 1 Tasse vor dem Schlafengehen.
Bei Kreislaufproblemen ist die äußere Anwendung in Form eines Bades zu empfehlen. Dafür verwendet man 20 bis 100 g Blüten pro 20 l lauwarmes Wasser. Wenn Kinder unter Nervosität leiden, kann man ihnen das ätherische Öl des Lavendels auf den Handgelenken oder dem Sonnengeflecht sanft einmassieren (1 bis 2 Tropfen pro Tag). In gleicher Weise kann das Öl auf Wunden und Verbrennungen angewendet werden.

Risiken und Gegenanzeigen: In der Schwangerschaft und Stillzeit ist das ätherische Öl zu meiden.

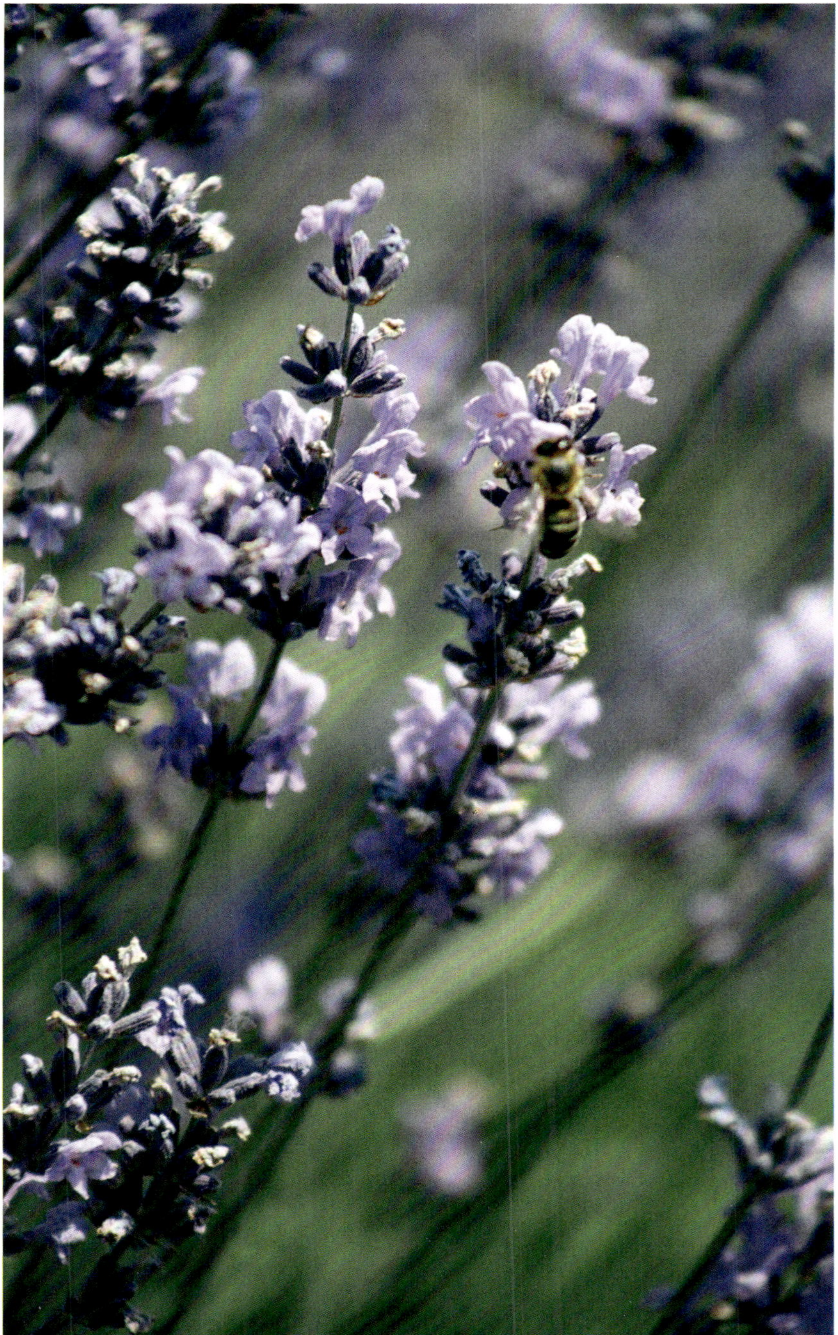

Linde

Tilia platyphyllos Scop. und Tilia cordata Mill. Tiliaceae

• leichte Schlafstörungen (Blüten) | • Leber- und Verdauungsschwäche (Splintholz)

Nervosität, Stress und Schlaflosigkeit, Verdauung

Die Linde ist ein hoher Baum mit weit ausladenden Ästen; ihre Rinde am Stamm ist glatt und springt mit zunehmendem Alter auf. Die wechselständigen Blätter sind im Allgemeinen herzförmig und haben einen gesägten Rand. Die Trugdolden tragen 3 oder mehr Blüten, welche mit 5 Kelchblättern und 5 freien Kronblättern von weiß-gelblicher Farbe ausgestattet sind. Die Blütenstandachse ist mit einem großen, länglichen Hochblatt verwachsen.

Heilwirkung: Traditionell wird die Linde bei lokalen Entzündungen und Bronchitis angewandt sowie aufgrund ihrer schweißtreibenden Wirkung bei Erkältungen mit Fieber, auch wenn kein Wirkstoff für eine schweißtreibende Wirkung nachgewiesen werden konnte (dagegen lässt sich ihre diuretische Wirkung durch das Vorhandensein von verschiedenen Flavonoiden erklären).
Ihre schmerzstillende und leicht hypnotisierende Wirkung wird auf ihr ätherisches Öl zurückgeführt.
Das Splintholz der Linde wird bei rheumatischen Schmerzen wegen seiner blutreinigenden Eigenschaften eingesetzt, bei einer Leber- und Verdauungsschwäche wegen seiner Fähigkeit, die Gallensekretion anzuregen, sowie bei Gallen- und Nierensteinen aufgrund seiner krampflösenden Wirkung. Schließlich kann es auch bei einem Blähbauch helfen.

Die Blüten werden im Juli geerntet. Da sie schnell verwelken, muss dies zügig geschehen. Das Splintholz erntet man im November.

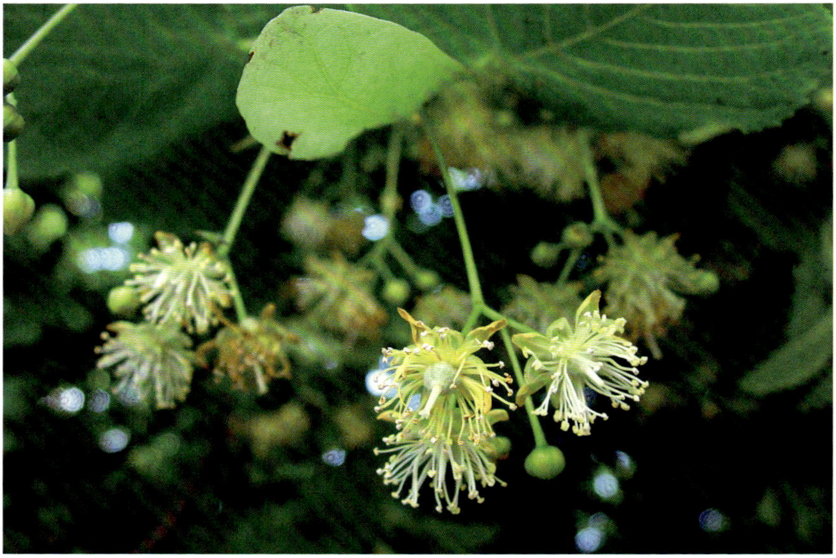

Anwendung: Um das Einschlafen zu erleichtern, bereitet man einen Teeaufguss aus 5 g Blüten auf 1 l Wasser, den man 5 Minuten ziehen lässt. Davon trinkt man abends 1 Tasse. Für eine blutreinigende Wirkung stellt man einen Absud mit 1 Esslöffel Splintholz pro Tasse her, lässt das Ganze 3 bis 4 Minuten kochen und dann 10 Minuten ziehen. Hiervon sollte man täglich 4 Tassen trinken. Man kann aber auch jeweils 1 Kapsel mit ungefähr 300 mg vor den 3 Hauptmahlzeiten einnehmen.

Löwenzahn

Taraxacum officinale Weber ex. F.H. Wigg. Asteraceae

• Verstopfung | • Rheuma | • Akne, Hauterkrankungen | • eingeschränkte Funktionsfähigkeit der Gallenwege (Hepatobiliäre Insuffizienz) | • zu hoher Cholesterinspiegel (Hypercholesterinämie) | • Hämorrhoiden

Urologie, Verdauung, Dermatologie, Durchblutung, Rheuma

Der Löwenzahn ist eine mehrjährige Pflanze mit kräftigem Wurzelstock bzw. spindelförmiger langer, rotbrauner Wurzel. Die grünen unbehaarten und lanzettförmigen Blätter bilden eine grundständige Rosette und sind unregelmäßig gelappt, tief eingeschnitten und spitz gezähnt. Die endständigen Blütenkörbe erscheinen von Mai bis Oktober. In allen Teilen enthält die Pflanze einen weißen Milchsaft.

Heilwirkung: Im Mittelalter wurde der Löwenzahn Herba diuretica genannt; dieser Name besagt, dass er die Nierenausscheidung fördert. Er galt aber ebenso als

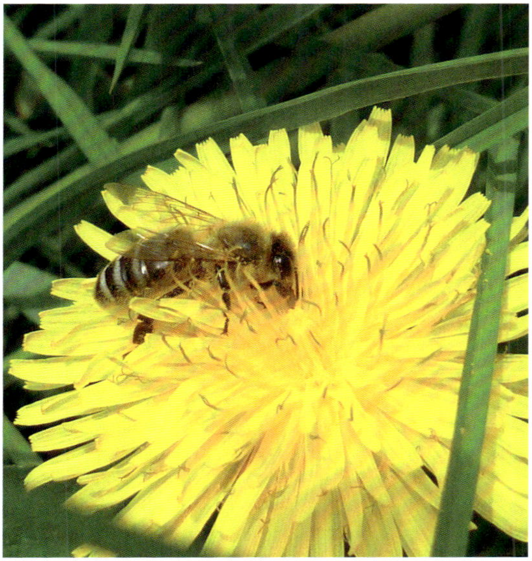

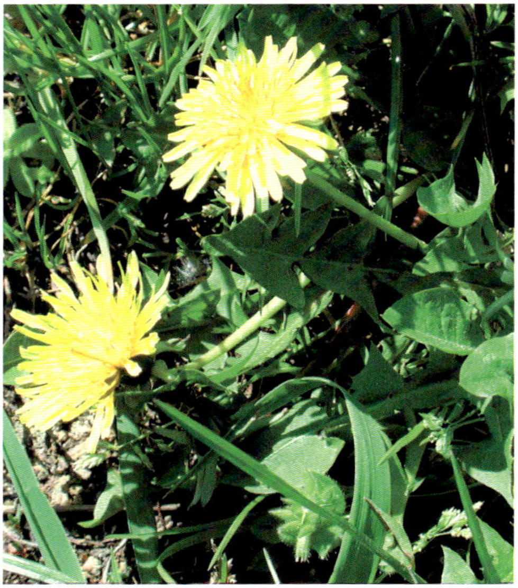

Die Blätter werden das ganze Jahr über geerntet, am häufigsten jedoch im Frühling. Die Wurzeln erntet man im September. Wenn Löwenzahn angebaut wird, werden die Wurzeln erst im zweiten Jahr verwendet.

blutreinigend. Löwenzahn ermöglicht die Ausscheidung von Giftstoffen, nicht nur über die Nieren, sondern auch über die Leber, da er die Gallensaftproduktion und -sekretion anregt.

Anwendung: Bei Problemen mit der Gallenblase bereitet man aus 1 Esslöffel Wurzeln (die wie die Blätter der Steinbildung entgegenwirken) einen Teeaufguss, den man 10 Minuten ziehen lässt, oder man gibt 20 g Blätter in kochendes Wasser und trinkt davon täglich 2 Tassen, 1 Stunde nach 2 Hauptmahlzeiten. Zur Blutreinigung nimmt man morgens und mittags zu den Mahlzeiten 2 Kapseln à 300 mg mit viel Wasser ein. Löwenzahn eignet sich wunderbar für eine Frühjahrskur. Einen Aufguss aus Löwenzahnblättern kann man auch für ein Fußbad verwenden, er wirkt dann auf die Leber bzw. blutreinigend.

Risiken und Gegenanzeigen: Bei einem Verschluss der Gallenwege oder bei Gallensteinen muss Löwenzahn gemieden und ärztlicher Rat eingeholt werden. Beim Kontakt mit dem Milchsaft wurden vereinzelt allergische Reaktionen gemeldet.

Luzerne

Medicago sativa L. Fabaceae

• antiandrogene (die Wirkung männlicher Sexualhormone hemmende) und östrogenartige Eigenschaften | • fördert die Wiederzufuhr von entzogenen Mineralien

Gynäkologie, Stoffwechsel und Ernährung

Die Luzerne ist eher als Futterpflanze als für ihre medizinischen Kräfte bekannt. Im alten China aß man sie als Gemüse. Die Araber nannten sie ›al-facfacah‹, was ›Vater aller Nahrung‹ bedeutet und sich in dem ebenfalls gebräuchlichen Namen Alfalfa niederschlägt. In der Medizin werden die oberirdischen Teile verwendet.

Heilwirkung: Die Pflanze ist reich an verschiedenen Phytoöstrogenen und wird heute oft Jugendlichen bzw. jungen Frauen verschrieben, die unter Menstruationsbeschwerden und einem langen, unregelmäßigen Zyklus aufgrund von Unregelmäßigkeiten im Hormonhaushalt leiden. Die Luzerne kann aber auch Frauen helfen, die zu viel männliche Hormone bilden, die Akne haben oder in den Wechseljahren auf den sinkenden Östrogenspiegel mit Hitzewallungen und nächtlichen Schweißausbrüchen reagieren. Durch ihren hohen Gehalt an Proteinen (bis zu 55 %), Vitaminen und Mineralien wird sie vor allem bei Blutarmut (Anämie) und allgemein als Stärkungsmittel empfohlen. Sie kräftigt die Nägel und hilft bei glanzlosen, spröden und gespaltenen Haaren. Neueste Studien haben gezeigt, dass die regelmäßige Einnahme einem zu hohen Cholesterinspiegel (Hypercholesterin-

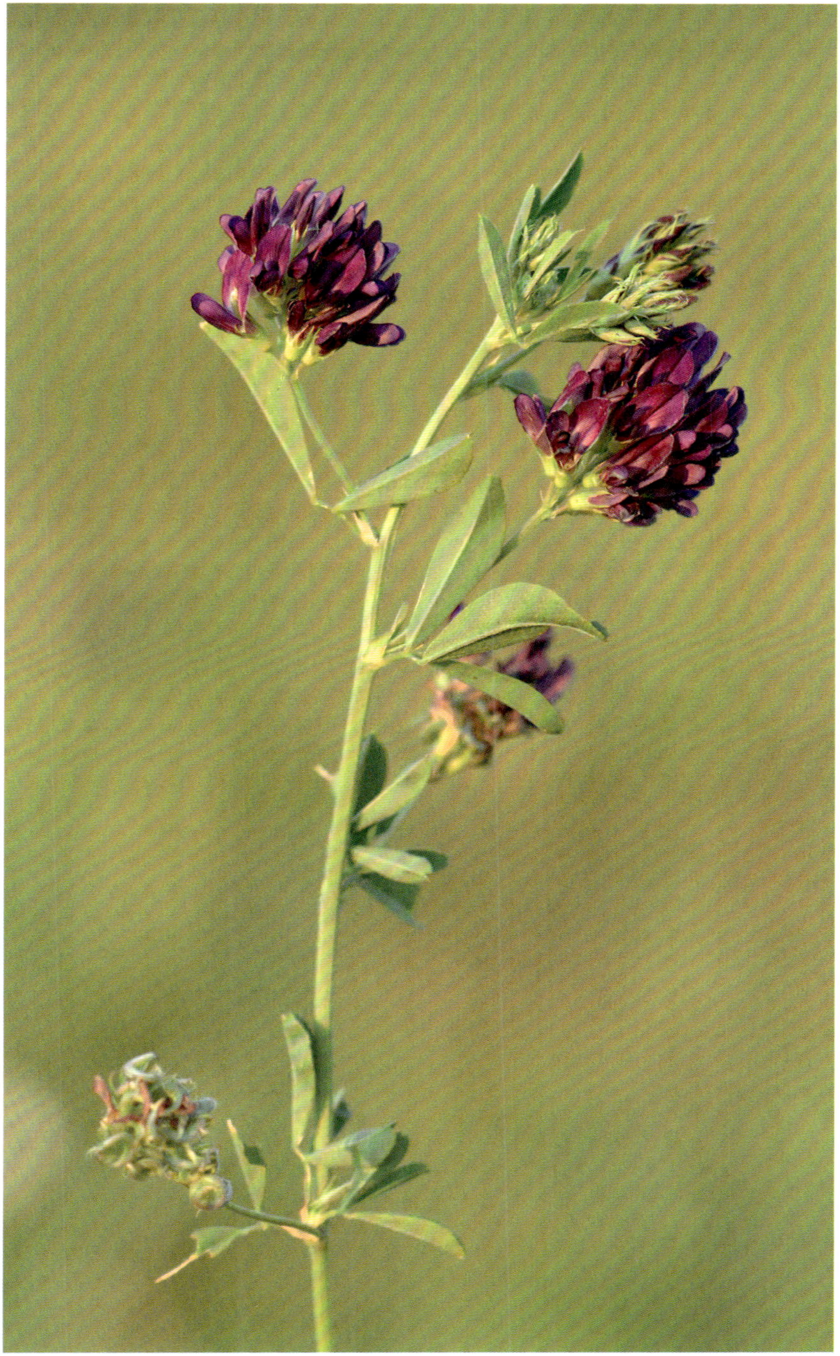

Die aus Westasien stammende Luzerne wird heute überall auf der Welt auf lehmigen und leicht sauren Böden angebaut. Die Blätter werden 3- bis 6-mal im Jahr geerntet.

ämie) und Arteriosklerose vorbeugt. Die Luzerne enthält beträchtliche Mengen an Kalzium, Magnesium und Kalium. Deswegen trägt sie dazu bei, die Tendenz einer Übersäuerung des Organismus bei Rheumatikern zu neutralisieren.

Anwendung: Von der Luzerne nimmt man täglich 2 bis 3 Pulverkapseln à 300 mg oder 2-mal täglich 50 Tropfen Muttertinktur.

Risiken und Gegenanzeigen: Wie alle Pflanzen mit östrogener Aktivität ist die Luzerne mit Vorsicht und in Maßen anzuwenden. Wird sie über einen langen Zeitraum eingenommen, kann sie sich als für die Leber giftig erweisen.

Mädesüß, Echtes

Filipendula ulmaria L. Maxim. Rosaceae

• grippale Infekte | • Kopfschmerzen | • Rheuma | • Fettleibigkeit

Atmung und HNO, Rheuma, Stoffwechsel und Ernährung

Das Echte Mädesüß ist eine große Pflanze, die feuchte Orte liebt. Sie hat kleine weiße, flaumig wirkende Blüten, die verzweigte Trugdolden bilden und einen zarten Duft verströmen. Auf diesen Duftstoff, eine Vorstufe der Salicylsäure (Aspirin®), gehen die entzündungshemmenden und fiebersenkenden Eigenschaften des Mädesüß zurück.

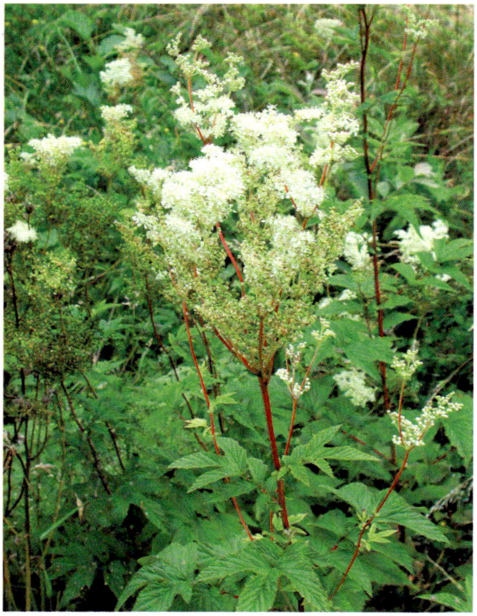

Heilwirkung: Das Mädesüß ist ein Diuretikum, das die Urinmenge erhöht und gleichzeitig die Ausscheidung von Natrium und vor allem von Kalium fördert (natriuretischer und kaliuretischer Effekt). Auf seinen Gehalt an Salicylsäurederivaten (chemischen Substanzen, die dem Aspirin® nahestehen) ist es zurückzuführen, dass Mädesüß bei bestimmten Erkältungskrankheiten hilft und antirheumatische und entzündungshemmende Eigenschaften aufweist. Es wirkt allen Flüssigkeitseinlagerungen des Organismus (Ödeme, Wassersucht, Gelenkerguss) entgegen und erzielt bei Rheuma (auch bei akutem rheumatischem Fieber) und Harnsteinen oft gute Erfolge.

Anwendung: Will man Mädesüß gegen Rheuma, Kopfschmerzen und grippale Zustände oder als Di-

Die Blütenknospen müssen vor der eigentlichen Blüte im Juni/Juli geerntet und dann gut getrocknet werden, denn sie enthalten viel Wasser.

uretikum im Fall von Übergewicht anwenden, gibt man 1 Esslöffel getrocknete Blütenknospen auf 1 Tasse gerade siedendes Wasser (über 90 °C spalten sich die Salicylate ab), lässt 10 Minuten zugedeckt ziehen und trinkt täglich 3 bis 4 Tassen, davon die erste auf nüchternen Magen. Man kann aber auch 1 bis 2 Kapseln von ungefähr 300 mg zu den 3 Hauptmahlzeiten einnehmen.

Risiken und Gegenanzeigen: Die Salicylsäurederivate dürfen nicht eingenommen werden, wenn eine Allergie oder Unverträglichkeit von Aspirin® vorliegt. Die kaliuretische Wirkung des Mädesüß kann bei einer gleichzeitigen allopathischen Behandlung mit blutdrucksenkenden kaliuretischen Medikamenten Probleme bereiten.

Malve

Malva sp. Malvaceae

• Entzündungen im Mundbereich und im Verdauungstrakt | • Harnwegsinfekte • Verstopfung | • Magenkrämpfe | • Hautkrankheiten | • Husten | • Heiserkeit • Kehlkopfentzündung

Verdauung, Urologie, Dermatologie, Atemwege und HNO

Die Malve ist eine krautige Pflanze mit einem aufrechten Stängel, gelappten, lang gestielten Blättern und großen rosa-violetten Blüten mit eingebuchteten Blütenblättern, die in den Blattachseln sitzen. Die Spaltfrüchte bestehen aus im Kreis angeordneten einsamigen Teilfrüchten. Die häufigsten Arten sind die Kleine Malve

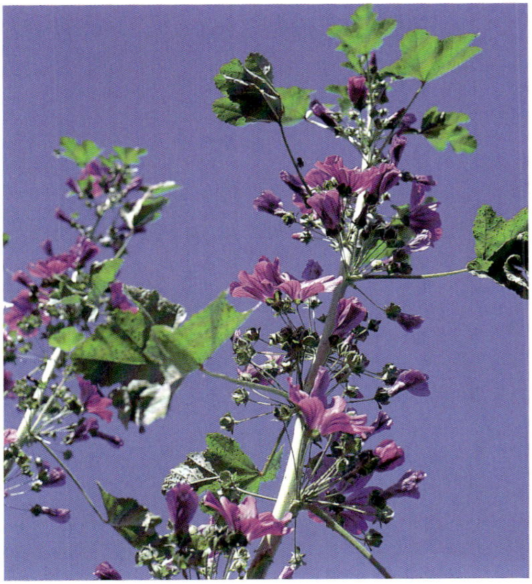

Die jungen Blätter werden von April bis Juni geerntet, die Blüten von Juni bis September und die Früchte von August bis Oktober.

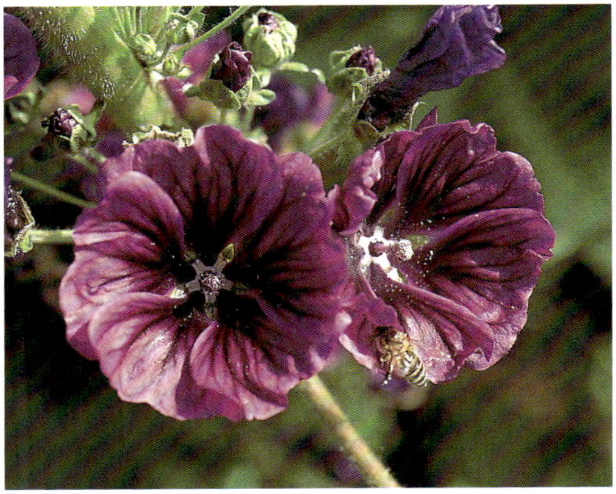

(Malva neglecta), die Wilde Malve (Malva sylvestris), die Rosen-Malve (Malva alcea) und die Moschus-Malve (Malva moschata), die alle die gleichen Eigenschaften aufweisen.

Heilwirkung: In der Pharmazie wird die Wilde Malve, auch Große Käsepappel genannt, verwendet. Die ganze Pflanze wirkt lindernd, beruhigend, hustenstillend und abführend, sie hilft im Brustbereich gegen Husten, Bronchitis, Luftröhren- und Kehlkopfentzündung, bei kleineren Kindern und älteren Menschen gegen Verstopfung sowie Entzündungskrankheiten der Harn- und Verdauungswege (Magenschleimhautentzündung, Durchfall, Ruhr). Die Blüten haben eine antibakterielle Wirkung.

Anwendung: Zur inneren Anwendung bereitet man einen Teeaufguss aus 15 g Blüten oder 15 bis 30 g der Blätter auf 1 l kochendes Wasser, lässt 10 Minuten ziehen und trinkt bei Entzündungen des Verdauungsapparates oder der Harnwege, bei Verstopfung oder krampfartiger Kolitis (Darmentzündung) täglich 4 Tassen. Bei Entzündungen der Bronchien und der Luftröhre (Katarrh, Husten mit Auswurf, Heiserkeit, Kehlkopfentzündung) hat die tägliche Einnahme von 2 bis 6 Pulverkapseln à ca. 300 mg meist eine bemerkenswerte Wirkung.
Zur äußeren Anwendung bei Erkrankungen der Haut oder im Mund stellt man einen Absud aus 30 g der Blätter oder Blüten auf 1 l Wasser her, den man 10 Minuten ziehen lässt. Mit diesem Absud kann man ein Augenbad vornehmen oder Kompressen tränken, die man auf Schrunden, Risse, Furunkel oder Abszesse auflegt (solche Kompressen kann man allerdings auch aus frischen Blättern herstellen).

Mariendistel

Silybum marianum (L.) Gaertner Asteraceae

• Leberinsuffizienz | • Leberzirrhose | • chronische Hepatitis | • Verdauungsbeschwerden | • Steinbildung | • blutstillend (bei Nasenbluten, zu starken Regelblutungen etc.) | • senkt den Cholesterinspiegel

Verdauung, Gynäkologie

Die Mariendistel hat blassgrüne glänzende Blätter, die entlang der Adern wie mit Milch beträufelt bzw. weiß gefleckt und am Rand mit Dornen besetzt sind. Die Blüten setzen sich aus purpur-violetten Röhrchen zusammen und bilden endständige Körbchen.

Heilwirkung: Die Mariendistel hat sich vor allem bei Lebererkrankungen sehr bewährt. Das Silymarin dieser Pflanze schützt die Leber in hohem Maße und wirkt sowohl vorbeugend als auch heilend bei Hepatitis, Leberzirrhose, Gallensteinen,

Gelbsucht, hohem Cholesterin- und Triglyceridspiegel sowie bei den Folgen einer Lebervergiftung. So wird es bei Krebserkrankungen zur Begleitung von Chemotherapien eingesetzt, die für die Leber schädlich sind. Bei zu starken Regelblutungen oder häufigem Nasenbluten wirkt die Mariendistel blutstillend.

Die Mariendistel ist im Mittelmeerraum auf sauren, trockenen und sonnigen Böden verbreitet, in Mitteleuropa wächst sie vereinzelt unbeständig verwildert. Die Samen werden gegen Ende des Sommers geerntet.

Anwendung: Für einen Absud kocht man 15 Minuten lang 50 g Mariendistelsamen in 1 l Wasser, lässt das Ganze 10 Minuten ziehen, filtert und trinkt davon täglich 3 Tassen, jeweils vor den Mahlzeiten. Von der Muttertinktur nimmt man 3-mal täglich vor den Mahlzeiten 30 Tropfen ein, von Pflanzenpulver in Kapselform täglich 1 bis 2 g. Bei chronischer Hepatitis oder Leberzirrhose kann man 3-mal täglich Kapseln à 350 mg Silymarin zu den Mahlzeiten einnehmen, je nach ärztlicher Empfehlung.

Risiken und Gegenanzeigen: Die Mariendistel regt die Gallensaftsekretion an und wirkt leicht abführend. Während der Schwangerschaft, Stillzeit und bei einer Verengung der Gallenwege wird von der Einnahme abgeraten.

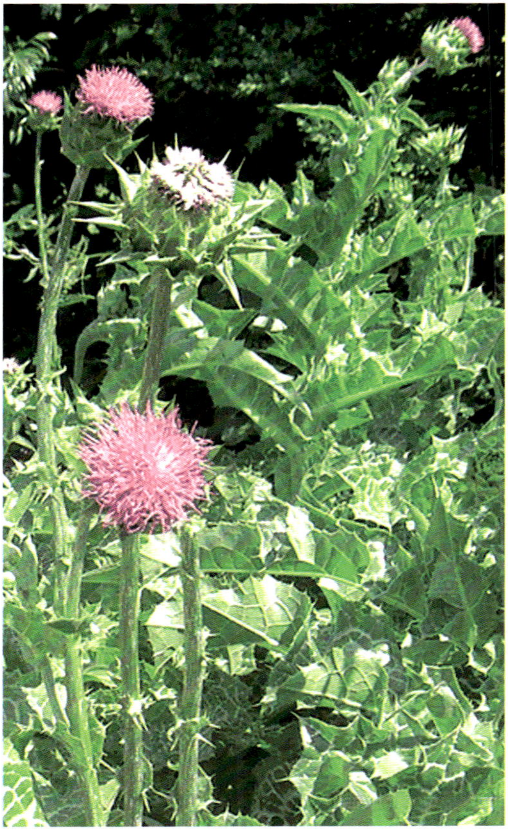

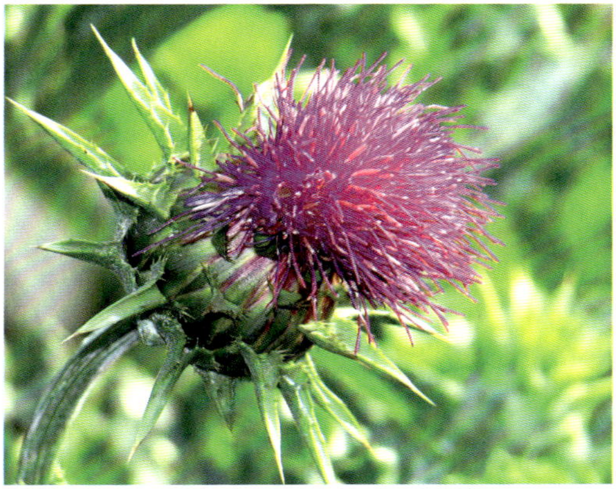

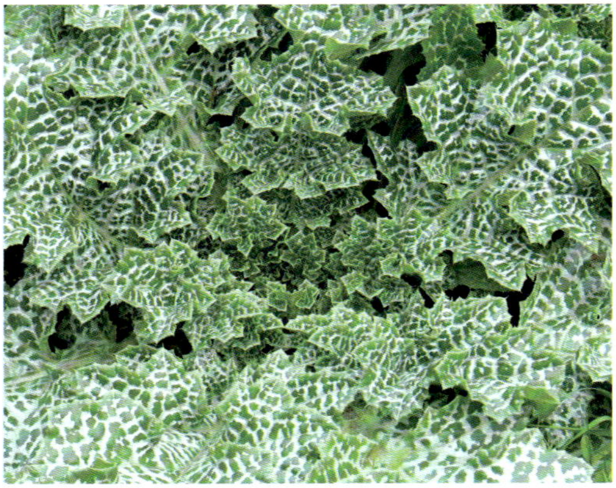

Mäusedorn, Stechender (Dornmyrte)

Ruscus aculeatus L. Liliaceae

• Hämorrhoiden | • schwere Beine

Blutzirkulation

Dieser holzige, immergrüne Halbstrauch ist rund um das Mittelmeer, in Südfrankreich und entlang der Alpensüdflanke verbreitet und besitzt Blätter mit einem Dorn am Ende. Die Blüten sind klein und grünlich, die Früchte rot. Die Wurzel ist knotig und ringförmig gerifelt.

Heilwirkung: Die Dornmyrte wird seit Jahrhunderten als Entwässerungsmittel (Diuretikum) verwendet. Sie verbessert den Venentonus, wirkt entzündungshemmend und hilft bei Ödemen (durch α-Adrenorezeptoren beeinflussende Saponine). Flavonoide vervollständigen ihre Wirkung, indem sie die Kapillargefäßwände widerstandsfähiger werden lassen. Die Anwendung dieser Pflanze ist also bei Problemen mit der Zirkulation in den Venen und Lymphgefäßen wie schweren Beinen und Hämorrhoiden, beim prämenstruellen Syndrom oder bei Kreislaufbeschwerden aufgrund der Einnahme der Pille angebracht.

Anwendung: In Form von Pulverkapseln nimmt man die Dornmyrte 3-mal täglich ein. Man kann auch 60 g der Droge in 1 l Wasser 10 Minuten kochen, dann 20 Minuten ziehen lassen und zwischen den Mahlzeiten in 3 Etappen trinken. Weiterhin gibt es zahlreiche dosierte Auszüge zur inneren wie äußeren Anwendung (Salben oder Cremes).

Der Wurzelstock und die Wurzel werden im Herbst geerntet.

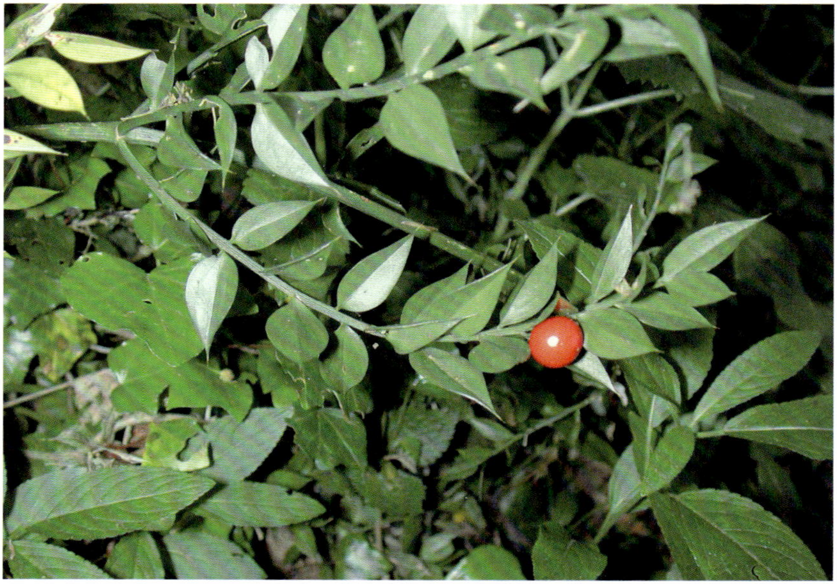

Meerrettich

Armoracia rusticana P. Gaertner B. Meyer & Scherbius Brassicaceae

- **erleichtert und beschleunigt die Verdauung von Fetten**
- **Husten und Bronchitis**

Verdauung, Atemwege

Der Meerrettich stammt aus Südeuropa und ist eine mehrjährige Pflanze, die bis zu 90 cm hoch wird. Aus der rübenartigen Wurzel wachsen große, lang gestielte, längliche gekerbte Blätter. Aus ihrer Mitte wächst der Blütenschaft mit kleinen weißen, wohlriechenden Blüten mit 4 Blütenblättern, die endständige Rispen bilden.

Heilwirkung: Der Meerrettich ist eine Gewürzpflanze geworden (in den Ländern Osteuropas ersetzt er den Senf) und besitzt zahlreiche heilende Eigenschaften: Er regt die Verdauung an, steigert die Harnsekretion, fördert das Schwitzen und bekämpft Schnupfen, indem er leicht antibakteriell wirkt. In der Volksheilkunde wird er (als geriebene Wurzel und z.B. mit Zucker vermischt) bei Husten und Bronchitis angewandt, da er die Sekrete verflüssigt – wie übrigens auch der Schwarze Rettich, eine Pflanze aus der Familie der Kohlgewächse bzw. Kreuzblütler. Meerrettich ist außerdem reich an Vitamin C, weshalb Seeleute ihn früher oft in große Mengen mit an Bord nahmen.

Die Wurzel des Meerrettichs wird im Herbst geerntet.

Anwendung: Um jegliche Reizwirkung zu vermeiden, sollten pharmazeutische Produkte vorgezogen werden.

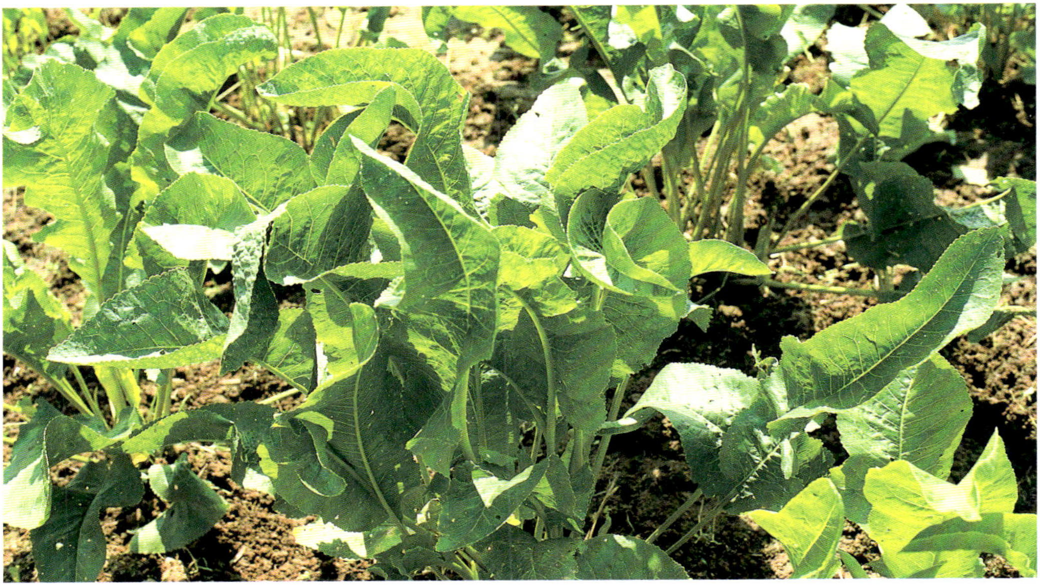

Risiken und Gegenanzeigen: Es wird empfohlen, Meerrettich in Maßen zu verzehren, um eine Reizung des Magen-Darm-Trakts zu vermeiden. Konzentrierte, reine Zubereitungen (in Form von Saft, Muttertinktur oder Flüssigextrakt) sind Ärzten vorbehalten. Aufgrund seiner rötenden Wirkung, die mit einem verstärkten Blutandrang verbunden ist und Entzündungen auslösen kann, wird bei Kindern und empfindlichen Personen von Meerrettich abgeraten. Das ätherische Öl und Kompressen können Rötungen und Hautreizungen auslösen.

Melisse

Melissa officinalis L. Lamiaceae

• Blähungen | • Schlafstörungen

Verdauung, Nervosität, Stress und Schlaflosigkeit

Die Melisse ist eine ausdauernde krautige, buschige Pflanze von bis zu 70 cm Höhe. Die Stängel wachsen aufrecht, sind verzweigt und mit Haaren besetzt; die gegenständigen Blätter sind oval, kerbig gesägt und haben ausgeprägte Blattadern. Die weißlichen bis rosafarbenen Blüten sitzen in den oberen Blattachseln; die Früchte sind braune Samenkörner.

Heilwirkung: Die Melisse hat krampflösende und verdauungsfördernde Eigenschaften, wirkt also auf den Magen und hilft bei Krämpfen und Blähungen. Ihr ätherisches Öl bekämpft Bakterien, Pilze und Viren und hat bei psychosomatischen Symptomen einen beruhigenden Einfluss. Auf ihre Progesteron-ähnlichen

Die Blätter und Triebspitzen werden den ganzen Sommer über bis in den Oktober geerntet.

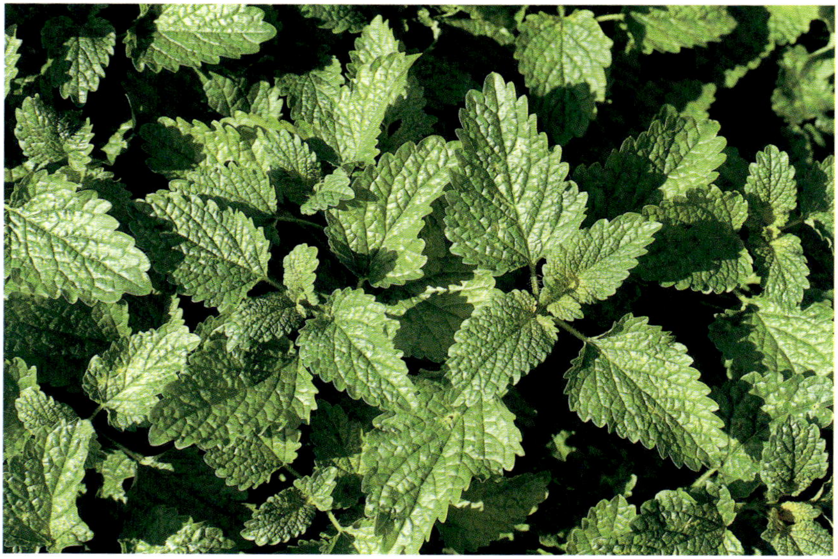

Eigenschaften ist es zurückzuführen, dass sie auch bei Menstruationsbeschwerden wie Schmerzen während der Regel und Unruhe hilft. Auch allgemein wird die Melisse als Beruhigungsmittel eingesetzt.

Anwendung: Für einen Teeaufguss gibt man 5 g getrocknete Blätter (bei frischen Blättern die doppelte Menge) auf 1 l kochendes Wasser, lässt bis zu 20 Minuten zugedeckt ziehen und trinkt davon mittags und abends nach den Mahlzeiten 1 Tasse. Melissengeist ist ein altbewährtes Hausmittel vor allem bei Magenverstimmung oder Übelkeit. Je nach Rezeptur nimmt man einige Tropfen in Wasser ein. In Form von Kapseln kann ein Erwachsener zu den 3 Hauptmahlzeiten jeweils 1 Kapsel von ungefähr 300 mg einnehmen, Kinder pro Tag 2 Kapseln.

Risiken und Gegenanzeigen: Melisse darf nicht über einen längeren Zeitraum eingenommen werden, da eine antigonadotrope Wirkung (d.h. eine Verkleinerung der Geschlechtsdrüsen) eintreten kann.

Minze

Mentha sp. Lamiaceae

• Blähungen | • Juckreiz verschiedener Ursache | • Magenbeschwerden • Darmkrämpfe | • regt die Gallensaftproduktion an

Verdauung, Dermatologie

Die Pfefferminze ist eine ausdauernde, kräftige und sehr wohlriechende Pflanze mit einem lange Ausläufer treibenden Rhizom (Kriechwurzel). Der vierkantige Stängel ist rot-violett überlaufen; die länglich-eiförmigen, zugespitzten gegenständigen Blätter haben einen gezähnten Rand. Die blassrötlichen bis violetten Blüten sind in vielblütigen Scheinquirlen angeordnet und bilden längliche Ähren. Da die Samen steril sind, erfolgt die Vermehrung ausschließlich über die Ausläufer.

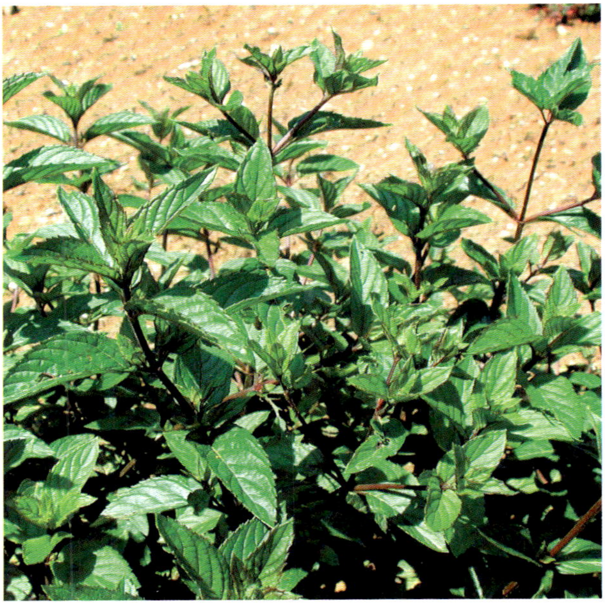

Die Ernte der Blätter findet zu Beginn der Blüte im Sommer statt, dann sind sie am aromatischsten.

Heilwirkung: Das ätherische Öl wirkt antiseptisch, vermag die Schleimhäute des Magens zu betäuben sowie Krämpfe zu lösen und regt zudem die Gallensaftproduktion und -sekretion an. Ob die Minze auch Viren und Pilze bekämpft, wird derzeit untersucht. Die Polei-Minze wirkt auf die Bronchien.

Anwendung: Zur inneren Anwendung bei einem Blähbauch, Aufstoßen, träger Verdauung sowie zur Anregung der Leber und der Galle gibt man 1 Esslöffel Blätter in 200 ml kochendes Wasser, lässt das Ganze 10 bis 15 Minuten ziehen, filtert und trinkt davon nach den Mahlzeiten 1 Tasse. Alternativ kann man vor den 3 Hauptmahlzeiten jeweils 1 Kapsel von ungefähr 300 mg einnehmen. Für eine stärkende Wirkung trinkt man täglich 2 Tassen Teeaufguss. Dieser Teeaufguss dient auch zur äußeren Anwendung bei Juckreiz, wobei man eine mit dem Aufguss getränkte Kompresse auf die betreffende Stelle legt, und zur Inhalation bei Schnupfen (dabei nimmt man 1 Handvoll Blätter auf 1 Schüssel Wasser).

Risiken und Gegenanzeigen: Das ätherische Öl darf nur unter ärztlicher Kontrolle eingenommen werden. Auch bei schwacher Dosierung kann das im ätherischen Öl enthaltene Menthol bei Säuglingen und Kindern Krämpfe im Bereich des Kehlkopfes auslösen; deshalb sollte man die Pfefferminze vor dem sechsten Lebensjahr meiden. Aufgrund ihrer betäubenden Wirkung sollte die Einnahme von Minze nicht gleichzeitig mit einer homöopathischen Behandlung erfolgen, da sie deren Wirkung einschränkt. Wird sie in einem gewissen zeitlichen Abstand zu dem homöopathischen Heilmittel eingenommen, ist die Beeinträchtigung unbedeutend.

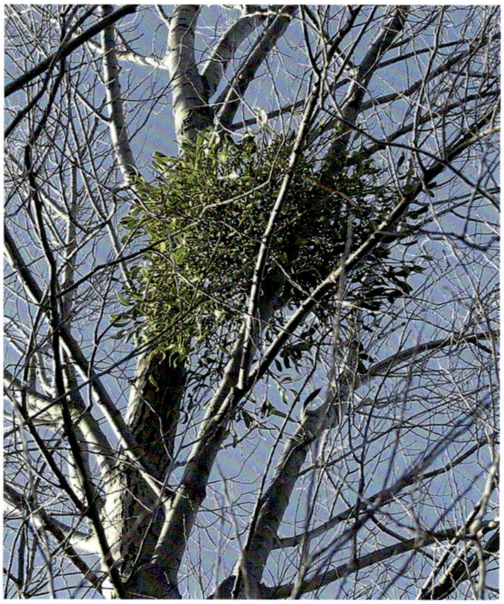

Mistel

Viscum album L. Viscaceae

- **Bluthochdruck (unter ärztlicher Aufsicht)**
- **Kopfschmerzen**

Die Mistel ist eine schmarotzende und immergrüne Pflanze, die auf verschiedenen Bäumen wächst. Im Winter bildet sie Früchte.

Heilwirkung: Die Mistel enthält Viskotoxine und Lektine, die eine immunstimulierende Wirkung haben, weshalb sie bei Krebs – ausschließlich unter ärztlicher Kontrolle – eingesetzt wird. Die Blätter enthalten Polyphenole und verschiedene andere Substanzen, die der Mistel gemeinsam eine blutdrucksenkende Wirkung verleihen. Die Mistel steht in Deutschland auf der Liste der Pflanzen (Kommission E), die bei bestimmten degenerativen Krankheiten und Entzündungen oder bei bösartigen Tumoren einsetzbar sind. Ein Mitglied dieser Kommission hat die Mistel über Jahrzehnte in Form eines Kräutertees verabreicht, um arteriellen Bluthochdruck und seine subjektiven Symptome wie Kopfschmerzen, Schwindel, Abnehmen der Leistungskraft oder Reizbarkeit zu behandeln. In diesem Kräutertee wird die Mistel mit Weißdorn, der die Durchblutung der Herzkranzgefäße fördert, und aufgrund ihrer kardiosedativen Wirkung nach Fintelmann auch mit Melisse gemischt.

Anwendung: Obwohl die Mistel vorsichtshalber nicht auf der Liste der Pflanzen verzeichnet ist, die gegen arteriellen Bluthochdruck empfohlen werden, wird sie nach wie vor unter ärztlicher Überwachung als Kräutertee, Muttertinktur, Kapseln aus Trockenextrakt oder Glyzerin-Mazerat in dieser Indikation benutzt.

Die Blätter und Stängel werden im August/September geerntet, bevor sich die Früchte bilden.

Risiken und Gegenanzeigen: Die Mistel ist eine bemerkenswert nützliche Pflanze, die aber nur auf ärztlichen Rat hin angewendet werden darf. Die Beeren sind giftig.

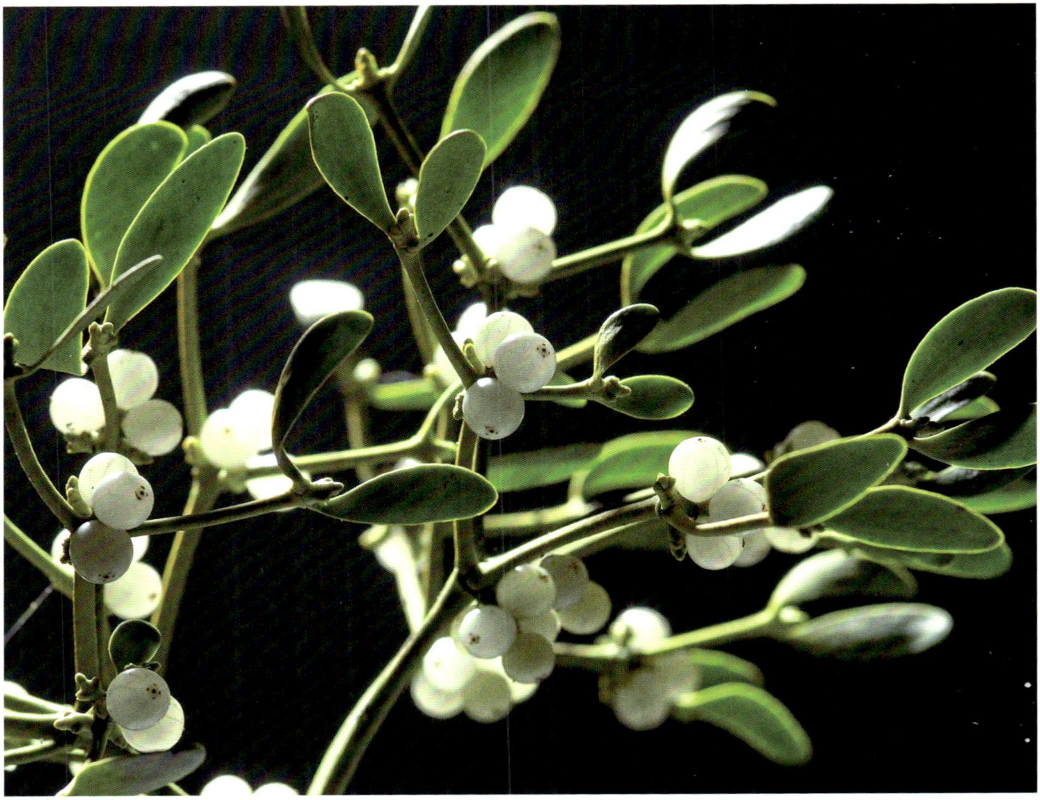

Mönchspfeffer

Vitex agnus castus L. Verbenaceae

• prämenstruelles Syndrom | • unregelmäßiger Zyklus

Gynäkologie

Der Mönchspfeffer ist ein Strauch der Mittelmeerregion mit pfeffrigem Geruch, der an feuchten Stellen wächst. Er wird auch Keuschbaum oder Keuschlamm genannt.

Heilwirkung: Im Mittleren Orient wurden Blüten, Blätter und Früchte benutzt, um die Sinneslust zu unterdrücken und den Mann ›keusch wie ein Lamm‹ zu machen.

Der Mönchspfeffer wird traditionell bei schmerzhaften Regelblutungen (bei einem Mangel an Progesteron, der im Allgemeinen mit einem Überschuss an Östrogenen einhergeht) mit Spannungen in den Brüsten, Stimmungsschwankungen oder Kopfschmerzen angewendet. Er hat folglich eine anti-östrogene Wirkung, d.h. er unterstützt die Ausschüttung des Gelbkörperhormons Progesteron.

Auch bei Unregelmäßigkeiten im Menstruationszyklus (beispielsweise beim Aussetzen der Regel) hat sich der Mönchspfeffer bewährt. Die Behandlung mit Mönchspfeffer bei Unfruchtbarkeit, Myomen, Blutungen der Gebärmutterschleimhaut oder Eierstockzysten gehört in die Hände eines erfahrenen Arztes.

Mönchspfeffer hilft sowohl bei Erwachsenen als auch bei Kindern bei Spannungszuständen, indem er die Aktivität des Sympathikus dämpft, und kann auch bei leichteren Schlafstörungen eingesetzt werden.

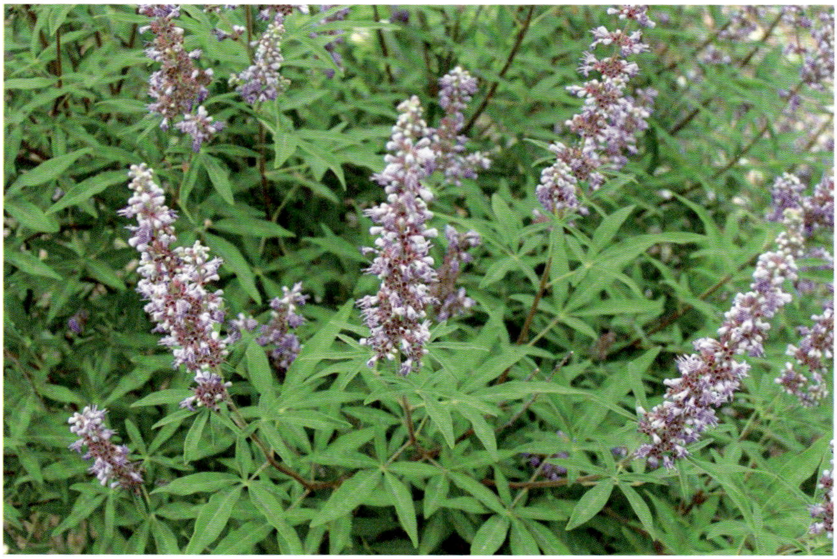

Die kleinen rot-schwarzen Früchte, früher ein Gewürz und bis heute ein Heilmittel, werden von ihrer Reifezeit an im August und September geerntet.

Anwendung: Pro Tag nimmt man 1 bis 2 Kapseln mit 1 großen Glas Wasser ein oder 50 Tropfen Muttertinktur 1- bis 2-mal täglich.

Risiken und Gegenanzeigen: Die Anwendung von Mönchspfeffer sollte unter fachmännischer Überwachung erfolgen. Während der Schwangerschaft und Stillzeit wird von der Einnahme abgeraten. Die gleichzeitige Einnahme von hormonellen Verhütungsmitteln sollte vermieden werden. Bei einer Behandlung mit Mönchspfeffer kann es zu Nebenwirkungen in Form einer Libidohemmung kommen.

Mutterkraut

Tanacetum parthenium (L.) Schultz-Bip. Asteraceae

• Migräneanfälle | • schmerzhafte Regelblutungen

Schmerzen

Das Mutterkraut, auch Falsche Kamille genannt, ist eine mehrjährige Pflanze von 30 cm Wuchshöhe, die aus dem Balkan stammt. An ihren aufrechten Stängeln sitzen wechselständige gelb-grüne, eiförmig-fiederspaltige bzw. fiederteilige Blätter mit stark aromatischem Duft. Die Blütenköpfchen, die an die Kamille erinnern, bestehen in der Mitte aus einer leuchtend gelben Blütenscheibe mit zahlreichen Röhrenblüten, die am Rand kranzförmig von 12 bis 15 weißen Zungenblüten umgeben ist.

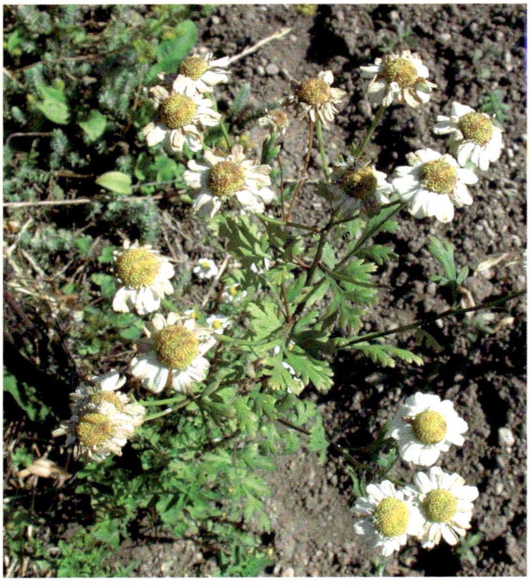

Die oberirdischen Teile des Mutterkrauts werden zu Beginn der Blütezeit im Juni/Juli abgeschnitten und im Schatten getrocknet. Auf diese Weise soll vermieden werden, dass sich die Blüten braun verfärben.

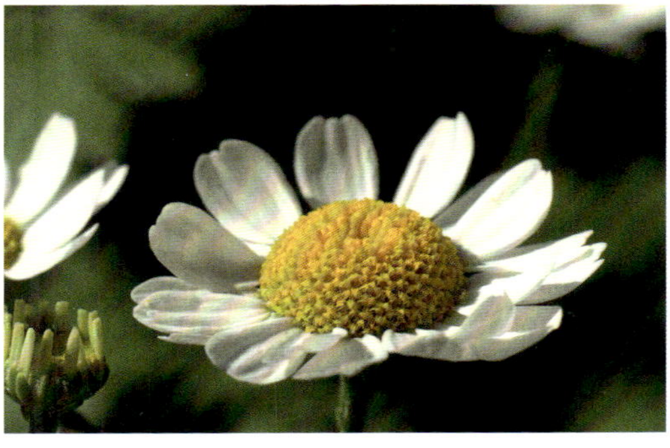

Heilwirkung: Ein englischer Grubenarbeiter empfahl einst der Frau eines hohen Funktionärs dieses traditionelle Heilmittel. Sie wurde geheilt, woraufhin Dr. Stewart Johnson von der Londoner Migräne-Klinik eine Serie von klinischen Versuchen startete, die dazu beitrugen, den Ruhm der Pflanze zu begründen. Die Schmerzen bei einer Migräne gehen auf einen Wechsel von Verkrampfung und Erschlaffung der Arterien im Gehirn zurück, der durch die Freisetzung von Serotonin aus den Blutplättchen ausgelöst wird. Diese Freisetzung wiederum erfolgt häufig durch Stress, in einer Zyklusphase, nach dem Genuss von bestimmten Nahrungsmitteln etc. Das Parthenolid, ein wichtiger Inhaltsstoff des Mutterkrauts, wirkt krampflösend und blockiert die Freisetzung des Serotonins. Aber noch viele weitere Inhaltsstoffe tragen zur Wirksamkeit dieser Pflanze bei.

Anwendung: Um Migräneanfällen oder schmerzhaften Regelblutungen vorzubeugen, nimmt man täglich 3 Pulverkapseln zu den Mahlzeiten ein. Es dauert 4 bis 6 Wochen, bis sich die Wirkungen der Pflanze vollkommen entfaltet haben. Den mit einer Migräne verbundenen Symptomen wie Übelkeit, Erbrechen oder Lichtempfindlichkeit entsprechend wird der Behandelnde weitere Pflanzen in die Therapie integrieren.

Risiken und Gegenanzeigen: Da die Pflanze normalerweise dafür bekannt ist, die Menstruation auszulösen, wird von einem Gebrauch in der Schwangerschaft abgeraten.

Nachtkerze

Oenothera biennis L. Onagraceae

• prämenstruelles Syndrom | • Ekzeme und trockene Haut

Gynäkologie, Dermatologie

Die Pflanze ist dekorativ, essbar und heilbringend zugleich, man erkennt sie an ihren gelben Blüten. Ursprünglich stammt sie aus den gemäßigten Regionen Nordamerikas. Sie ist eine ausdauernde krautige Pflanze mit einfachen Laubblättern am Stängel verteilt. Der Blattrand ist glatt bis gelappt. Der Blütenstand setzt sich aus etwa 2 bis 3 Zentimeter langen intensivgelben Blüten zusammen, die 4-zählig sind und in der Achsel eines Tragblattes sitzen. Tief unten im engen Blütenbecher befindet sich der 4-fächerige Fruchtknoten.

Heilwirkung: Die Indianer verzehrten die nährstoffreiche Wurzel und verwendeten die Blätter, um Prellungen und Hämorrhoiden zu behandeln. Das aus den Samen gewonnene Öl enthält Gamma-Linolensäure (AGL) vom Typ Omega-6-Fettsäuren, die im Organismus in entzündungshemmendes Prostaglandin PGE 1 verwandelt wird und viele Eigenschaften der Pflanze erklärt. Dieser

entzündungshemmenden Wirkung verdankt das Öl der Nachtkerze sein hohes Ansehen und seine gute Wirkung bei Neurodermitis und rheumatischer Arthritis, bei prämenstruellen Beschwerden (die oft auf einem Mangel an AGL bei Mastodynie bzw. Schmerzen und Spannungsgefühl in der Brust beruhen), bei einem hohen Cholesterinspiegel und kardiovaskulären Krankheiten. Dass die Nachtkerze den Blutdruck zu senken und das Risiko arterieller oder venöser Verschlusskrankheiten durch Blutgerinnsel zu verringern vermag, muss allerdings noch bewiesen werden.
Äußerlich angewendet wirkt das Öl der Bildung von Falten entgegen, es spendet Feuchtigkeit und beeinflusst Ekzeme positiv. Außerdem laufen Forschungen zur Wirksamkeit bei neurologischen Krankheiten wie Multipler Sklerose und bei Autoimmunerkrankungen.

Anwendung: Bei Neurodermitis und trockener Haut nimmt man 1- bis 2-mal pro Tag 500 mg in Form von Kapseln ein, beim prämenstruellen Syndrom 3-mal täglich 500 mg, und zwar einige Tage vor dem Auftreten der Symptome beginnend bis zum Einsetzen der Periode.

Risiken und Gegenanzeigen: Bei der Anwendung der Nachtkerze können harmlose Verdauungsstörungen wie Übelkeit auftreten. In diesem Fall sollte man die Dosierung verringern.

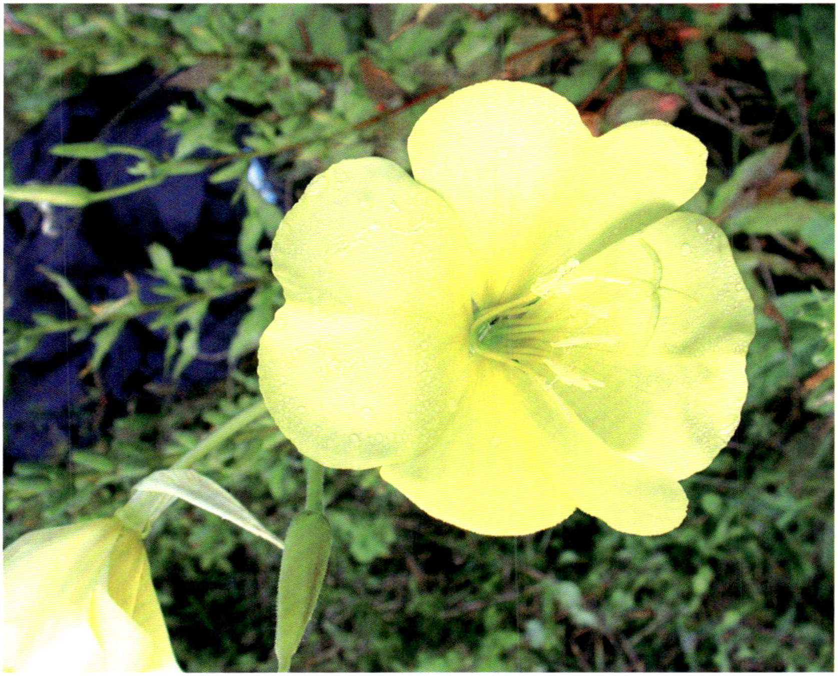

Die Samen werden von August an bis zum Winter geerntet, wenn eine große Anzahl von Samen reif ist. Man sollte sie jedoch ernten, bevor sie herunterfallen, da sie sonst weniger Öl enthalten.

Odermennig

Agrimonia eupatoria L. Rosaceae

• Durchfall | • Durchblutungsstörungen | • Durstgefühl bei Diabetes • Hämorrhoiden | • Aphthen | • Halsschmerzen

Verdauung, Durchblutung, Atemwege und HNO, Dermatologie

Die Pflanze hat einen bis zu 60 cm hohen, geraden Stängel, der hart und behaart ist. Die wechselständigen Blätter sind in lanzettförmige Teilblättchen gefiedert, die einen gezähnten Rand aufweisen, auf der Unterseite behaart und weißlich sind und zahlreiche sehr kleine Nebenblättchen haben. Die endständigen gelben Blütenähren erscheinen von Juni bis August. Die Einzelblüte besitzt einen gewölbten Blütenbecher, dessen oberer Rand mit mehreren Reihen weicher, hakenförmig gekrümmter Borsten besetzt ist. Die Blütenkrone besteht aus 5 Kelchblättern, in deren Lücken 5 ovale Kronblätter sitzen, und 12 bis 20 kurzen Staubblättern. Die 2 Fruchtblätter sind in den Kelch eingesenkt. Aus der bestäubten Blüte entwickeln sich Klettfrüchte.

Die Blätter und Blütensprosse werden im Juli geerntet.

Anwendung: Durch ihre Gerbstoffe wirkt die Pflanze zusammenziehend (adstringierend), woraus sich viele ihrer verschiedenen Indikationen ergeben. In Deutschland ist sie vor allem als Mittel gegen Diabetes bekannt, und bei Verdauungsproblemen unterstützt sie die Gallen- und Bauchspeicheldrüsenfunktion, wofür sie über einen längeren Zeitraum angewendet werden sollte (1 Teelöffel pro Tasse, 3-mal täglich).

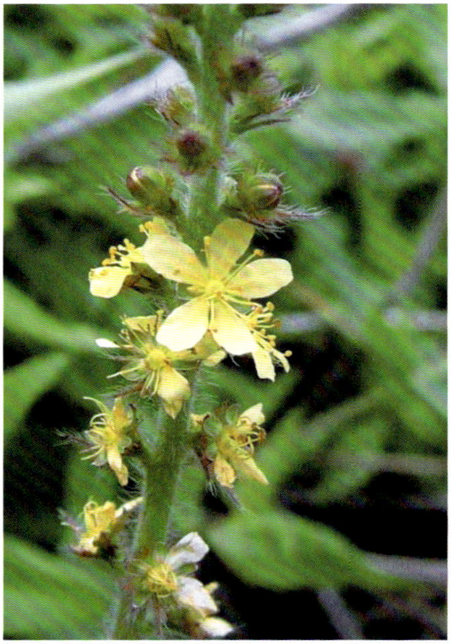

Zur inneren Anwendung kann man einen Teeaufguss zubereiten, um leichten Durchfall, Asthma, Verdauungsprobleme, venöse Insuffizienz oder Hämorrhoiden-Krisen zu behandeln. Man gibt dafür 2 Teelöffel der getrockneten Pflanze in 250 ml kochendes Wasser, lässt 10 Minuten ziehen und trinkt täglich 3 bis 4 Tassen.

Zur äußeren Anwendung bei Angina, Mundfäule, Aphthen, entzündeten oder oberflächlich trockenen (atonen) Wunden, Juckreiz, Verstauchungen oder Prellungen tränkt man eine Kompresse mit einem Aufguss aus 1 Esslöffel der getrockneten Pflanze auf 250 ml kochendes Wasser und legt diese 2- bis 3-mal täglich auf die betroffene Stelle; in derselben Dosierung kann man den Aufguss auch zum Gurgeln verwenden. Bei Hämorrhoiden, Durchblutungsstörungen oder Hauterkrankungen bereitet man einen Absud aus 5 Esslöffeln der getrockneten Pflanze auf 250 ml kaltes Wasser, lässt ihn 5 Minuten kochen und anschließend erkalten, filtert, tränkt ein Tuch damit und und legt es 4-mal täglich als Kompresse auf.

Olivenbaum

Olea europaea L. Oleaceae

• **Bluthochdruck (arterielle Hypertonie)**

Durchblutung

Der Olivenbaum ist einer der ersten Bäume, die kultiviert wurden. Bei den Ägyptern war er wegen seines Öls und seiner medizinisch nutzbaren Blätter bekannt. Er ist ein schöner Baum, dessen Stamm von einer glatten, gräulichen Rinde bedeckt ist und sich in gewundene Äste verzweigt. Die schmalen, lanzettförmigen Blätter sind auf der Oberseite grau-grün und auf der Unterseite silberfarben. Die kleinen gelblich-weißen Blüten erscheinen von Mai bis Juni. Die Oliven sind grüne Steinfrüchte, die später dunkelviolett werden.

Heilwirkung: Lange Zeit wurden die Blätter benutzt, um Wunden zu desinfizieren. Traditionsgemäß werden die leicht diuretisch wirkenden Blätter auch verwendet, um die Durchblutung zu verbessern, und ebenso, um mäßigem Bluthochdruck und Arteriosklerose mit ihren Konsequenzen (Kopfschmerzen, Schwindel, Ohrensausen) vorzubeugen und sie zu behandeln. Sie können dafür zusammen mit Knoblauch genommen werden. Sie wirken darüber hinaus krampflösend (spasmolytisch) mit einer eventuellen Herzkranzgefäß-erweiternden und antiarrhythmischen Wirkung (d.h. sie können eine Besserung bei Herzrhythmusstörungen bewirken). Schließlich können Olivenbaumblätter auch zu einer leichten Senkung des Blutzuckers führen.

Die Blätter werden geerntet, wenn sie vollkommen entwickelt sind, und zwar vor der Bildung der Knospen im März/April.

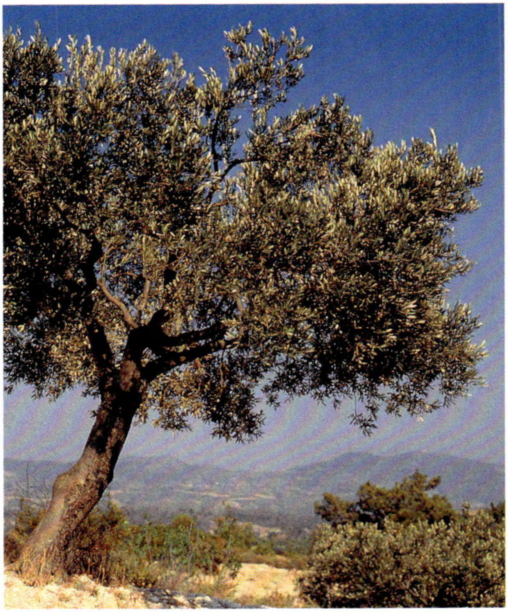

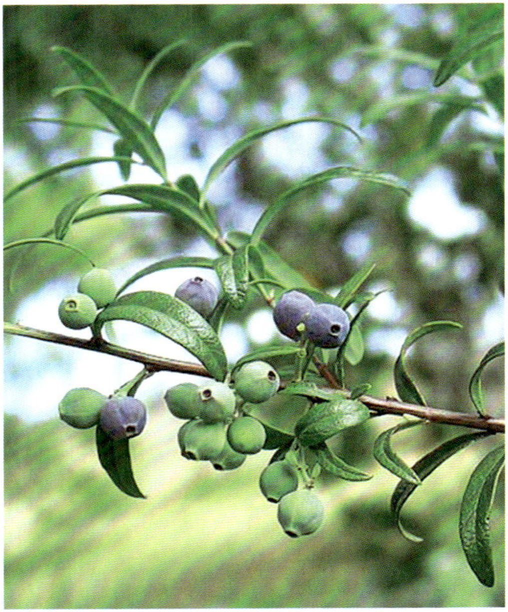

Anwendung: Für einen Teeaufguss nimmt man 20 g getrocknete Blätter pro Tasse, lässt das Ganze 30 Sekunden kochen und dann 10 Minuten ziehen. Man trinkt davon 3-mal täglich zu jeder Mahlzeit 1 Tasse. Alternativ kann man täglich 1 g Pulver in Kapseln oder 300 mg Trockenextrakt auf 3 Mal verteilt einnehmen. Es ist keine giftige oder unerwünschte Nebenwirkung bekannt.
Olivenöl kann neben seinen vielen Eigenschaften als Nahrungsmittel auch bei Gallensteinen helfen. In diesem Fall nimmt man zwischen den Mahlzeiten 50 ml Olivenöl auf mehrere Male verteilt ein. Zur äußerlichen Anwendung kann man es bei Verbrennungen und Sonnenbrand so lange auf die betroffene Stelle auftragen, bis die Behandlung mit einer heilenden Creme fortgeführt wird.

Oregano (Dost, Wilder Majoran)

Origanum vulgare L. Lamiaceae

- **schleimlösend und hustenstillend bei Bronchitis**
- **Luftschlucken (Aerophagie) und Blähungen**

Nervosität, Stress, Atmung und HNO, Verdauung

Oregano ist eine mehrjährige Pflanze von 20 bis 80 cm Höhe mit rötlichen behaarten Stängeln. Die gegenständigen Blätter sind länglich-eiförmig und zugespitzt. Die sehr aromatischen purpurroten Blüten bilden end- und seitenständige Scheinrispen und blühen von Juli bis September.
Oregano wächst auf trockenen Böden, an Böschungen und kargen, sonnigen Hängen wie auch in den Bergen. Dagegen kommt der Echte Majoran (Origanum ma-

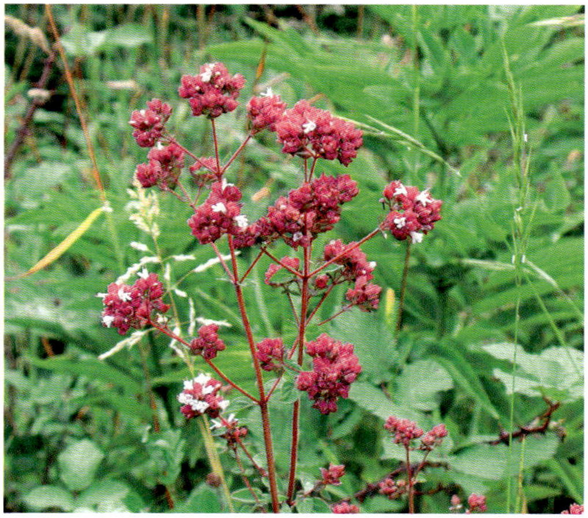

Zu Beginn der Blüte im Juli wird Oregano gepflückt und in Sträußen an schattigen Orten getrocknet.

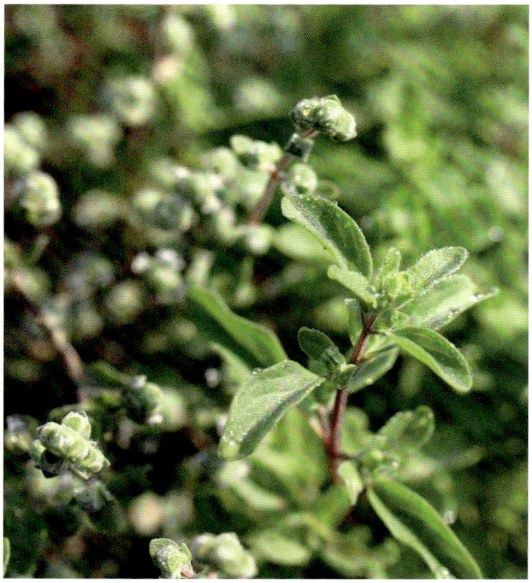

jorana) mit seinen kleinen weißen oder rosa Blüten, der aus dem Mittelmeerraum stammt, selten nördlich der Alpen vor.

Heilwirkung: Oregano wirkt stärkend, hustenstillend und krampflösend bei Hustenanfällen sowie schleimlösend. Auch bei Blähungen hilft er meist gut. Darüber hinaus wird eine schmerzlindernde Wirkung erwähnt.

Anwendung: Zur inneren Anwendung bei Bronchitis oder Verdauungsproblemen, Luftschlucken oder einer Harnwegsinfektion überbrüht man 20 g der oberirdischen Pflanzenteile mit 1 l kochendem Wasser, lässt 10 Minuten ziehen und trinkt vor oder nach den Mahlzeiten 3 oder 4 Tassen.
Zur äußeren Anwendung bei Rheuma kann man durch heiße Mazeration ein Öl gewinnen, das man mehrmals täglich auf die schmerzenden Stellen aufträgt. Dazu lässt man 100 g der oberirdischen Pflanzenteile 30 Minuten lang in 500 ml Olivenöl ziehen.
Ein Teeaufguss aus Oregano wirkt beruhigend und bei einer Konzentration von 5 bis 10 g/l sogar einschläfernd. Bei einer Konzentration von 20 bis 50 g/l bei 2 bis 3 Tassen täglich kommt es dagegen zu einer anregenden Wirkung.

Risiken und Gegenanzeigen: Bei einer hohen Dosierung kann Oregano stark herzanregend wirken und ist daher Erwachsenen vorzubehalten.

Passionsblume

Passiflora incarnata L. Passifloraceae

Nervosität, Stress und Schlaflosigkeit

• Krämpfe | • Ängstlichkeit | • Schlafstörungen

Die Passionsblume ist eine Liane, die aus Mexiko stammt und bis zu 10 m lang werden kann. Als spanische Jesuiten die schönen, großen und duftenden Blüten sahen (sie erreichen einen Durchmesser von bis zu 6 cm), erkannten sie darin Symbole der Passion Christi und brachten die Pflanze mit nach Europa. Die Früchte einer verwandten Art enthalten essbares Fruchtfleisch (Maracujas), das reich an Vitamin C ist.

Die oberirdischen Teile werden am Ende des Sommers geerntet und dann getrocknet.

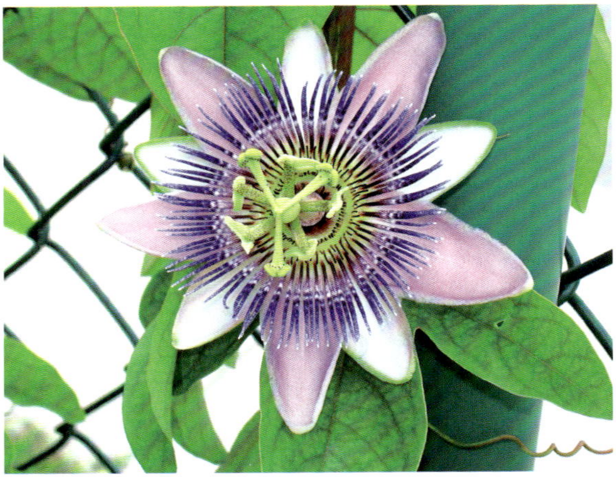

Heilwirkung: Schon die Azteken verwendeten die Passionsblume als Beruhigungsmittel und bei Krämpfen. Eine Kombination von Inhaltsstoffen (Flavonoide, Maltol, Harman-Alkaloide etc.), die synergetisch wirken, verleiht der Pflanze ihre beruhigenden Eigenschaften, die bei der Anwendung der Passionsblume in den Wechseljahren oder bei nervösen Krämpfen und Ängstlichkeit zum Tragen kommen. Diese Pflanze ist ein ausgezeichnetes Mittel zur Entwöhnung von Schlafmitteln, z.B. in Verbindung mit Weißdorn und Baldrian. Sie hilft bei Schlafstörungen, Einschlafproblemen und neurovegetativer Dystonie (Störungen des vegetativen Nervensystems, die beispielsweise mit Nervosität, Verdauungsproblemen und Herzklopfen verbunden sind). Die Passionsblume wird auch eingesetzt, um Nervosität bei Kindern zu lindern. Bei den gebräuchlichen Dosierungen entsteht weder eine Gewöhnung noch eine Abhängigkeit.

Anwendung: Für einen Teeaufguss nimmt man 1 Teelöffel der Pflanze pro Tasse, lässt 10 Minuten ziehen und trinkt 1- bis 3-mal täglich 1 Tasse – bei Schlafproblemen am besten vor dem Zubettgehen. Andernfalls kann man pro Tag 2 g Pulverkapseln auf 3 Mal verteilt (oder beim Schlafengehen 1 bis 2 g auf einmal) einnehmen. Beim Trockenextrakt in Kapseln beträgt die Tagesdosis maximal 400 mg. Von der Muttertinktur nimmt man täglich 75 bis 100 Tropfen ein. Nervösen Kindern gibt man abends und beim Schlafengehen je 300 mg in Pulverkapseln.

Petersilie

Petroselinum crispum Mill. Apiaceae

- **reguliert die Hormone auf verschiedenen Ebenen des Menstruationszyklus**
- **harntreibende Wirkung bei Rheuma, Gicht, Übergewicht**

Gynäkologie, Rheuma

Die Petersilie ist eine krautige Pflanze mit fiederschnittigen grünen Blättern, die gekraust sind. Die kleinen fast weißen Blüten bilden endständige Dolden; die Samen sind gerippt.

Heilwirkung: Plinius der Ältere kannte die Petersilie bereits als harntreibende und menstruationsfördernde Pflanze, im 19. Jahrhundert setzte Cazin sie als anregende Pflanze bei Erkrankungen mit Mangel an ›vitaler Aktivität‹ ein. Die Petersilie enthält Vitamine und Mineralien im Überfluss, die für unseren Organismus unentbehrlich sind, z.B. Carotin und antioxidative Flavonoide. Die Pflanze wirkt kräftigend, beispielsweise bei einer Anämie oder Asthenie (Schwäche), fördert die Verdauung und lindert Koliken. Außerdem hat sie entzündungshemmende und harntreibende Eigenschaften. Aufgrund östrogenartiger Inhaltsstoffe vermag sie Regelblutungen auszulösen und Menstruationsbeschwerden zu lindern. Auf die

Blutgefäße wirkt sie erweiternd, allerdings tritt bei hoher Dosierung der gegenteilige Effekt ein.

Anwendung: Bei schmerzhafter Menstruation, Durchblutungsstörungen und zur Förderung der Verdauung bereitet man einen Teeaufguss aus 20 g der getrockneten Blätter auf 1 l kochendes Wasser zu, lässt 10 Minuten ziehen, filtert und trinkt über den Tag verteilt mehrere Tassen. Die Wurzel wird ebenso wie die Samen verwendet (bei Letzteren treten deutlichere Wirkungen ein, sie sollten jedoch nur unter ärztlicher Aufsicht eingesetzt werden).
In Form einer äußeren Anwendung kann Petersilie beim Abstillen und bei der Behandlung von Wunden und Insektenstichen hilfreich sein. Hierzu tränkt man eine Kompresse mit Teeaufguss und legt sie 2-mal täglich auf.

Risiken und Gegenanzeigen: Bei hoher Dosierung hat das ätherische Öl abtreibende Wirkung, weshalb die Pflanze während der Schwangerschaft nicht angewandt werden sollte. Größere Mengen des ätherischen Öls können auch Halluzinationen auslösen, sodass eine ärztliche Begleitung der Verwendung ratsam ist. Die Pflanze kann den Magen-Darm-Trakt und das Nierensystem reizen. Auch wurden Leber- und Herzbeeinträchtigungen beobachtet.

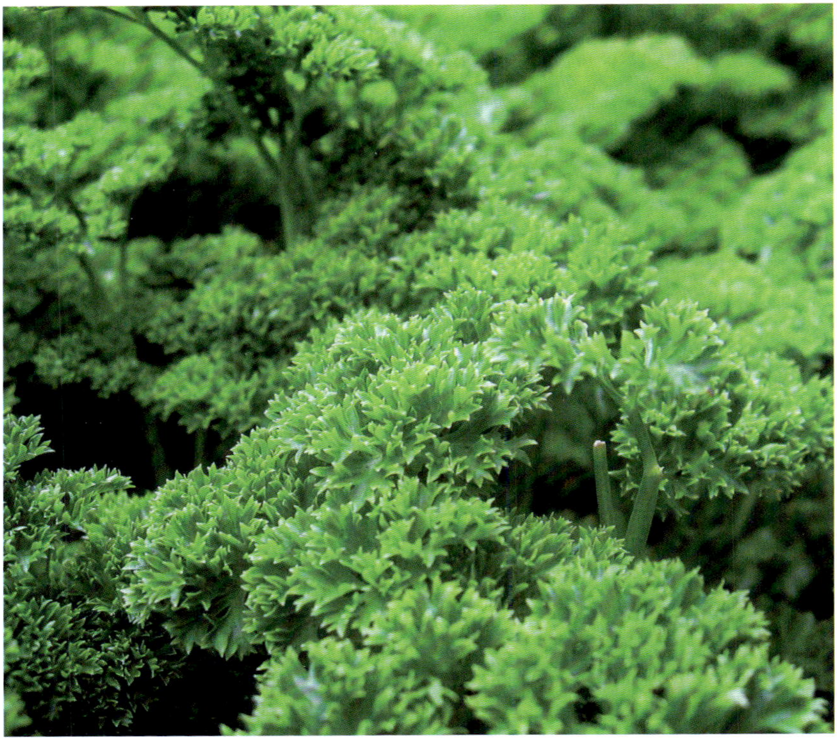

Die Wurzeln werden im ersten Jahr im Herbst vor der Fruchtbildung geerntet (weil sie danach holzig werden). Die Samen erntet man dagegen im zweiten Jahr. Bei der Ernte der Blätter im Frühling und Herbst muss man sich nach dem Geruch richten, um eine Verwechslung mit dem Schierling zu vermeiden.

Preiselbeere

Vaccinum vitis-idaea L. Ericaceae

• Blasenentzündung | • Dysfunktion der Nieren bezüglich der Harnausscheidung (Blätter) | • Blähungen (Beeren)

Urologie, Verdauung

Die Preiselbeere ist ein immergrüner Zwergstrauch von bis zu 40 cm Wuchshöhe mit ledrigen, glänzenden Laubblättern. Die weißlichen bis rosafarbenen Blüten sind glockenförmig und stehen in mehr- bis vielblütigen Trauben. Die roten Früchte haben einen säuerlichen Geschmack.

Heilwirkung: Die Preiselbeere wird wegen ihres säuerlichen Geschmacks in eingemachter Form als Beilage zu Wildgerichten, als Marmelade und manchmal als Wein geschätzt. Dank der enthaltenen Benzoesäure (einer aromatischen Carbonsäure), die als natürliches Konservierungsmittel fungiert, lassen sich die Beeren sehr gut ohne Zucker und ohne Kochen konservieren. Preiselbeeren helfen durch ihren bedeutenden Gehalt an Gerbstoffen und verschiedenen Fruchtsäuren bei Blähungen. Die Blätter haben – wenn auch in abgeschwächter Form – dieselben antiseptischen Eigenschaften im Harnwegsbereich wie die Echte Bärentraube, da sie denselben Wirkstoff, das Arbutin, enthalten.

Anwendung: Bei Blasenentzündung bereitet man einen Teeaufguss aus 2 Teelöffeln der ganz fein geschnittenen getrockneten Blätter zu und lässt 5 bis 10 Minuten ziehen. Die gekochten reifen Beeren sind eine leckere Beilage und wirken Blähungen entgegen.

Die Blätter werden im Herbst geerntet und im Schatten bei Zimmertemperatur getrocknet. Die Beeren werden von Juli an gepflückt, wenn sie reif und rot sind.

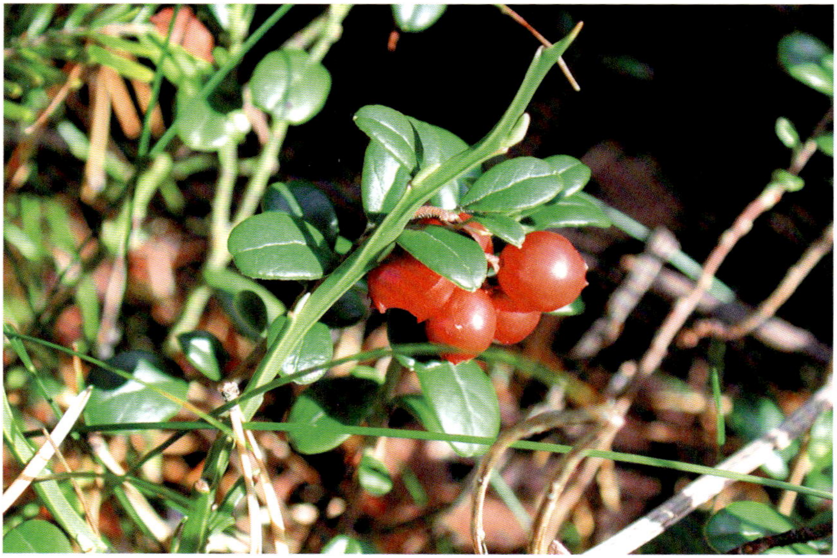

Risiken und Gegenanzeigen: Bei zu hoher Dosierung oder der Anwendung über einen langen Zeitraum hinweg können die Blätter Vergiftungserscheinungen auslösen. Wie die Brombeere oder jede Frucht, die mit dem Kot von Füchsen oder anderen infizierten Tieren in Kontakt gekommen sein kann, birgt der Genuss von ungekochten Preiselbeeren das Risiko einer Echinokokkose (Fuchsbandwurm).

Propolis

Wachs, Harz oder Balsam

• stärkt die Immunabwehr | • Erkältung | • Hauterkrankungen
• Probleme mit der Mundschleimhaut

Atemwege und HNO, Dermatologie

Propolis wird gewonnen, indem der Imker es im Frühling oder Herbst von den Rahmen des Bienenkastens abkratzt.

Propolis war schon im alten Ägypten und antiken Griechenland bekannt, fand jedoch erst nach dem Burenkrieg im 19. Jahrhundert Verbreitung, wo es dem Desinfizieren und Heilen von Verletzungen diente. Es wird von Bienen gebildet, indem sie Harze von Knospen und verwundeter Rinde von Bäumen sammeln und mit Wachs und Speichelsekreten mischen. Die Bienen dichten mit dieser Substanz kleine Öffnungen in ihrem Bienenstock ab, um ihn vor Verschmutzung zu schützen. Zusätzlich überziehen sie die Oberflächen beispielsweise von Bienenwaben mit einer hauchdünnen Schicht dieser Substanz, was aufgrund der antibiotischen, antiviralen und antimykotischen Wirkung von Propolis von großer hygienischer Bedeutung für das Bienenvolk ist.

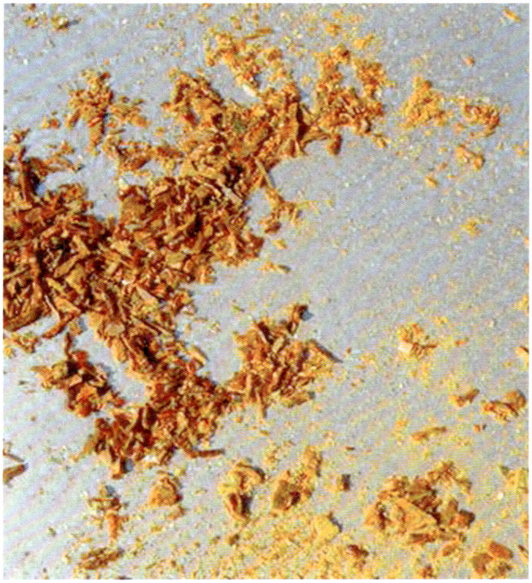

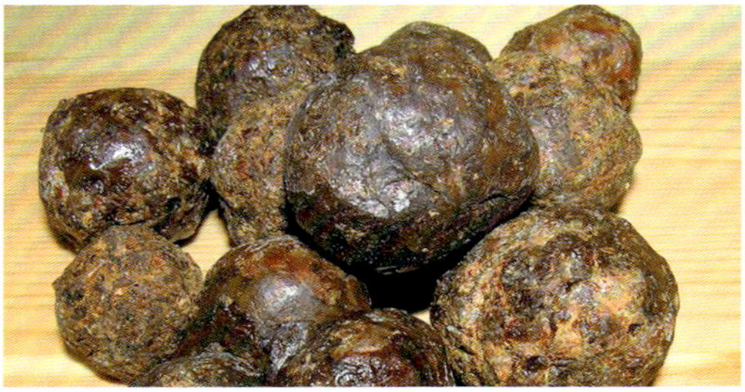

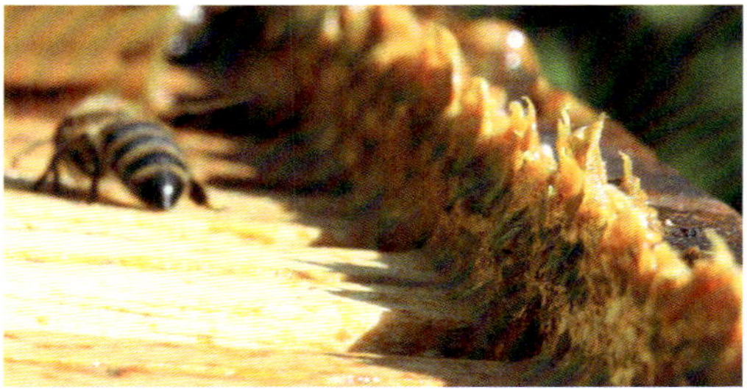

Heilwirkung: Die antiseptischen, entzündungshemmenden und antioxidativen Eigenschaften von Propolis sind gut dokumentiert und machen es zu einem bewährten Mittel bei Erkältungen, Asthma, Hauterkrankungen, Zahnfleischentzündungen, Entzündungen der Mundschleimhaut, Karies und Zahnbelag sowie bei Symptomen von genitalem Herpes etc. Propolis wird oft mit Echinacea und Vitamin-C-haltigen Substanzen verbunden, um Infektionskrankheiten vorzubeugen und sie zu behandeln. Es kann die Wirkung bestimmter antibiotischer oder antimykotischer Medikamente verbessern. Zudem stimuliert es die unspezifischen Abwehrkräfte und die an der Erregerabwehr beteiligten Makrophagen (Fresszellen).

Anwendung: Propolis wird oft in Form von Kapseln verschrieben. Dabei nimmt man pro Tag 1 g auf 3 Mal verteilt ein, bei heftigen Beschwerden bis zu 2 g. Es ist aber auch in Form von Tropfen erhältlich. Für die äußere Anwendung oder als Mundwasser für den Hals gibt es ebenfalls verschiedene Zubereitungen.

Risiken und Gegenanzeigen: Allergische Reaktionen sind möglich.

Rainfarn

Tanacetum vulgare L. et var. Crispus Asteraceae

- **Magen- und Darmbeschwerden**
- **wirkt kräftigend und anregend**

Die Blüten können von Juli bis September geerntet werden.

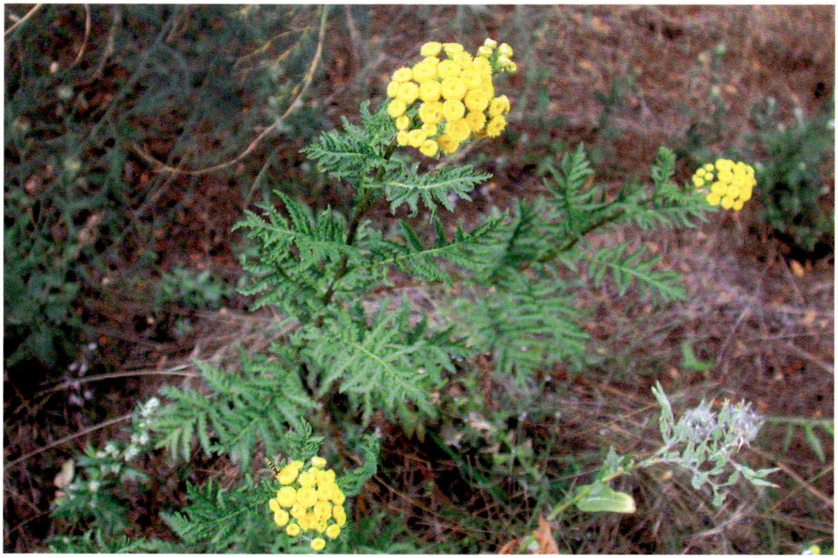

Verdauung, Müdigkeit

Diese mehrjährige stark aromatische Pflanze wächst in breiten Büscheln und kann eine Höhe von 1,6 m erreichen. Sie hat einen aufrechten festen Stängel mit wechselständigen Blättern, die in längliche Teilblättchen gefiedert sind, und goldgelbe Blütenköpfchen, die dichte endständige Doldenrispen bilden. Rainfarn wächst auf unkultivierten Böden, am Wegrand und in der Nähe von Gewässern. Die sehr aromatische Sorte Crispus wird für verschiedene Liköre wie Chartreuse, Ambrosia oder Arquebuse verwendet. Die Spitzen der jungen Blätter der gewöhnlichen Gattung werden in England in kleinen Mengen als Gewürz benutzt.

Heilwirkung: Das ätherische Öl wirkt lähmend und abtreibend, es enthält kampferhaltige Substanzen und eine hohe Dosis an giftigem Thujon. In starker Dosierung kann es beim Befall mit Spul- und Madenwürmern eingesetzt werden, in normaler Dosierung zur Krampflösung bei Entzündungen im Darmbereich, Koliken oder Magenschmerzen und bei Nervosität. Rainfarn unterstützt den weiblichen Zyklus bzw. die Menstruation, wirkt stärkend, fiebersenkend, antiseptisch und ist auch bei allgemeiner Schwäche hilfreich.

Risiken und Gegenanzeigen: Wegen seiner Giftigkeit darf Rainfarn nur zeitweise und unter ärztlicher Aufsicht verwendet werden, sowohl bei der inneren als auch der äußeren Anwendung. Will man einen Teeaufguss zubereiten, nimmt man 1 g Blüten oder 2 g Blütenknospen pro Tasse und lässt 10 Minuten ziehen.

Ringelblume

Calendula officinalis L. Asteraceae

• fördert die Wundheilung | • entzündungshemmend | • Hautverletzungen • Schrunden | • Insektenstiche | • Ödeme | • Erythem (entzündliche Rötung der Haut) | • Magengeschwür | • hoher Cholesterinspiegel

Dermatologie, Stoffwechsel

Die Ringelblume ist eine ein- oder zweijährige krautige Pflanze mit behaartem Stängel, wechselständigen ungestielten Blättern und einzeln stehenden Blütenkörben mit einem Durchmesser von 4 bis 7 cm, die sich im Innern aus Röhrenblüten und außen aus Zungenblüten von einem sehr leuchtenden Gelb-Orange zusammensetzen.

Heilwirkung: Heute wird von der inneren Anwendung der Pflanze trotz ihrer zahlreichen besonderen Eigenschaften abgeraten: Sie hilft bei Ödemen, Entzündungen, Magengeschwüren, wirkt lipidsenkend, fungizid (pilztötend), antibakteriell, entgiftend (bei Insektenstichen, Quallengift), tumorhemmend, östrogenähnlich und sie stimuliert das Immunsystem. Die äußere Anwendung ist im Fall von offenen Wunden durch die entzündungshemmenden, antiseptischen und wundheilungsfördernden Eigenschaften vollkommen berechtigt. Darüber hinaus ist die Pflanze wegen ihrer Schleimstoffe und ihres Gehalts an Carotinoiden und Saponinen in zahlreichen Kosmetikprodukten enthalten.

Anwendung: Die Calendulablüte wird bei entzündlichen Haut- und Mundschleimhautveränderungen verwendet. Sie hat eine wundheilende Wirkung und wird nach dem Reinigen von Verletzungen eingesetzt, um Schrunden oder kleine Wunden zu behandeln, ebenso bei Insektenstichen und Hautrötungen durch Sonneneinstrahlungen. Zur äußeren Anwendung verwendet man Gel oder Muttertinktur. Einen Aufguss, für den man 1 oder 2 Teelöffel Blüten mit 150 ml heißem Wasser übergießt und nach 10 Minuten filtert, nimmt man mehrere Male am Tag gut warm zum Spülen oder Gurgeln. Bei Wunden kann man Kompressen mit diesem Aufguss tränken. Sie sollten mehrmals am Tag erneuert werden.

Die Blütenkörbchen werden im Juni zu Beginn der Blüte geerntet. Sie wenden sich immer der Sonne zu. Die Ringelblume blüht den ganzen Sommer hindurch.

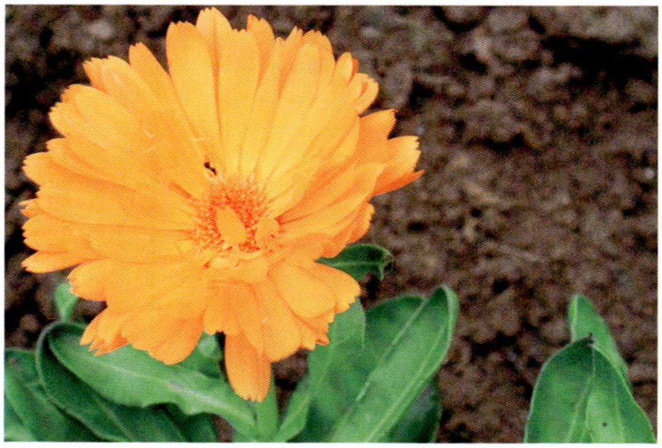

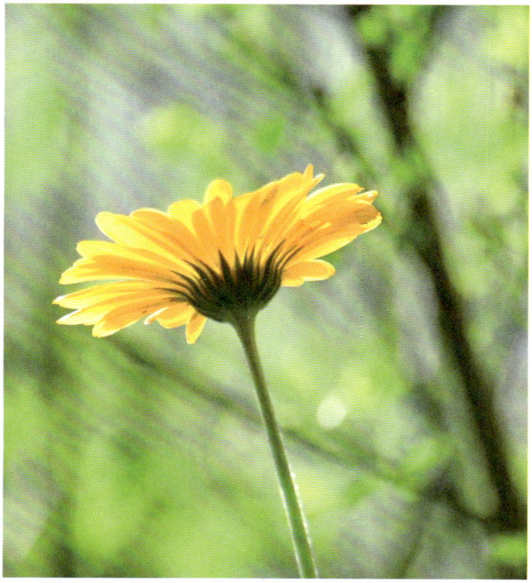

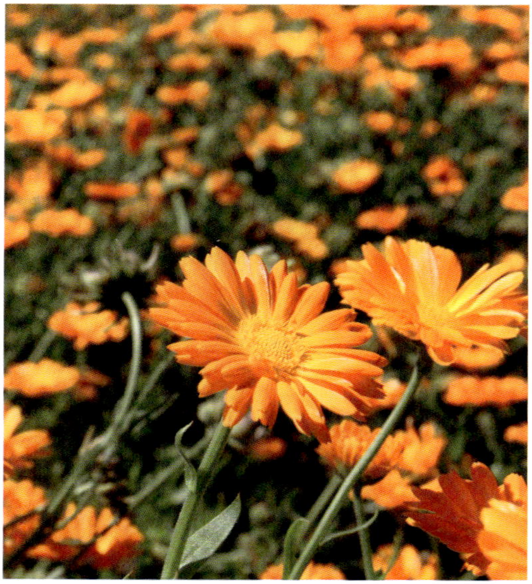

Rosmarin

Rosmarinus officinalis L. Lamiaceae

• Verdauungsbeschwerden | • Blähbauch | • Verstopfung | • Bronchitis und HNO-Krankheiten | • Rheuma und Muskelbeschwerden | • wirkt anregend und stärkend

Verdauung, Atemwege und HNO

Rosmarin ist ein aromatisch duftender Halbstrauch, dessen Stängel bis zu 2 m hoch werden können. Er verzweigt sich in zahlreiche Äste mit gegenständigen schmalen Blättern. Seine Blüten sind blau-violett.

Heilwirkung: Rosmarin hat vielfältige verdauungsfördernde Eigenschaften. Er regt die Gallensaftproduktion und -sekretion an und hat sich deshalb bei Leber- und Gallenerkrankungen bewährt. Das ätherische Öl wird in Form einer äußeren Anwendung bei Gelenkrheumatismus und Muskelschmerzen eingesetzt. Rosmarin wirkt stärkend und allgemein anregend und erzielt ausgezeichnete Ergebnisse bei geschwächten, kraftlosen, deprimierten oder müden Menschen. Er hat immunstimulierende, antioxidative und antiseptische Eigenschaften und hilft bei Bronchialinfektionen und HNO-Erkrankungen; bei Husten wirkt er krampflösend. Darüber hinaus unterstützt er die Urinausscheidung und die Verdauung und kann bei Chemotherapien begleitend eingesetzt werden.

Die Blüten werden von April bis Mai geerntet, die Blätter die ganze Saison über.

Anwendung: Zur inneren Anwendung bei Verdauungsproblemen gibt man 1 Teelöffel der getrockneten Pflanze auf 1 Tasse kochendes Wasser, lässt 10 Minuten ziehen und trinkt pro Tag 3 Tassen zwischen den Mahlzeiten. Alternativ nimmt

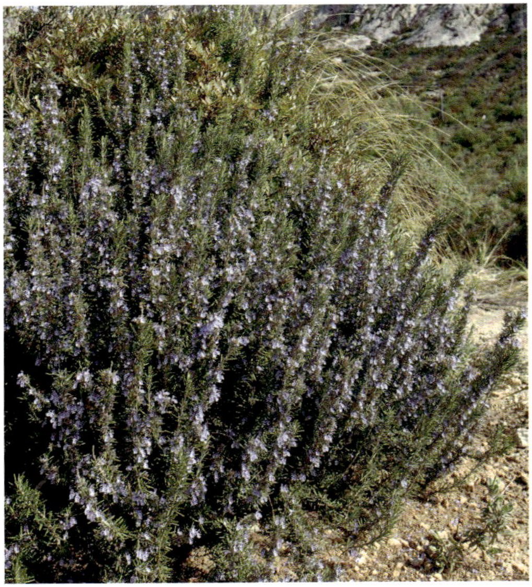

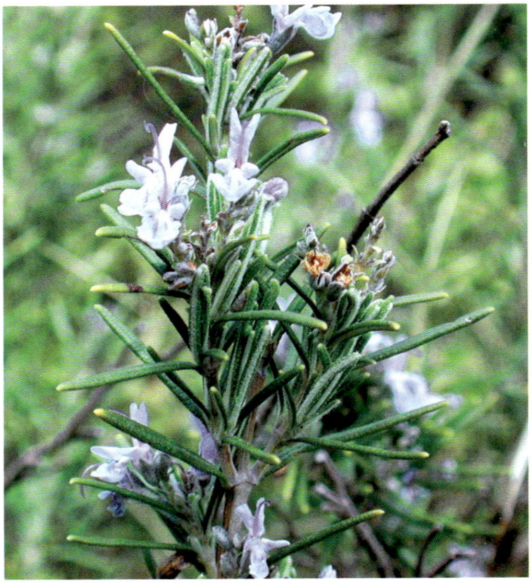

man zu den Mahlzeiten 1 bis 2 Kapseln à 300 mg Pulver. Bei Bronchitis verwendet man 2 Teelöffel der getrockneten Pflanze pro Tasse und trinkt diesen Tee 1- bis 2-mal täglich.
Zur äußeren Anwendung bei Rheuma, Verstauchungen oder einem steifen Hals bereitet man einen Teeaufguss aus 50 g der Pflanze auf 1 l kochendes Wasser, lässt 15 bis 30 Minuten ziehen und legt diesen Aufguss als warme Kompresse auf.

Risiken und Gegenanzeigen: Während der Schwangerschaft oder Stillzeit darf Rosmarin ebenso wenig angewendet werden wie bei Säuglingen (das ätherische Öl wirkt in diesem Alter schädlich auf das Nervensystem und kann Epilepsie auslösen). Von der inneren Anwendung ohne ärztliche Überwachung wird abgeraten.

Rosskastanie

Aesculus hippocastanum L. Hippocastanaceae

• wirkt harntreibend | • stärkt die Venen | • Hämorrhoiden

Durchblutung, Rheuma

Die Rosskastanie ist ein robuster Baum von bis zu 30 m Höhe mit doppelt gesägten, spitz zulaufenden Blättern, die sich aus 5 bis 7 sommergrünen Teilblättern fingerförmig zusammensetzen. Die rosafarbenen oder weißen Blüten stehen in großen aufrechten Trauben, die auch ›Kerzen‹ genannt werden. Die Frucht ist eine stachlige Kapsel, die meistens 1, manchmal bis zu 3 Samen enthält: die Kastanie.

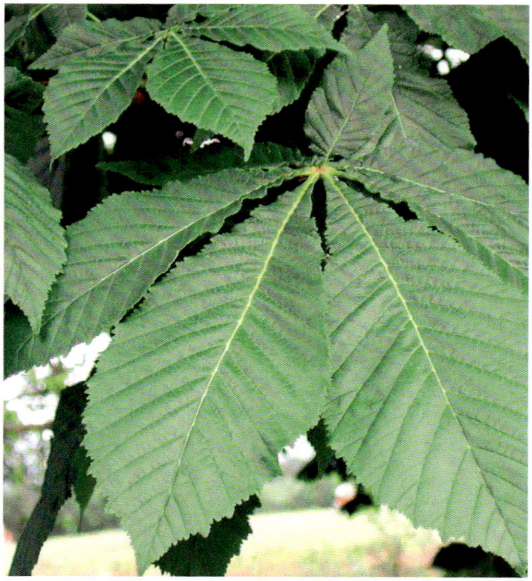

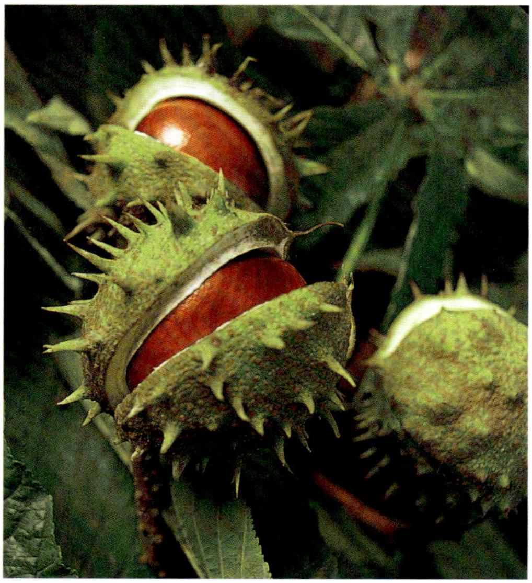

Heilwirkung: Der Name Hippocastanum kommt vom griechischen Wort ›hippos‹ (›Pferd‹) und hat seinen Ursprung in der Tatsache, dass die Türken ihren Pferden Kastanien zu fressen gaben, um sie zu stärken. Die Volksweisheit sagt: »Kastanien werden in den Taschen von Rheumatikern hart, die Kristalle, die sich dabei bilden, verschaffen dem Kranken Linderung.« Der wesentliche Wirkstoff der Rosskastanie ist das Aescin (ein Gemisch von mehr als 30 Saponinen), das harntreibende, venenstärkende und entzündungshemmende Eigenschaften hat, die Undurchlässigkeit der Kapillarwände verstärkt und durch diesen anti-exsudativen Effekt Ödemen entgegenwirkt.

Anwendung: In Form von Kapseln, Tinktur und Auszügen ist die Rosskastanie heute eines der häufigsten venenstärkenden Mittel. Man nimmt täglich 3 bis 6 Pulverkapseln der Pflanze à 300 mg ein oder 75 mg Trockenextrakt, und zwar über den Tag verteilt. Für die äußerliche Anwendung gibt es Cremes und Gels.

Risiken und Gegenanzeigen: Die Rosskastanie gilt als giftig für Tiere; für den Menschen ist sie schwach giftig, da die Saponine nur in geringen Mengen absorbiert werden. Bei Kindern sollte allerdings keine Behandlung mit Rosskastanie erfolgen. Auch in der Schwangerschaft oder Stillzeit muss sie gemieden werden. Die Behandlung sollte zeitlich begrenzt sein.

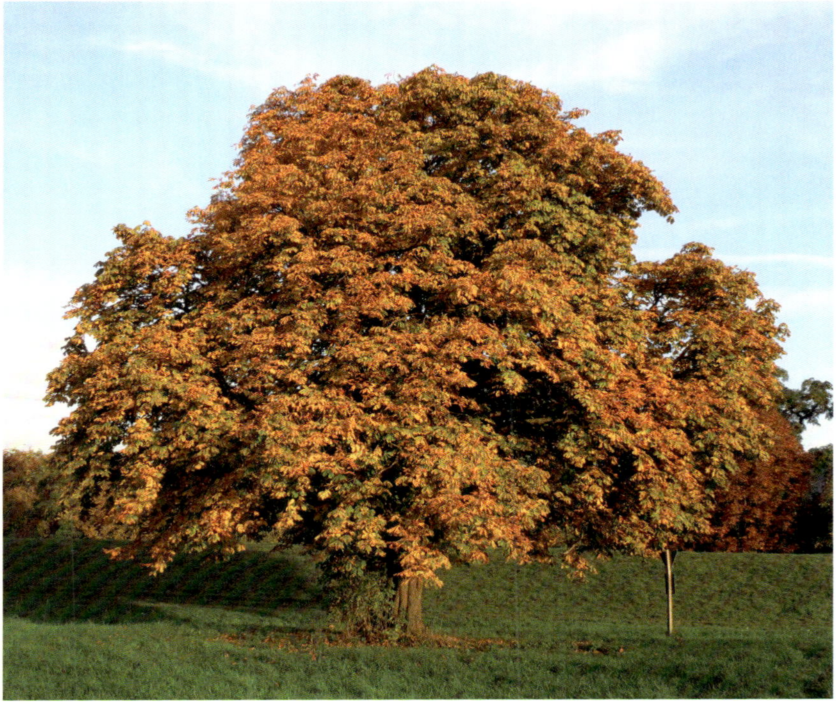

Die Ernte der Früchte findet von September bis Oktober statt.

Rotalge

Phymatolithon calcareum (Pall.) W.H. Adey & D.L. McKibbin
(früheres Lithothamnium calcareum) Corallinaceae

- **Osteoporose**
- **Übersäuerung des Magens**

Knochenbau, Verdauung

Diese Pflanze ist eine kleine Alge, die eine Größe von 2 cm erreicht und im Meer vorhandene Mineralien auf ihrem Thallus auskristallisiert (vor allem Kalzium, Magnesium, Eisen und Mikronährstoffe). Das Meeressediment, das sich aus kalkhaltigen Rotalgen zusammensetzt, wird als Maerl bezeichnet und färbt sich beim Trocknen weiß. Es ist an den Atlantikküsten (z.B. der Bretagne) und in ähnlicher Zusammensetzung im Mittelmeer, im Ärmelkanal, der Irischen See und der Nordsee zu finden. Dieser flachmarine, küstennahe Sand oder Kies besteht zu mehr als 50 %, oft zu mehr als 75 % aus verzweigten lebenden und toten Corallinaceen (Rotalgen).

Heilwirkung: Rotalgen wurden zunächst verwendet, um in der Landwirtschaft den Boden anzureichern. Sie weisen große Mengen an Kalzium und Magnesium auf (sie bestehen zu 45 bis 80 % aus Kalziumkarbonat und zu 7 bis 15 % aus Magnesiumkarbonat) und enthalten außerdem Spurenelemente, Vitamine, Phytohormone und Aminosäuren. Da sie sich unter der Wirkung der Magensäfte schnell auflösen, setzen sie leicht ihre Kalzium- und Magnesiumionen frei, diese sind damit für den Körper rasch verfügbar. Sie werden also im Magen gut assimiliert (umgesetzt) und neutralisieren so den Überschuss an Magensäure. Ihr

Algen können fast das ganze Jahr über von speziell dafür ausgestatteten Schiffen ›gefischt‹ werden.

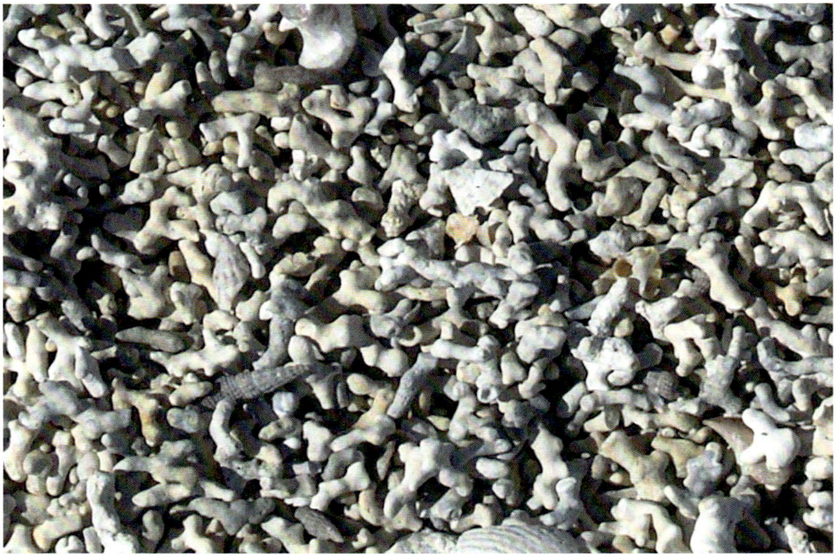

hoher Gehalt an Mineralien macht sie außerdem zu einem guten Mittel, um die Knochensubstanz zu erhalten (beispielsweise bei Osteoporose).

Anwendung: Rotalgen werden sowohl als Nahrungsergänzung als auch in der Medizin eingesetzt. Die maximale Tagesdosis beträgt 400 bis 1500 mg mikronisiertes Pulver, auf 3 Mal täglich verteilt. Rotalgen helfen bei Sodbrennen und Magenschmerzen und wirken remineralisierend bei Osteoporose, Muskelkrämpfen oder Mineralienmangel durch unzureichende Ernährung.

Salbei

Salvia officinalis L. Lamiaceae

• Beschwerden in den Wechseljahren | • Erkrankungen des Verdauungssystems
• Lungen- oder HNO-Erkrankungen

Gynäkologie, Verdauung, Atmung und HNO

Salbei ist ein Halbstrauch von ungefähr 70 cm Höhe mit charakteristischem Duft. Die dicken, länglichen Blätter von grün-grauer Farbe sind auf der Unterseite filzig behaart. Die Blüten haben eine blau-violette Farbe.

Heilwirkung: Salbei hilft bei übermäßigem Schwitzen, hat östrogenähnliche Eigenschaften, löst die Menstruation aus und wirkt antiseptisch, krampflösend, bei starker Dosierung dagegen verkrampfend. Bei schwacher Dosierung hat er eine beruhigende Wirkung, weshalb in vielen Fällen der abendliche Genuss von

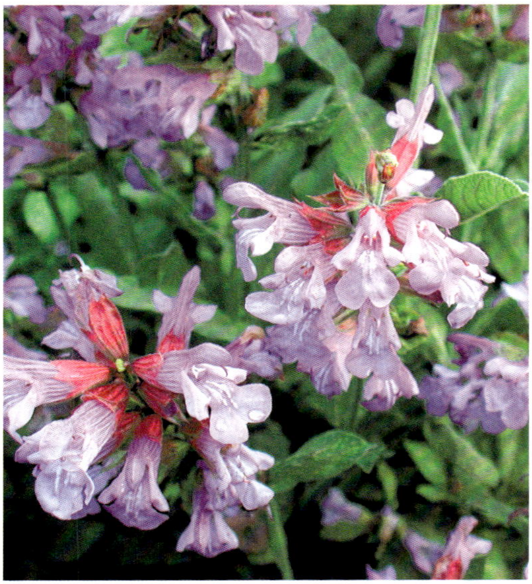

Die Blätter werden im Sommer vor der Blüte geerntet, die von Mai bis Juli dauert, oder aber im Herbst. Sie müssen getrocknet werden.

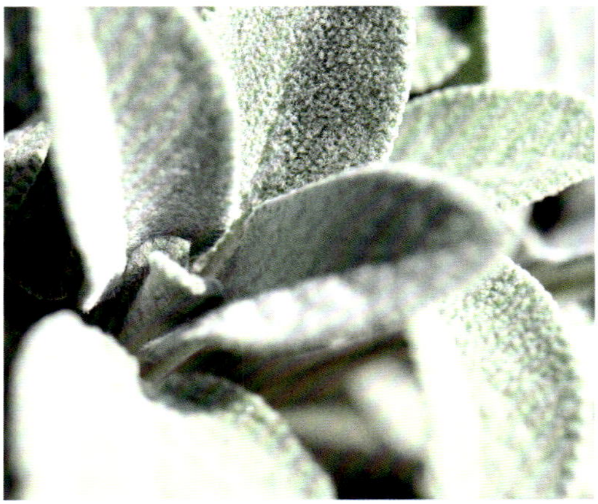

Salbei-Tee zu empfehlen ist. Bei starker Dosierung wirkt Salbei kräftigend und regt die Verdauung und die Lungen an. Salbei hat darüber hinaus zusammenziehende (adstringierende), antibakterielle, antimykotische und antioxidative Eigenschaften, weshalb er oft bei Entzündungen im Mundraum und in den Nasenhöhlen zum Einsatz kommt. Bei Verdauungsstörungen wirkt er krampflösend. Wenn das Abstillen Probleme bereitet, kann Salbei ebenfalls hilfreich sein.

Anwendung: Bei übermäßigem Schwitzen, Hitzewallungen, Menstruationsbeschwerden oder Verdauungsproblemen bereitet man einen Teeaufguss aus 1 Teelöffel der getrockneten Pflanzenteile auf 150 ml kochendes Wasser zu, lässt 10 Minuten ziehen, filtert und trinkt täglich 3 bis 4 Tassen über den Tag verteilt und beim Schlafengehen. Von Kapseln à ungefähr 300 mg nimmt man 3-mal täglich 1 bis 2 Kapseln. Zum Gurgeln verwendet man einen Teeaufguss aus 1½ Teelöffeln der getrockneten Pflanzenteile auf 100 ml kochendes Wasser, den man 15 Minuten ziehen ließ, gefiltert hat und erkalten ließ.

Risiken und Gegenanzeigen: Das ätherische Öl ist neurotoxisch und fördert Epilepsie; seine Anwendung ist deshalb Ärzten vorbehalten, die auf Aromatherapie spezialisiert sind. Von einer längeren Anwendung der Blätter wird abgeraten.

Sanddorn

Hippophae rhamnoides L. Elaeagnaceae

• Müdigkeit | • Rekonvaleszenz | • Jahreszeitenwechsel

Müdigkeit und Immunabwehr

Der Sanddorn ist ein dorniger Strauch mit schmalen silbrigen, weidenähnlichen Blättern und kleinen leuchtend orangefarbenen Beeren. Diese Pionierpflanze ›bringt Licht und Wärme‹ und bildet den für das Leben nachfolgender Pflanzen notwendigen Humus.

Heilwirkung: Sanddorn gehört zu den adaptogenen Pflanzen, d.h. er unterstützt den Organismus bei der Verarbeitung von Stress und bei der Anpassung an besondere Belastungen. Er ist die an Vitamin C und Flavonoiden reichste europäische Frucht. Zudem enthält er alle anderen bekannten Vitamine (außer Vitamin D) und zahlreiche Spurenelemente. Eine Behandlung mit Sanddorn ist bei grippalen Infekten, Müdigkeit, Verminderung der Abwehrkräfte, Rekonvaleszenz und einem Mangel an Vitamin C angebracht.

Anwendung: Je nach Alter und dem Maß der Müdigkeit werden täglich 1 bis 4 Teelöffel Sanddornsaft in einem Glas Wasser eingenommen. Diese Kur sollte 2 bis 3 Wochen andauern.

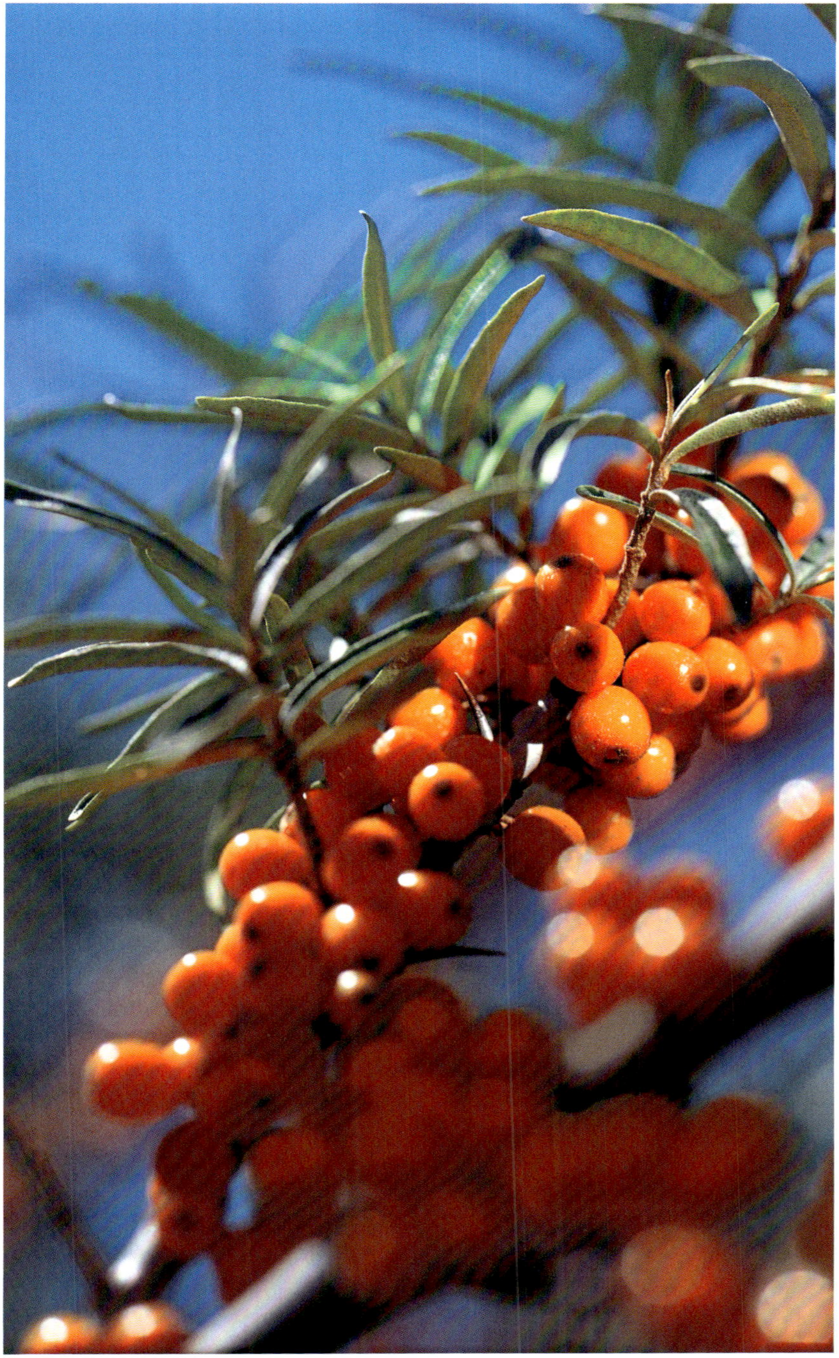

Die Beeren werden von August bis Dezember geerntet, wenn sie reif oder sogar überreif sind.

Sandthymian

Thymus serpyllum L. Sensu lato Lamiaceae

• schleimlösend bei Husten | • Antiseptikum im Atemwegsbereich

Atemwege und HNO

Der Sandthymian ist ein immergrüner bodendeckender Halbstrauch. An den kantigen Stängeln sitzen stiellose, lineal- bis eiförmige, am Rand bewimperte Blätter mit stark hervortretenden Blattnerven. Die rosafarbenen oder rötlichen Blüten duften stark und bilden endständige kugelige Köpfchen.

Heilwirkung: Die antiseptische, antibakterielle und antimykotische Wirkung des Sandthymians ist allgemein anerkannt. Er wirkt aber auch antiviral, sodass seine Anwendung bei Grippe durchaus sinnvoll ist. Darüber hinaus ist Sandthymian ein allgemeines Stärkungsmittel. Möglicherweise wirkt er schwach aphrodisierend, auch wenn manche Autoren neuerdings antigonadotrope Eigenschaften beschrieben haben, d.h. er senkt den Spiegel der Sexualhormone, wodurch sich die Geschlechtsdrüsen verkleinern. Dies könnte auch der Grund dafür sein, dass Sandthymian manchmal in den Wechseljahren eingesetzt wird. Weiterhin hat diese Pflanze eine leichte antidepressive Wirkung.
Das ätherische Öl des Sandthymians weist alle Eigenschaften des Echten Thymians auf, wenngleich in schwächerer Form: Im Darmbereich wirkt es krampflösend, bei Hustenanfällen (z.B. bei Keuchhusten oder einem Lungenemphysem) schleimlösend, antibakteriell, antimykotisch und antiviral.
Der Sandthymian gilt als ›sanfter Thymian‹ und lässt sich daher gut bei Kindern anwenden.

Die Blüten werden von Juni bis September geerntet.

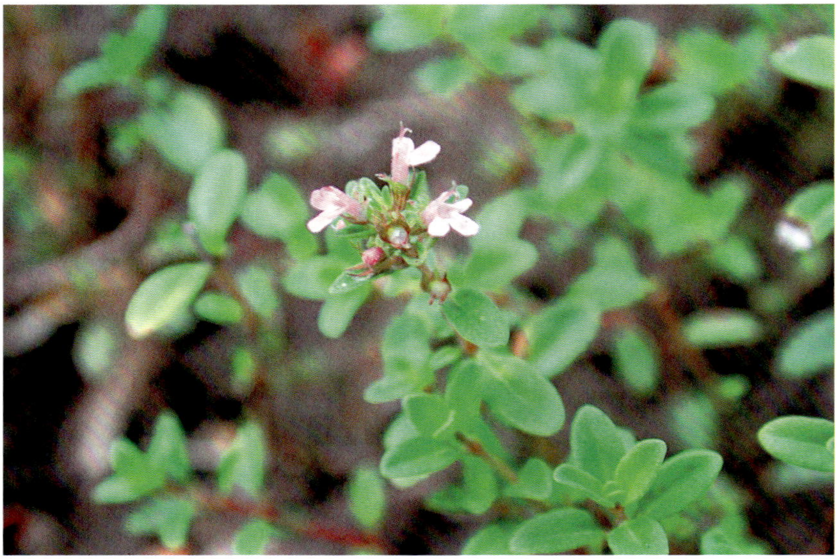

Anwendung: Aus Sandthymian kann man einen sehr aromatischen Kräutertee zubereiten. Dazu nimmt man 1 Esslöffel wilden Sandthymian (oder 2 g kleingeschnittenen Sandthymian) auf 500 ml kochendes Wasser, lässt zugedeckt 10 Minuten ziehen, filtert und trinkt davon täglich 2 bis 3 Tassen.

Sauerkirsche

Prunus cerasus subsp. Cerasus var griotta Ser. Rosaceae

• wirkt harntreibend | • leichte Niereninsuffizienz | • beginnender leicht erhöhter Blutdruck | • Ödeme

Urologie, Rheumatische Erkrankungen

Der Kirschbaum ist ein einheimischer Baum von 2 bis 5 m Höhe, der kultiviert wird. Er hat weiße Blüten. Seine Frucht ist eine rote Steinfrucht, deren fruchttragender Blütenstiel eine schlanke grün-braune Faser von ungefähr 4 cm Länge bildet.

Heilwirkung: Die Stiele der Sauerkirsche sind seit Jahrhunderten als blutreinigendes und harntreibendes Mittel ohne unerwünschte Wirkungen bekannt. Die herkömmlichen in Europa vor allem in ländlichen Gegenden sehr verbreiteten Anwendungsweisen etwa bei Niereninsuffizienz, Nieren- und Blasenentzündung, Harnsteinen, Ödemen aufgrund von Herzproblemen (Insuffizienz der linken Herzkammer), Gicht und Rheuma belegen ihre diuretischen (entwässernden) Eigenschaften, die von ihrem Gehalt an Flavonoiden und Kaliumsalzen herrühren.

Die Stiele der Kirschen werden geerntet, wenn die Früchte im Juni/Juli reif sind.

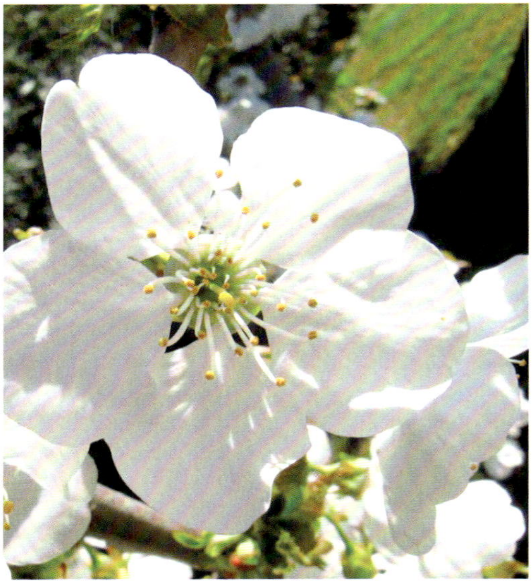

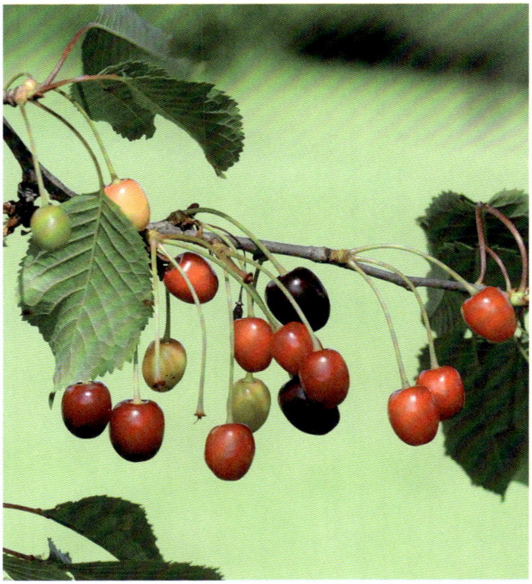

Diese beiden Inhaltsstoffe fördern die Ausscheidung von Wasser durch die Nieren. Die Früchte des Sauerkirschbaums wie auch andere Kirschen sind reich an Vitaminen, Spurenelementen und Fruchtsäuren, die ihnen eine blutreinigende Wirkung bei Kuren verleihen und leicht abführend und kräftigend wirken.

Anwendung: Von der Sauerkirsche kann man einen Absud oder einen Teeaufguss zubereiten. Letzterer ist zwar für sich genommen nicht so wirksam, kann aber häufig in synergistischer Verbindung mit anderen Pflanzen deren Wirkung verstärken. Man nimmt 30 g Kirschstiele pro Liter, lässt 10 Minuten ziehen und trinkt täglich 1 l, vorzugsweise warm. Andernfalls kann man zu den Mahlzeiten je 2 Kapseln à 300 mg einnehmen.

Schafgarbe

Achillea millefolium L. Asteraceae

• Verdauungsstörungen | • Hämorrhoiden | • wirkt appetitanregend
• entzündungshemmend | • Wundheilung

Verdauung, Dermatologie

Die Schafgarbe ist eine mehrjährige wohlriechende Pflanze von 20 bis 70 cm Höhe. Die aufrechten Stängel sind leicht behaart und nicht verzweigt. Die Blätter sind 3-mal so lang wie breit und sehr fein 2- bis 3-fach fiederschnittig. Die kleinen Blütenkörbchen (4 bis 6 mm) mit horizontalen kurzen Röhrenblüten sind weiß, manchmal rosa oder rötlich und bilden eine Scheindolde.

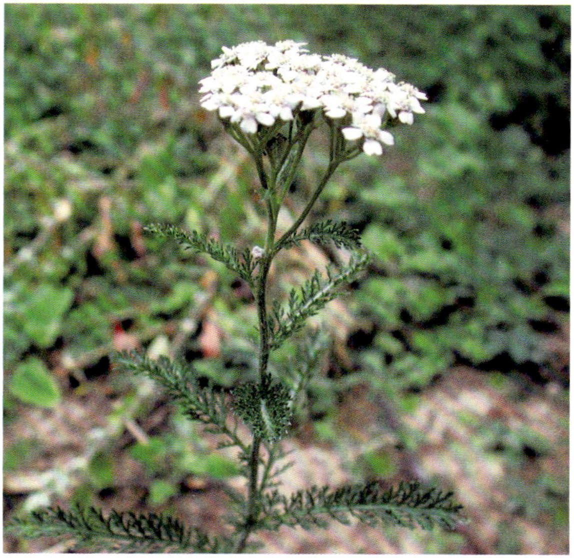

Heilwirkung: Die Schafgarbe wirkt wundheilend, appetitanregend, verdauungsfördernd, kräftigend, antiseptisch sowie fiebersenkend und mildert Hitzewallungen durch ihre progesteronähnlichen Eigenschaften. Außerdem wird sie bei der Behandlung von Hämorrhoiden eingesetzt. Der frische Saft fördert die Durchblutung. Die Schafgarbe regt durch ihre Bitterstoffe bei Magen- und Darmstörungen die

Stängel und Blätter werden zur Blütezeit von Juni bis Oktober geerntet und dann getrocknet. Die Wurzel erntet man nach der Blütezeit. Die Schafgarbe wächst auf kalkhaltigen oder leicht sauren Böden auf Wiesen, Weiden, am Straßenrand und auf Brachland.

Gallensekretion und den Appetit an. Bei Tieren wurde eine entzündungshemmende und leberschützende Wirkung beobachtet. Das ätherische Öl und wässrige Auszüge wirken antibakteriell und antimykotisch.

Anwendung: Zur inneren Anwendung bei Magen-, Darm- oder Gallenkrämpfen und zur Appetitanregung lässt man 10 bis 20 g der Pflanze in 500 ml kochendem Wasser ziehen, und zwar nur 10 Minuten, da die Schafgarbe sonst leicht schwarz wird und ihr Aroma verliert. Dann filtert man und trinkt 3- bis 4-mal täglich zwischen den Mahlzeiten 1 heiße Tasse. Man sollte immer nur kleine Mengen zubereiten.
Zur äußeren Anwendung nimmt man Frischsaft oder eine wässrige Zubereitung bei Hämorrhoiden, einen Teeaufguss oder alkoholische Auszüge zur Spülung bei Entzündungen und zur Wundheilung.

Risiken und Gegenanzeigen: Beim Berühren der Pflanze kann es zu allergischen Reaktionen kommen. In der Schwangerschaft und Stillzeit wird von der Verwendung abgeraten.

Schlehdorn

Prunus spinosa L. Rosaceae

• wirkt stärkend | • Durchfall (Früchte) | • sanftes Abführmittel (Blüten)

Müdigkeit und Immunabwehr, Verdauung

Der Schlehdorn ist ein dorniger Strauch aus der Familie der Rosengewächse, zu denen auch die Heckenrosen (Hagebutte) und Weißdorne gehören. Seine blauen Früchte schmecken bitter und wirken adstringierend (zusammenziehend). Früher wurden die Beeren durch Destillation zu Schnaps verarbeitet oder durch Mazeration zu Muttertinktur.

Heilwirkung: Die Früchte sind reich an Vitaminen, organischen Säuren, Gerbstoffen und Spurenelementen, wirken kräftigend und helfen bei Durchfall. Die Anwendungsweisen entstammen der Volksmedizin, da die Pflanze kaum wissenschaftlich untersucht worden ist. In ländlichen Gebieten waren die Blüten oder Früchte oft in den Hausapotheken zu finden.

Anwendung: Bei allgemeiner Müdigkeit, in Wachstumsphasen oder nach einer Geburt kocht man 1 Handvoll Früchte in 1 l Wasser und trinkt davon nach Belieben. Hierfür kann man Beeren verwenden, die noch nicht vollständig reif sind und dadurch stark adstringierend wirken, oder aber überreife Früchte. Man kann auch Schlehensaft trinken, allerdings wird er meist mit dem Saft anderer roter Früchte gemischt und mit Honig gesüßt, da er im reinen Zustand extrem stark adstringierend wirkt. Die Blüten dagegen fördern die Ausscheidung. Die Schlehe ist dementsprechend ein von Pfarrer Kneipp sehr empfohlenes Abführmittel, da es absolut harmlos ist. Sie wirkt außerdem harntreibend und blutreinigend, was bei Rheuma, Gicht oder einem Ausschlag bei Kindern hilfreich sein kann.

Risiken und Gegenanzeigen: Der Kern der Frucht enthält Blausäure und wirkt je nach der genossenen Menge giftig!

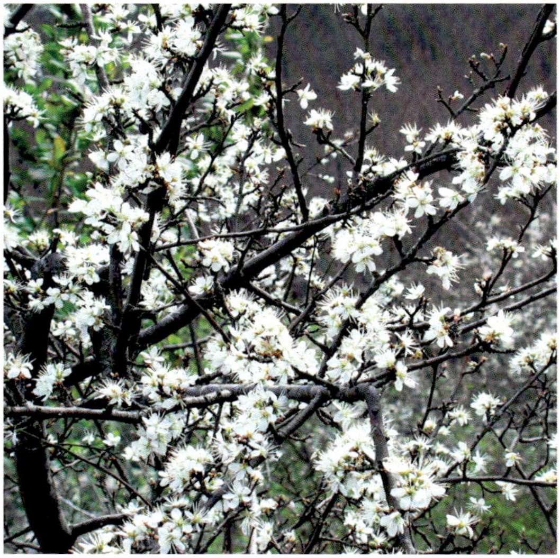

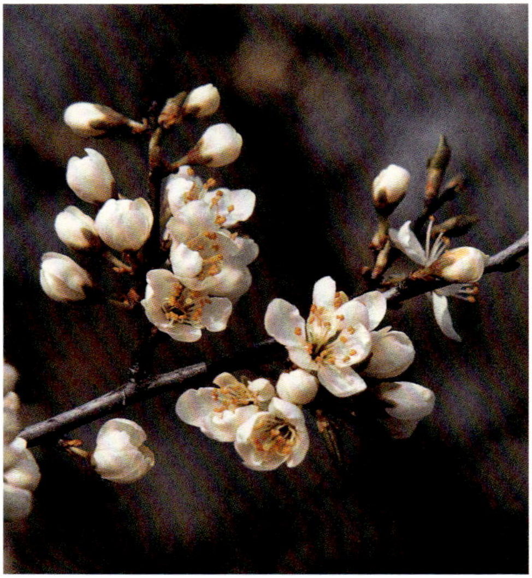

Die Blüten werden gegen April geerntet und getrocknet. Die Früchte erntet man, wenn sie überreif und durch den ersten Frost weicher geworden sind.

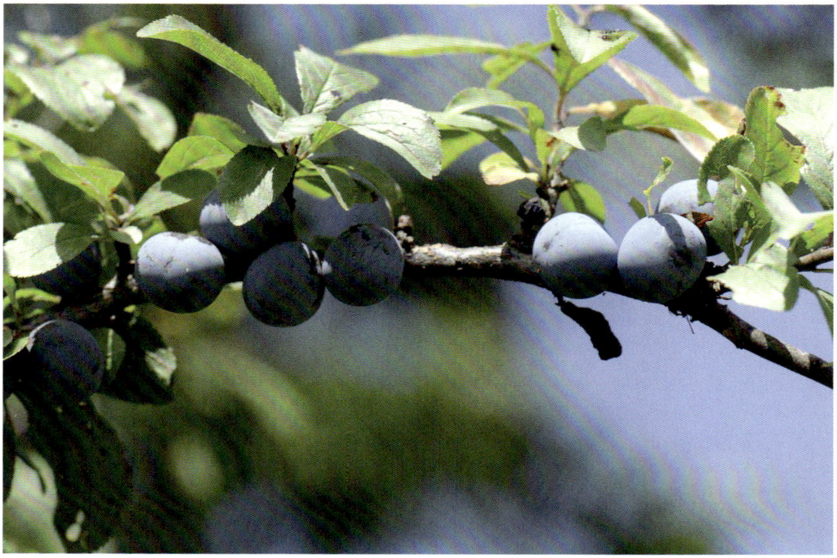

Schlüsselblume

Primula veris L. Primulaceae

• wirkt schleimlösend | • Bronchitis | • grippale Infekte | • schmerzbetäubend

Atemwege und HNO

Die Schlüsselblume ist eine hübsche Frühlingsblume mit einem kräftigen Wurzelstock und länglich-eiförmigen, leicht runzligen Blättern, die zu einer grundständigen Rosette angeordnet sind. Die gelben stark duftenden Blüten bilden am Ende der Blütenstiele sich neigende Dolden. Bei der Echten Schlüsselblume haben die Blütenblätter an der Basis einen orangefarbenen Fleck. Bei einer verwandten, blasseren Art mit ungefähr denselben Eigenschaften, der Primula elatior (L.) Hill, fehlt dieser Fleck.

Heilwirkung: In der Antike wurde diese Pflanze ›Lähmungskraut‹ genannt, sicherlich aufgrund ihrer Wirkung bei Schmerzen, Rheuma und Ödemen und ihrer äußeren Anwendung bei Prellungen. Diese Wirkung geht sehr wahrscheinlich auf ihren Gehalt an Salicylsäurederivaten vor allem in den Wurzeln zurück. Pfarrer Kneipp empfahl sie bei Arthritis. Sie wirkt schleimlösend (d.h. sie verflüssigt Sekrete) und lindernd, sodass sie bei Bronchitis, grippalen Infekten und Lungenentzündungen hilfreich sein kann.
Vor allem die Hohe Schlüsselblume (Primula elatior (L.) Hill) hat krampflösende Eigenschaften. Häufig wachsen diese beiden Schlüsselblumenarten an derselben Stelle, obwohl die Echte Schhlüsselblume im Allgemeinen an feuchten Standorten, in Wäldern oder auf Wiesen geläufiger ist. Letztere hat eine stärkere antibiotische und antimykotische Wirkung.

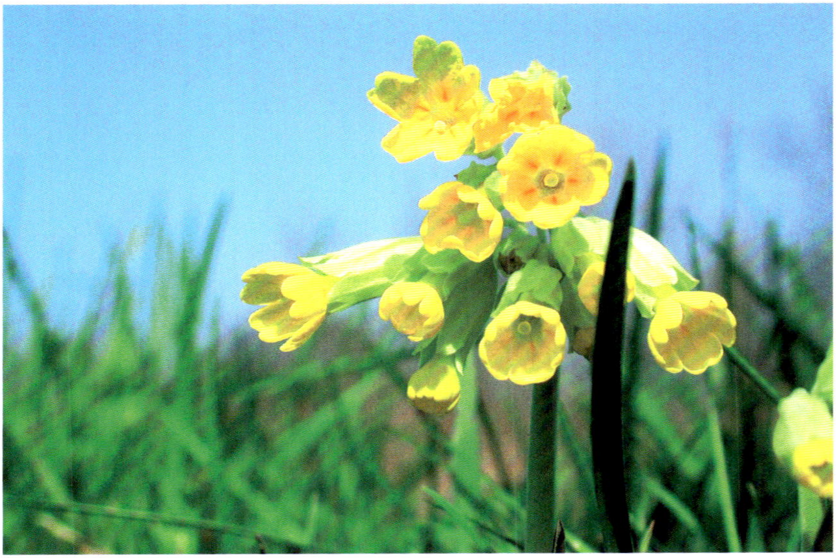

Die Blüten werden von März bis Juni geerntet.

Anwendung: Einen Teeaufguss bereitet man aus 5 bis 8 g (d.h. 3 bis 5 Teelöffeln) Blüten auf 1 l Wasser, lässt 10 Minuten ziehen und trinkt davon 3-mal über den Tag verteilt.
Der Blütenkelch kann dem Getränk ein wenig Bitterkeit verleihen und wird deshalb oft gemieden.

Risiken und Gegenanzeigen: Die Verwendung der 2 wilden Schlüsselblumenarten ist mit keinerlei Problemen verbunden. Es gibt aber auch Schlüsselblumenarten, die Hautallergien hervorrufen. Sie kommen deshalb für einen Teeaufguss nicht infrage.

Schöllkraut

Chelidonium majus L. Papaveraceae

• Warzen | • Leber-Gallen-Insuffizienz | • Steinbildung | • Krämpfe
• Verdauungsbeschwerden

Verdauung, Dermatologie

Das Schöllkraut ist eine mehrjährige verzweigte Pflanze von 60 cm Höhe mit einem aufrechten Stängel. Die wechselständigen bläulich-grünen Blätter sind weich und auf beiden Seiten in 5 bis 7 Segmente tief gelappt bis zur zentralen Blattader. Die kleinen leuchtend gelben Blüten mit 4 kreuzförmig angeordneten Blütenblättern und zahlreichen Staubgefäßen blühen den ganzen Sommer über. Die Frucht ist eine behaarte, ungeteilte, schotenartige Kapselfrucht. Die ganze Pflanze (außer den Samen) enthält einen orange-gelben alkaloidreichen Milchsaft, der sich an der Luft orange-braun verfärbt.

Heilwirkung: Schöllkraut hilft bei Warzen und Hühneraugen. Es wirkt direkt krampflösend auf die glatte Muskulatur und außerdem antidepressiv und hypnotisierend auf das zentrale Nervensystem. Darüber hinaus vermag es die Gallensaftproduktion anzuregen.

Anwendung: Für Leber-Gallen-Erkrankungen gibt es heute gut dosierte pharmazeutische Mittel auf der Basis des Schöllkrautsafts. Zur äußeren Anwendung wird der frische Saft 3- bis 4-mal pro Tag auf die Warzen, Hühneraugen oder Schuppenflechte aufgetragen.

Risiken und Gegenanzeigen: Bei der äußeren Anwendung ist Vorsicht geboten, da die Pflanze durch den hohen Alkaloidgehalt bei starker Dosierung giftig ist und die Gefahr einer lokalen Reizung besteht. Heile Haut sollte gemieden werden. Wegen der Giftigkeit der Pflanze darf sie innerlich nur in Form eines pharmazeutischen Präparates angewendet werden.

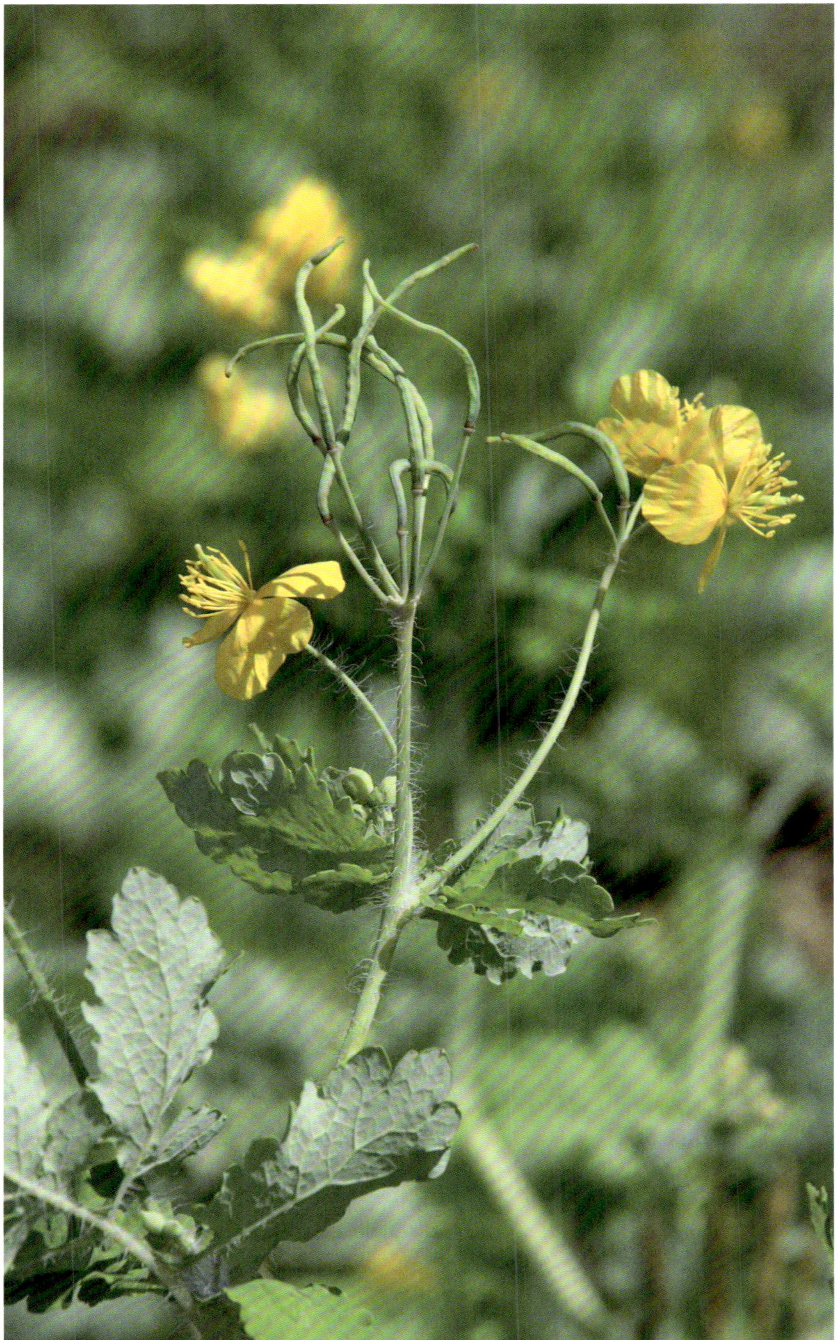

Die ganze Pflanze wird zu allen Jahreszeiten geerntet.

Schwarznessel

Ballota nigra L. Lamiaceae

• Ängstlichkeit | • Schlaflosigkeit | • Nervosität | • Angstzustände • depressive Stimmung | • Einschlafprobleme

Nervosität, Stress und Schlaflosigkeit

Die Schwarznessel ist eine mehrjährige krautige Pflanze, die aus dem südlichen Europa (Mittelmeerraum) stammt und sich in ganz Europa und Nordafrika verbreitet hat. Man findet sie vor allem auf stickstoffhaltigen Böden an Wegrändern und auf Schuttplätzen. Sie hat purpurfarbene Blüten und aufrechte, kantige Stängel. Die ganze Pflanze ist weich behaart. Ihr ätherisches Öl riecht unangenehm. Die Frucht der Schwarznessel ist eine sogenannte Klausenfrucht.
Bei der Unterart Ballota nigra L. ssp. foetida Hayek ist der Geruch so intensiv, dass man ihn bereits wahrnimmt, wenn man sich der Pflanze nähert, während er sich bei der ›gewöhnlichen‹ Schwarznessel erst bemerkbar macht, wenn man die Blätter zerreibt.

Heilwirkung: Die Blüten enthalten verschiedene Inhaltsstoffe mit nervenberuhigenden und antioxidierenden Eigenschaften.

Anwendung: Bei nervös bedingter Schlaflosigkeit (sowohl bei Erwachsenen als auch bei Kindern) und nächtlichem Aufwachen, Ängstlichkeit, Reizbarkeit, bei nervösen Störungen in den Wechseljahren, bei krampfartigem Husten, Magen-Darm-Krämpfen und bestimmten Formen von Ohrensausen kann ein Teeaufguss aus Schwarznesseln helfen, den man aus 15 bis 30 g Blüten pro Liter

Die Ernte der Blüten findet im Juni/Juli statt.

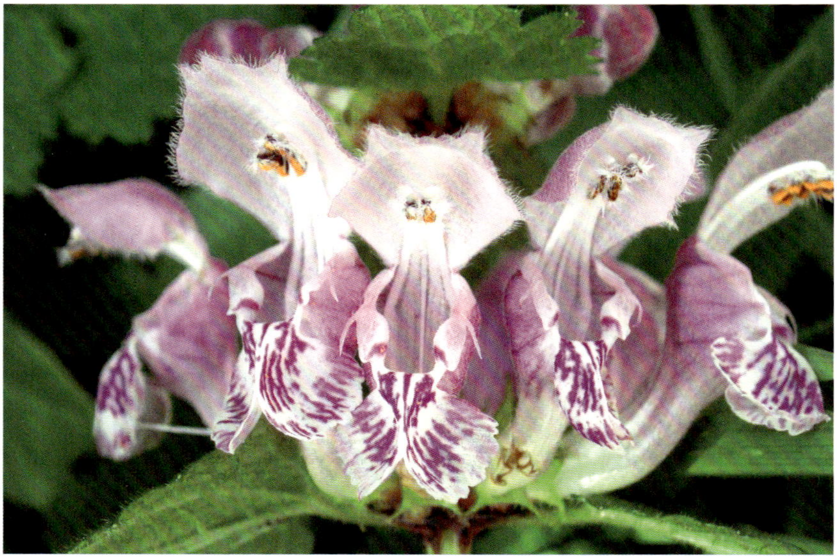

zubereitet und 10 Minuten ziehen lässt. Davon trinkt man täglich 1 Liter. Von der Muttertinktur nimmt man 3-mal täglich 30 Tropfen ein oder vom Trockenextrakt in Form von Kapseln 1 bis 2 g pro Tag.

Risiken und Gegenanzeigen: Die Pflanze enthält Bitterstoffe vom Labdan-Typ (mit Ballotenol als Hauptkomponente), die für die Leber giftig sind. Deshalb ist bei der Anwendung der Schwarznessel Vorsicht geboten.

Senf, Schwarzer

Brassica nigra (L.) W.D.J. Koch Brassicaceae

• Appetitlosigkeit | • rheumatische Schmerzen | • Gelenkschmerzen

Verdauung, Rheuma

Senf ist ein einjähriges Kraut, dessen untere Blätter fiederteilig sind, die oberen ungeteilt und zur Spitze hin lanzettförmig. Die gelben Blüten bilden lockere Doldentrauben, die Früchte sind Schoten mit schwarzen Samen, die am Stängel anliegen. Der Schwarze Senf wird mechanisch geerntet. Die wilden Senfarten (Ackersenf, Sinapis arvensis L., und Weißer Senf, Sinapis alba L.) werden in der gleichen Weise verwendet, sind aber nicht so wirksam. Der Schwarze Senf ist außerdem geschmacksintensiver.

Heilwirkung: Schwarzer Senf ist als Gewürz allgemein bekannt. In der Naturheilkunde werden seine Samen vor allem wegen ihrer sekretions- und verdauungs-

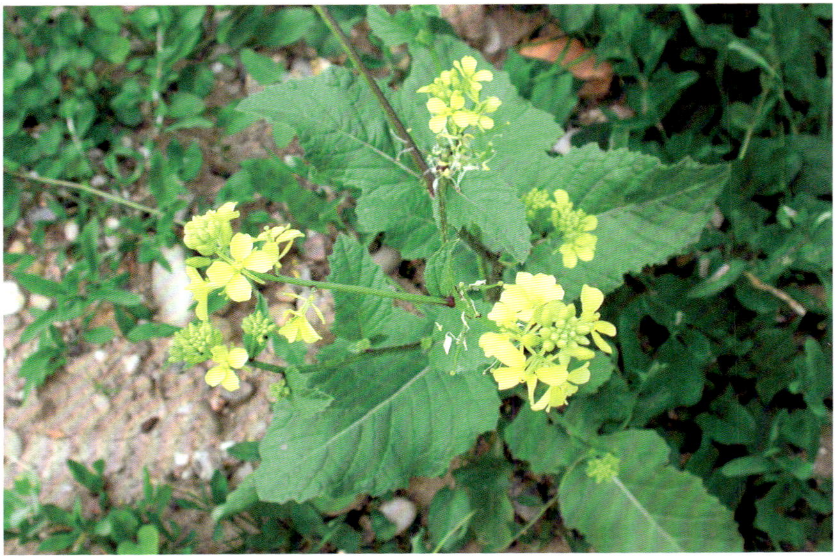

Senfsamen werden von Juni bis September geerntet.

anregenden Wirkung und auch als Mittel zur Durchblutungsförderung geschätzt. Verrührt man die gemahlenen Samen mit kaltem Wasser, kommt seine ganze Schärfe zum Tragen; mit heißem Wasser oder Essig angesetzt ist er dagegen sehr viel milder. Die Blätter können Salaten oder gekochtem Gemüse beigegeben werden.

Anwendung: Zur äußeren Anwendung mischt man 50 g frisches Mehl des Schwarzen Senfs mit 200 g Leinsamenmehl und gibt lauwarmes Wasser hinzu, bis man eine dicke Masse erhält. Diese streicht man auf ein Tuch, wickelt sie ein und legt den Breiumschlag auf die Brust, den Rücken bzw. die schmerzende Stelle. Nach 10 Minuten nimmt man den Umschlag wieder ab.

Risiken und Gegenanzeigen: Der Kontakt mit den Samen kann Hautrötungen auslösen. Breiumschläge dürfen bei schweren Durchblutungsstörungen und Warzen nicht angewendet werden. Lässt man sie zu lange einwirken, rufen sie Bläschen und Geschwüre hervor, die nur schwer abheilen.

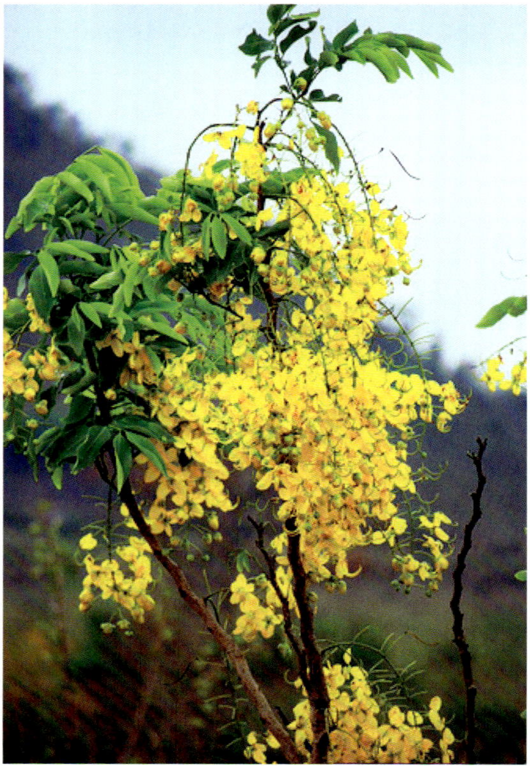

Senna

Cassia angustifolia Vahl Fabaceae

- **wirkt abführend**

Senna ist ein kleiner Strauch, der aus Indien stammt und auch im Jemen und den Wüstenregionen zu finden ist. Er hat paarig gefiederte Blätter und gelbe, von braunen Adern durchzogene Blüten, die in traubigen Blütenständen angeordnet sind. Die flachen, braunen Hülsenfrüchte erreichen eine Länge von 3 bis 5 cm.

Heilwirkung: Senna ist ein starkes Abführmittel, das erstmals im Mittelalter in der arabischen Medizin auftauchte und zur Zeit Molières, der sich über seine Verwendung lustig machte, im Zusammenhang mit Darmreinigungen eine gewisse Berühmtheit erlangte. Zahlreiche verwandte tropische Arten werden

Die Blätter und Schoten der Sennapflanze werden im September geerntet und dann in der Sonne getrocknet.

auf dieselbe Weise eingesetzt. Sennablätter und -früchte enthalten Flavonoide, Schleimstoffe und vor allem anthrachinonhaltige Sennoside (ähnlich wie die Faulbaumrinde), die die Pflanze zu einem verlässlichen, aber auch schleimhautreizenden Abführmittel machen. Es regt die Peristaltik (Darmbewegung) an und bewirkt eine Volumenvergrößerung des Darminhalts, indem es die Wasseraufnahme im Dickdarm fördert. Senna wird bei der symptomatischen Behandlung von Verstopfung angewendet (maximal 10 Tage lang), wenn diätetische Maßnahmen nicht greifen. Seine Wirkung erfolgt 10 bis 12 Stunden nach der Einnahme. Es sollte im Wechsel mit ballaststoffreichen Pflanzen wie z. B. Indischem Flohsamen (siehe Seite 58 f.) eingenommen werden.

Anwendung: In Form von Pulverkapseln nimmt man täglich 500 mg auf 2 Mal verteilt ein. Einen Teeaufguss aus 1 Teelöffel (oder höchstens 2) der Blätter pro Tasse, den man 10 Minuten ziehen lässt, kann man 1-mal täglich zu sich nehmen. Alternativ kann man diesen Teeaufguss aus 10 der weniger schleimhautreizenden Schoten zubereiten. Außerdem gibt es zahlreiche gut dosierte pharmazeutische Produkte.

Risiken und Gegenanzeigen: Dieses Heilmittel ist nur für Erwachsene geeignet und mit Vorsicht anzuwenden. In der Schwangerschaft, Stillzeit und bei einer Herzbehandlung mit Digitalis darf es nicht zum Einsatz kommen. Bei entzündlichen Erkrankungen des Dickdarms, Darmverschluss oder bei unerklärlichen Verdauungsstörungen wird von einer Verwendung abgeraten.

Silberweide

Salix alba L. Salicaceae

• grippale Infekte | • Schmerzzustände | • Rheuma

Rheuma und Schmerzzustände, Atemwege und HNO

Die Silberweide ist ein großer Baum, der Flussufer und feuchte Böden bevorzugt. Der Stamm ist von einer rissigen aschgrauen Rinde bedeckt. Die biegsamen Äste tragen seidig behaarte lanzettliche Blätter. Die gelben Blüten erscheinen in Form von Kätzchen.

Heilwirkung: Die Rinde der Silberweide galt früher als Allheilmittel und hat eine kräftigende und fiebersenkende Wirkung, sie schmeckt bitter und kann gegen Blähungen eingesetzt werden. Salicylsäure, aus der beispielsweise Aspirin® gewonnen wird, war ursprünglich ein Extrakt aus der Weide und dem Mädesüß. Diese beiden Pflanzen sind bis heute für eine medizinische Verwendung vor allem deshalb interessant, weil sie mehrere Salicylalkoholderivate von komplementärer Wirkung enthalten, die weniger Nebenwirkungen aufweisen als ihre isolierten

Wirkstoffe. Die Rinde vermag außerdem Entzündungen zu hemmen und bei Rheuma und Schmerzzuständen zu helfen.

Anwendung: Bei Fieber, Kopfschmerzen, grippalen Infekten, Rheuma und Schmerzzuständen bereitet man einen Absud aus 2 bis 3 g Rinde, den man ungefähr 10 Minuten ziehen lässt und dann filtert. Davon trinkt man vor jeder Mahlzeit 1 Tasse. Alternativ nimmt man täglich 3 Kapseln von ungefähr je 300 mg.

Risiken und Gegenanzeigen: Die Salicylalkoholderivate dürfen bei einer entsprechenden Allergie oder Aspirin®-Unverträglichkeit nicht eingenommen werden. Bei vielen kardiovaskulären Erkrankungen darf die Pflanze nur unter ärztlicher Kontrolle angewendet werden, da sie das Blut verflüssigt bzw. die Gerinnung hemmt. Auch bei der gleichzeitigen Einnahme von entzündungshemmenden Mitteln ist das Risiko einer Blutung erhöht. Da Salicylate im Verdacht stehen, bei Kindern das Reye-Syndrom auszulösen, darf die Pflanze Kindern nicht verabreicht werden.

Die Rinde der Silberweide wird im März vor der Blüte geerntet.

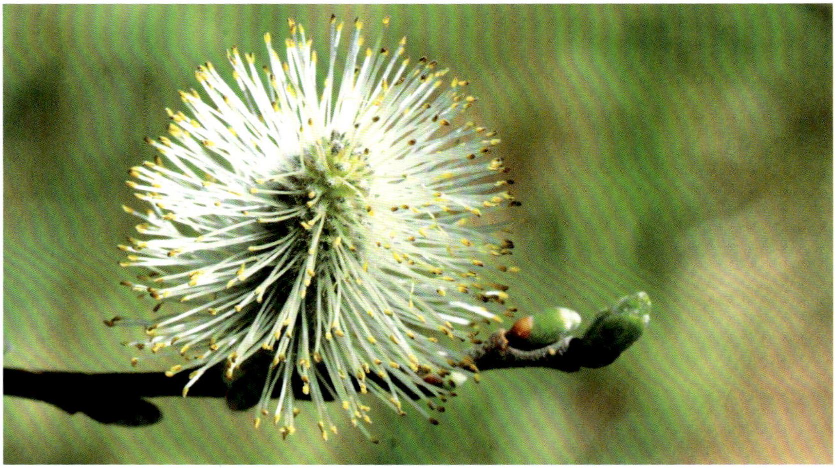

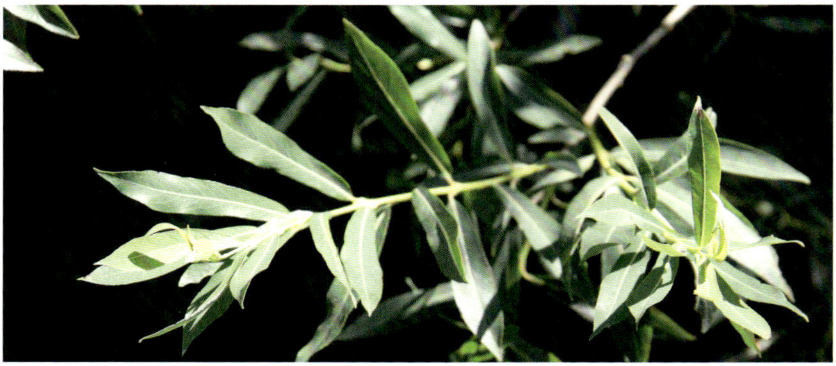

Soja

Glycine max (L.) Merr. Fabaceae

• Hitzewallungen | • Beschwerden vor und in den Wechseljahren

Soja ist eine einjährige, mit der Bohne verwandte Pflanze der Familie der Hülsenfrüchte. Sie gehört zu den Kletterpflanzen und erreicht eine Höhe von 30 bis 130 cm. Die lang gestielten Blätter sind behaart und bestehen meist aus 3 unpaarig gefiederten, ganzrandigen Blättchen, ähnlich wie bei der Bohne. Die weißen oder purpurfarbenen Blüten stehen in blattachselbürtigen oder endständigen Trauben. Die strohgelben, grauen oder schwarzen Hülsenfrüchte sind behaart.

Heilwirkung: Die Auszüge aus nicht gentechnisch verändertem (GVO) Soja wirken ein wenig wie Östrogene und enthalten kaum Proteine. Die Soja-Isoflavone sind vor allem wegen ihrer Wirkung bei Hitzewallungen bekannt geworden; man stützt sich dabei auf Statistiken aus Japan, wo Soja in größeren Mengen konsumiert wird. Gynäkologen verschreiben oft eine Kombination von Phytoöstrogenen und Phytoprogesteronen (mit Prä- und Probiotika, d.h. mit Zusätzen, welche die Darmflora günstig beeinflussen und damit eine gute Aufnahme dieser Phytohormone ermöglichen).

Anwendung: Asiaten konsumieren vor allem fermentierte Sojabohnen. Der positive Einfluss der Sojapflanze bei Herz-Kreislauf-Erkrankungen ist besonders groß, wenn die tierischen Proteine vollkommen durch Soja-Proteine ersetzt werden oder wenn man Sojalezithin verwendet, das ebenfalls aus den Samen extrahiert wird.

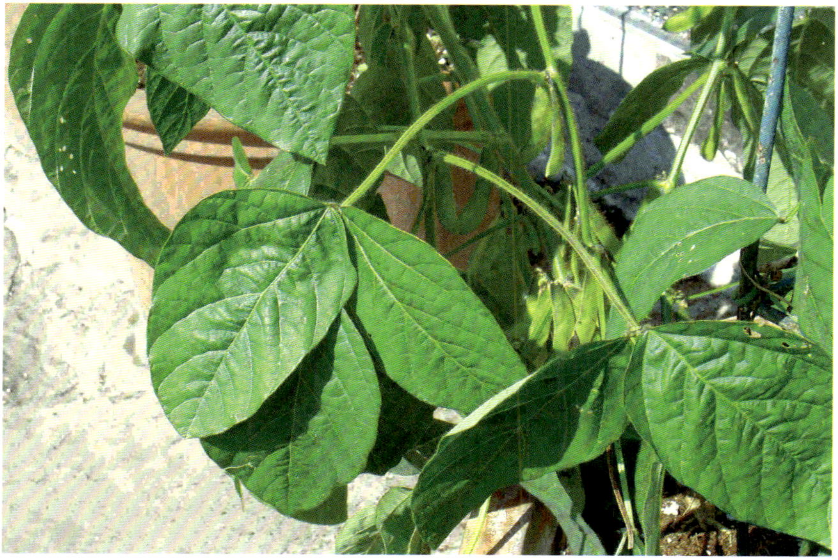

Von der Sojapflanze werden die Samen verwendet. Sie werden im Herbst geerntet, wenn ihr Wassergehalt unter 14 % liegt.

Soja-Isoflavone werden häufig in der Zeit vor den Wechseljahren eingesetzt, um Beschwerden wie z.B. Hitzewallungen zu lindern, die durch das Abfallen des Östrogenspiegels entstehen, oder um einer Osteoporose (Knochenschwund) vorzubeugen. Für die Dosierung gilt, dass eine Frau von ungefähr 60 kg Körpergewicht täglich 60 mg Isoflavone einnehmen sollte (in Form eines Spezialpräparats mit fester Dosierung).

Risiken und Gegenanzeigen: In der Schwangerschaft wird von der Einnahme von Phytoöstrogenen abgeraten. Bei hormonabhängigen Tumoren müssen sie ebenfalls gemieden werden. Manche Menschen reagieren allergisch auf Soja.

Sonnenhut

Echinacea purpurea (L.) Moench. Asteraceae

• Stärkung der Abwehrkräfte | • Grippe | • Schnupfen | • Bronchitis • Herpes | • Blasenentzündung | • Pilzerkrankungen

Müdigkeit und Abwehrkräfte, Atemwege und HNO, Urologie

Der Sonnenhut hat eine spindelförmige Wurzel, einen aufrechten Stängel, ganzrandige, lanzettliche Blätter und große endständige Korbblüten. Am Rand des Blütenkörbchens sitzen die weißen, rosa- oder purpurfarbenen Strahlenblüten, die meist schlaff nach unten hängen und ihr das Aussehen einer großen purpurfarbenen Margerite verleihen.

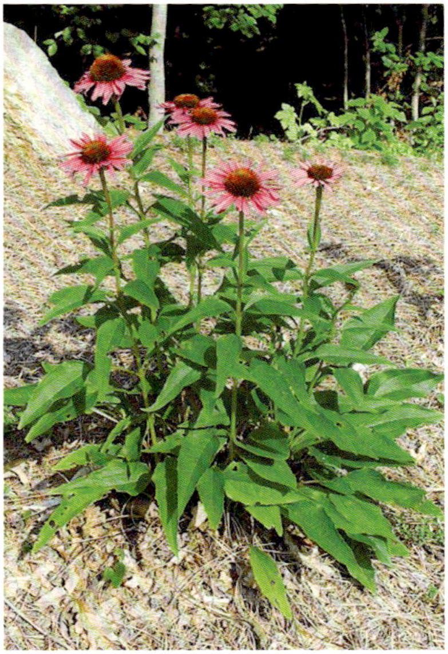

Heilwirkung: Die Pflanze hat die Fähigkeit, das körpereigene Immunsystem anzuregen, sie wirkt sowohl vorbeugend als auch heilend bei bakteriellen Infektionen, Grippe, Herpes, Blasenentzündung oder einer Pilzerkrankung (Candidose) etc. Sie verhindert, dass das Bindegewebe angegriffen wird, begrenzt die Ausbreitung der Krankheitserreger und unterstützt Zellen, die an der Immunabwehr beteiligt sind, indem sie die Aktivität der Makrophagen fördert, die Anzahl der weißen Blutkörperchen steigert und die Vermehrung von in der Milz gebildeten Abwehrzellen anregt usw. Darüber hinaus wirkt der Sonnenhut antiviral und vermag die Leistungsfähigkeit zu steigern.

Anwendung: Zur Vorbeugung kann man eine Kur mit Echinacea über acht Wochen durchführen, indem man täglich 2 Kapseln zu je 300 mg einnimmt. Anschließend setzt man 1 Woche lang aus. Bei der Behandlung von grippalen Infekten, Halsschmerzen oder akuten Erkältungskrankheiten mit

Husten und Fieber nimmt man täglich 3 Kapseln à 300 mg vor den Mahlzeiten ein. Wenn eine Wunde schlecht heilt oder eine Hautentzündung vorliegt, kann der frische, pure Saft auch lokal angewendet werden.

Risiken und Gegenanzeigen: Echinacea stärkt die Immunfunktion und darf deshalb nicht gleichzeitig mit immunsuppressiven Medikamenten (z.B. nach einer Organtransplantation) eingenommen werden. Auch bei Systemerkrankungen wie Aids sowie bei Tuberkulose und Autoimmunerkrankungen wie Multipler Sklerose, Bindegewebserkrankungen (Kollagenosen) oder Lupus erythematodes etc. muss auf Echinacea verzichtet werden, ebenso bei einer Neigung zu Allergien, insbesondere gegen Korbblütler.
Während einer Chemotherapie darf Echinacea nur unter ärztlicher Aufsicht eingesetzt werden.

Der Sonnenhut wächst auf trockenen Wiesen und Hügeln und ausgetrockneten Sandbänken. Im Mai und im Juni wird die Wurzel (oder die ganze Pflanze mit der Wurzel) geerntet.

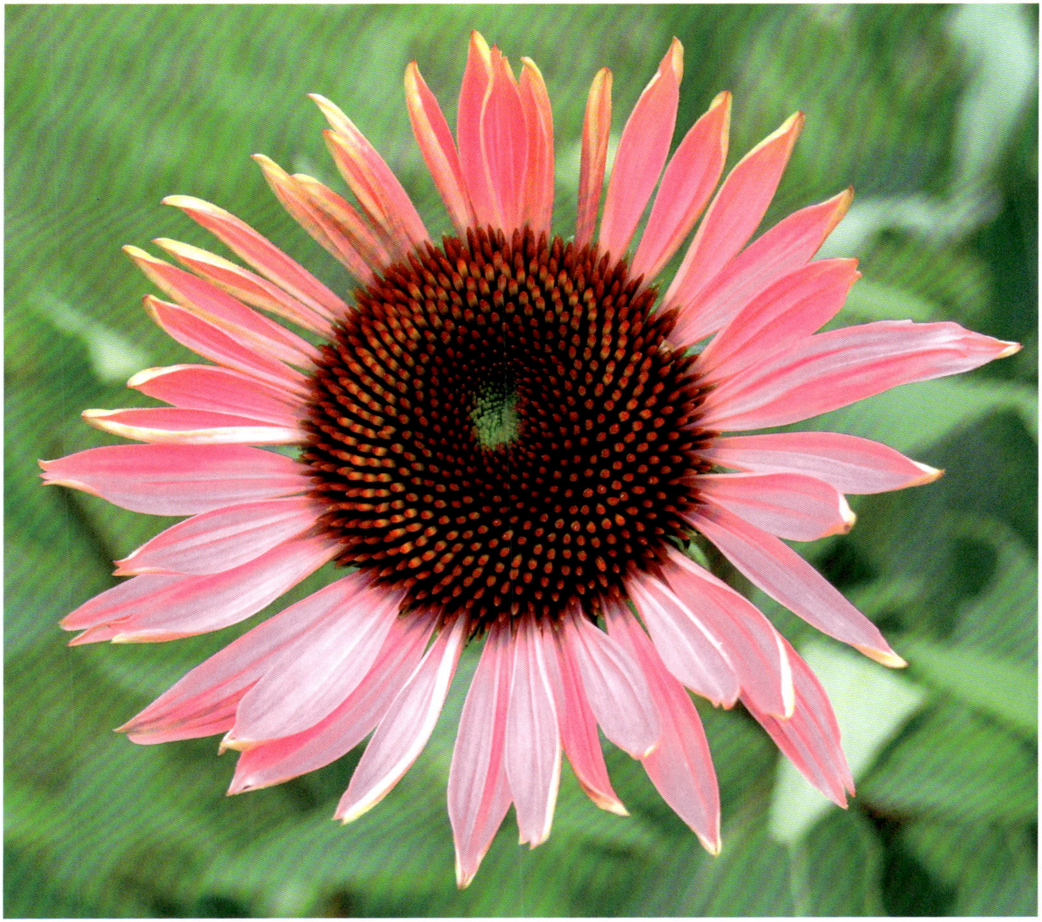

Spirulina

Arthrospira platensis et maxima Phormidiaceae

• Appetitzügler | • Kräftigung | • Müdigkeit | • Rekonvaleszenz

Müdigkeit und Immunabwehr

Die Spirulina ist eine Süßwasser-Mikroalge und gehört zur Gattung der Cyanobakterien, die früher als ›Blaualgen‹ bezeichnet wurden. Die wichtigste Art, die gegenwärtig auf dem Markt angeboten wird, ist Arthrospira platensis. Sie wird in zahlreichen Ländern kultiviert, muss aber gut kontrolliert werden, da Blaualgen größere Mengen von Schwermetallen aufnehmen können. Spirulina besteht zu knapp 70 % aus Proteinen (enthält also doppelt so viel Protein wie Soja oder Hefe und 3-mal so viel wie Fisch oder mageres Fleisch) und mehrfach ungesättigten Fettsäuren (Gamma-Linolensäure und Omega-6-Fettsäure). Außerdem ist Spirulina sehr reich an Vitaminen (A, nicht verwertbares B_{12}, E), Eisen und Beta-Karotin.

Heilwirkung: Die antioxidierenden und immunstimulierenden Eigenschaften der Spirulina werden in der Krebsforschung intensiv untersucht. Aufgrund ihres Reichtums an Proteinen wird sie zur Unterstützung des Muskeltrainings und wegen ihres appetitzügelnden Effekts auch bei Schlankheitskuren empfohlen, ebenso bei Müdigkeit und in der Rekonvaleszenz. In jedem Lebensalter wirkt Spirulina kräftigend.

Anwendung: Auch wenn keine spezielle Dosierung für therapeutische Anwendungen festgelegt wurde, liegt die geläufige Dosierung für Spirulina als Nah-

Die Azteken zogen eine Art ›blauen Schlamm‹ mit hohem Nährwert aus dem Texcoco-See, das Tecuitatl – Spirulina. Dieses wird durch Filtervorgänge in warmen salzigen oder alkalischen Gewässern gewonnen. Bei der Ernte muss die Temperatur des Wassers zwischen 20 und 25 °C betragen.

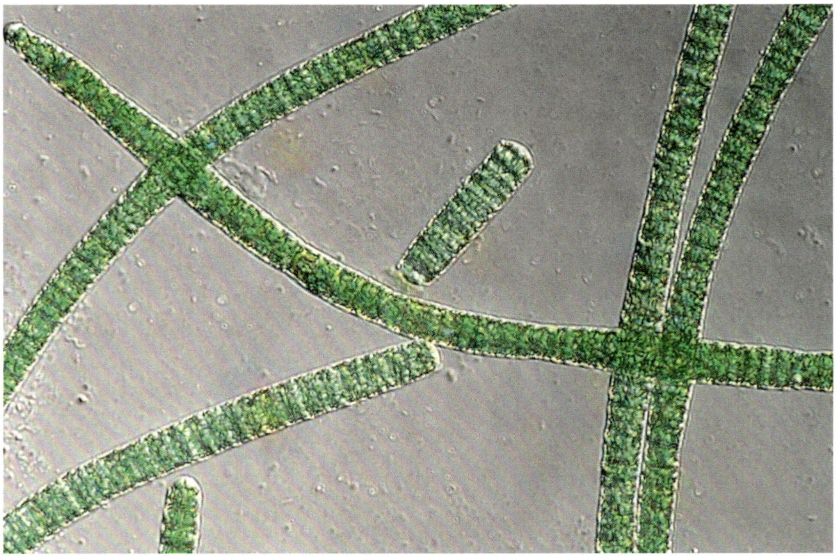

rungsergänzung bei 1 bis 5 g pro Tag. Die Kapseln sollten vor einer Mahlzeit eingenommen werden. Da Spirulina ein sehr konzentriertes Nahrungsmittel ist und entgiftende Eigenschaften hat, wird empfohlen, mit einer Dosis von 1 g pro Tag zu beginnen und diese wenn nötig pro Woche um 1 g zu erhöhen.

Stechpalme

Ilex aquifolium L. Aquifoliaceae

• wirkt fiebersenkend | • abführend

Verdauung

Die Stechpalme ist ein Strauch, manchmal sogar ein Baum, der eine Höhe von 8 bis 10 m erreichen kann. Die dunkelgrünen Blätter sind glänzend, stachlig und auch im Winter grün. Die Blüte findet im Mai und Juni statt, als Früchte werden rote, seltener gelbe Beeren gebildet, die im Herbst reif werden.

Heilwirkung: Die Blätter haben fiebersenkende, kräftigende Eigenschaften und wirken krampflösend auf den Magen.

Anwendung: Die Pflanze wird nur noch in ländlichen Gebieten in der Volksmedizin verwendet. Man gibt 40 g der getrockneten Blätter in 1 l kaltes Wasser und lässt sie 20 Stunden lang bei Zimmertemperatur einweichen. Dann seiht man ab, gibt kochendes Wasser über die Blätter und lässt 10 Minuten ziehen. Diesen Pflanzenauszug trinkt man über den Tag verteilt.

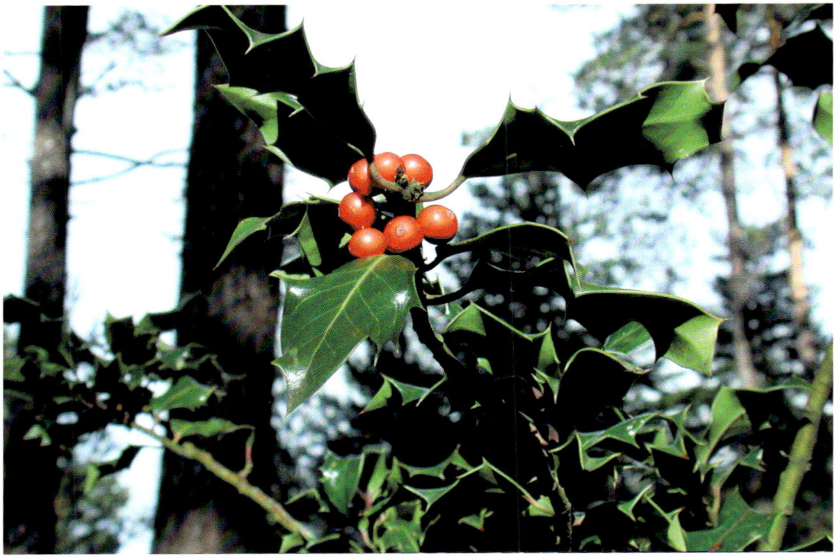

Die Blätter können das ganze Jahr über geerntet werden.

Risiken und Gegenanzeigen: Die Früchte haben eine abführende Wirkung und lösen bei Erwachsenen Koliken, Übelkeit und Erbrechen aus. Bei Kindern hat der Verzehr von mehr als 10 Früchten akute Magenschleimhautentzündungen mit Austrocknungserscheinungen ausgelöst, die teilweise bis zum Kollaps und zum Tod geführt haben.

Steinklee, Gelber

Melilotus officinalis (L.) Pall. oder Melilotus altissima Thuill. Fabaceae

• Hämorrhoiden | • Ödeme | • schwere Beine | • Krampfadern | • Entwässerung (Diuretikum) | • Verdauungsbeschwerden | • Verstauchungen

Blutkreislauf, Verdauung, Urologie

Der Gelbe Steinklee ist eine 1- oder 2-jährige krautige Pflanze von 30 bis 90 cm Höhe, mit grünen geriffelten Stielen und gezähnten Blättern, die in 3 Teilblättchen gefiedert sind. Die gelben Blüten sind in Trauben angeordnet und riechen angenehm. Die Frucht ist eine ovale Hülse von braun-gelber Farbe.

Anwendung: Wenn der Gelbe Steinklee länger angewendet wird, erzielt er interessante Ergebnisse bei Hämorrhoiden, schweren Beinen und der Neigung zu Krampfadern. Man übergießt dazu 1 bis 2 Löffel getrockneter Blüten mit 1 Tasse kochendem Wasser, lässt 5 Minuten ziehen, filtert und trinkt davon 3 bis 4 Tassen täglich. Von Kapseln zu ungefähr 300 mg nimmt man je 1 Kapsel zu den 3 Hauptmahlzeiten. Bei Verdauungsbeschwerden wie träger Verdauung, Blähbauch oder Blähungen und zur Entwässerung verwendet man dieselbe Dosis wie oben.

Die Blütenknospen werden im Juli geerntet.

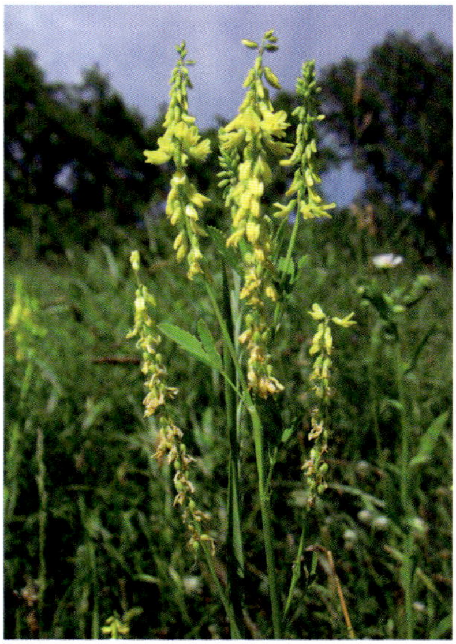

Bei gereizten Augen oder einer Blutung kann man den Steinklee auch äußerlich anwenden: 2- bis 3-mal pro Tag lässt man einen Absud (10 Minuten Kochzeit) von 20 g Blüten auf 150 ml Wasser auf die Augen oder die betroffene Stelle einwirken.

Risiken und Gegenanzeigen: Bei einer Behandlung mit gerinnungshemmenden Mitteln wird vom Gelben Steinklee wegen seines Gehalts an Cumarin abgeraten. Wenn der Weiße Steinklee, eine verwandte Art mit weißen Blüten, durch Pilzbefall verdorben ist, bildet er einen gerinnungshemmenden Stoff, das Dicumarin. Diese Substanz ist in zahlreichen Medikamenten enthalten, hat aber bei schlechter Konservierung und Trocknung der Pflanze bei Tieren auch zu Vergiftungen und hämorrhagischen Symptomen (Blutungen) geführt. Dasselbe gilt für den Gelben Steinklee.

Sternanis, Echter

Illicium verum Hooker, Illiciaceae

• Blähungen | • Verdauungsprobleme | • Appetitlosigkeit

Die verholzende Fruchtkapsel des Sternanis ist aus 8 sternförmigen Bälgen zusammengesetzt, in denen jeweils 1 glänzender Same liegt. Sternanis wird in Europa im September, in China im Sommer reif für die Ernte.

Heilwirkung: Sternanis besitzt verdauungsfördernde und das Verdauungssystem beruhigende Eigenschaften. Das ätherische Öl des Sternanis, das zu fast 90 % aus trans-Anethol besteht, unterscheidet sich vom Echten Anisöl durch seinen Gehalt an Fenchon und das Fehlen eines Isomers vom Pseudoisoeugenol-Typ. In Europa wird der Sternanis häufig zur Herstellung von Anisschnaps und für den medizinischen Wirkstoff Oseltamivir verwendet, welcher in dem Grippemittel Tamiflu® enthalten ist.

Anwendung: Bei Blähungen bereitet man einen Tee aus 6 bis 8 Sternen, den man 15 bis 20 Minuten ziehen lässt. Davon trinkt man jeweils 10 bis 15 Minuten nach den Hauptmahlzeiten 1 Tasse. In Form von Pulverkapseln kann man 2- bis 3-mal täglich 300 mg einnehmen. Die Dauer der Behandlung hängt von den Beschwerden ab, sollte jedoch bis zum Verschwinden der Symptome oder einer deutlichen Verbesserung fortgesetzt werden, ohne aber den Zeitraum von ungefähr 10 bis 15 Tagen zu überschreiten. Man kann auch eine Kur durchführen, bei der man immer 1 Woche behandelt und in der folgenden Woche pausiert.

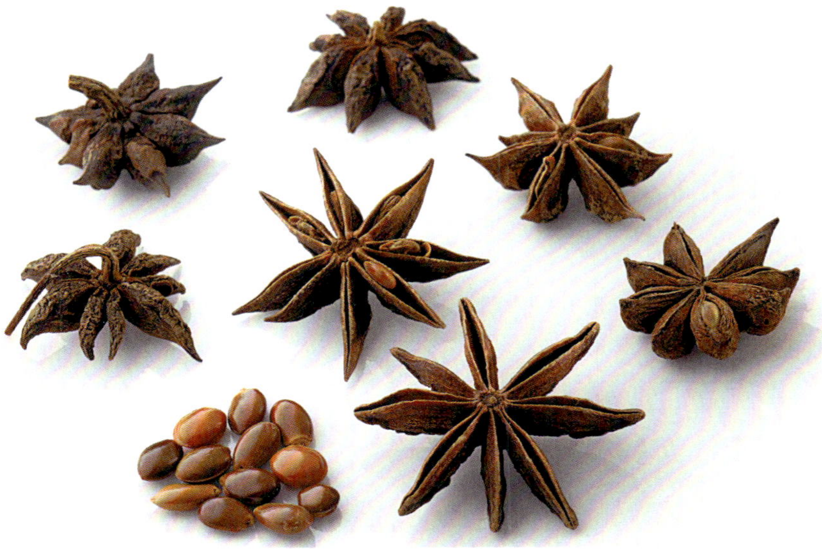

Chinesischer Anis oder Sternanis, der in Vietnam, Kambodscha, Laos, Japan und auf den Philippinen angebaut wird, ist die Frucht eines immergrünen tropischen Baumes aus Südchina.

Risiken und Gegenanzeigen: Der Echte Sternanis kann mit dem Japanischen Sternanis verwechselt werden, wenn die Vertriebswege nicht sicher sind. Aufgrund seiner Giftigkeit darf der Japanische Sternanis nur für andere Zwecke als zum menschlichen Verzehr nach Deutschland eingeführt werden. Bei Sternanis darf man die Höchstdosierung nicht überschreiten und er darf nur für kurze Zeit eingenommen werden. Sein ätherisches Öl wirkt in höherer Dosierung toxisch auf das Nervensystem und kann Krämpfe auslösen.

Stiefmütterchen, Wildes

Viola tricolor L. Violaceae

- **Reinigung der Haut bei Eiterflechte (Impetigo contagiosa), Akne, Ekzemen und Juckreiz**

Dermatologie

Das Wilde Stiefmütterchen ist eine 1-jährige bis mehrjährige krautige Pflanze, die Wuchshöhen von 10 bis 40 cm erreicht. Sie entwickelt 4 nach oben gerichtete Blütenblätter und 1 einziges, das nach unten weist. Die trichterförmige Narbe ist von einer 1-, 2- oder 3-farbigen Blütenkrone umgeben.

Heilwirkung: Diese Pflanze enthält Salicylsäure und Schleimstoffe, was ihr eine mildernde und schleimlösende Wirkung bei fieberhaften Erkältungen und Entzündungen der Atemwege und des Rachenraums verleiht, auch wenn diese Wirkung schwächer als beim Duftveilchen ist. Das Wilde Stiefmütterchen vermag

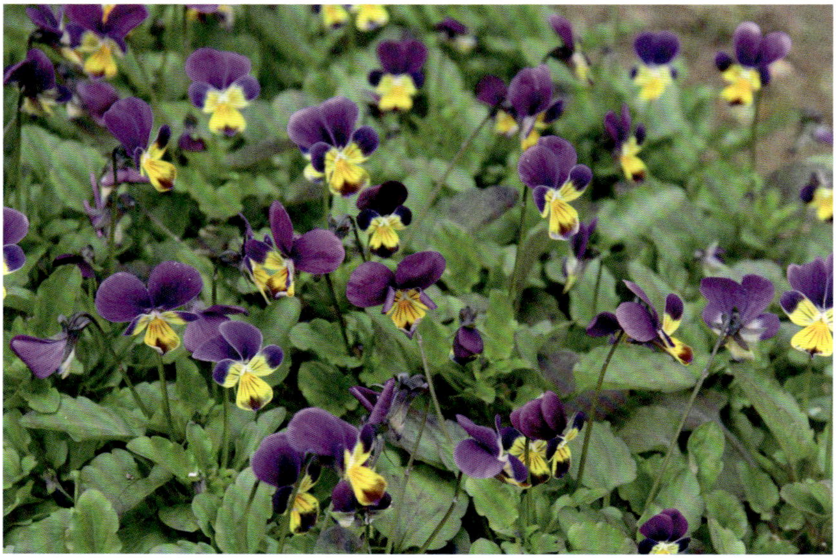

Das Wilde Stiefmütterchen wird am besten im Juni und Juli frühmorgens geerntet, wenn der Tau verdunstet ist. Man sollte sehr vorsichtig mit dieser Pflanze umgehen und sie schnell vor der Sonne geschützt trocknen, um den Zustand der Blüten zu konservieren.

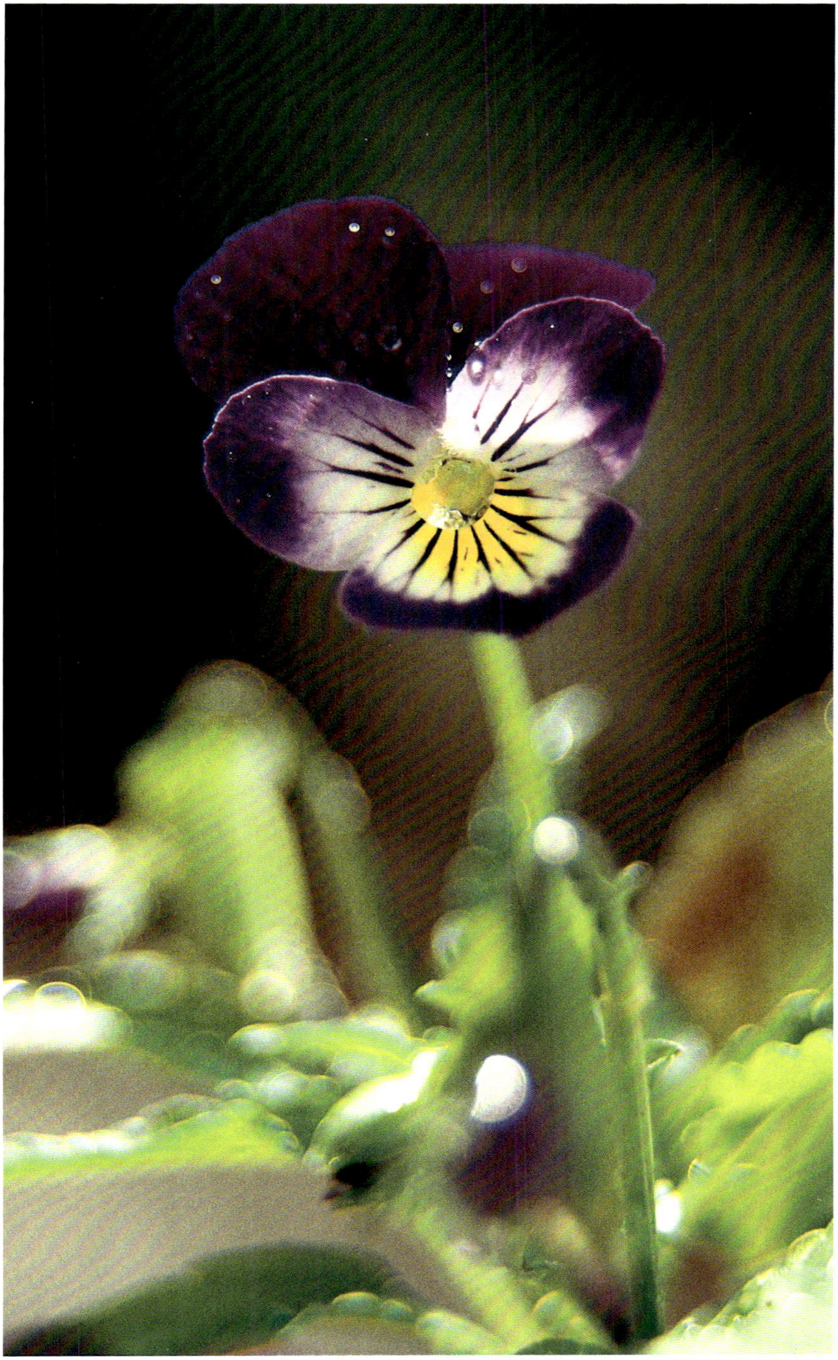

durch seinen Gehalt an Salicylsäurederivaten Entzündungen zu hemmen und wird deshalb traditionell vor allem bei Hautproblemen wie Milchschorf, Ausschlag, Juckreiz, Akne, Ekzemen, Schuppenflechte, Eiterflechte (Impetigo contagiosa) und anderen Flechten angewendet. Außerdem wirkt es leicht harntreibend, abführend und stärkend und kann auch bei Rheuma hilfreich sein.

Anwendung: Zur inneren Anwendung bei Akne, Ekzemen, Eiterflechte oder Juckreiz bereitet man einen Tee aus 1,5 g der oberirdischen getrockneten Pflanzenteile auf 1 Tasse kochendes Wasser, lässt 10 Minuten ziehen und filtert anschließend. Von diesem Tee trinkt man täglich 3 Tassen zwischen den Mahlzeiten. Ansonsten kann man täglich 1 bis 2 g der Pflanze in Form von Kapseln auf 3 Mal verteilt zu den Mahlzeiten einnehmen.
Zur zusätzlichen Behandlung von Akne oder seborrhoischen Erkrankungen der Kopfhaut kann man die Pflanze auch äußerlich anwenden. Dazu tränkt man eine Kompresse mit Teeaufguss aus 30 g frischen Blüten auf 600 ml kochendes Wasser, den man 10 Minuten ziehen ließ. Eine solche Kompresse legt man morgens und abends auf die betroffene Stelle.

Risiken und Gegenanzeigen: Bei kleinen Kindern sollte das Wilde Stiefmütterchen nicht innerlich angewandt werden. Bei der innerlichen Anwendung frischer Pflanzen können sich diese als leicht toxisch erweisen.

Süßholz (Lakritze)

Glycyrrhiza glabra L. Fabaceae

- **Magenschleimhautentzündungen** | • **Magengeschwüre**
- **Katarrhalischer Husten, Bronchitis** | • **Entzündungskrankheiten der Haut**

Verdauung, Atemwege und HNO, Dermatologie

Das Süßholz ist eine mehrjährige krautige Pflanze von 1 bis 1,5 m Höhe mit wohlriechenden Wurzeln. Es hat unpaarig gefiederte Blätter, violette Schmetterlingsblüten in kurzen, aufrechten Ähren und Hülsenfrüchte.

Heilwirkung: Die süß schmeckenden Wurzeln enthalten starke Wirkstoffe wie das Glycyrrhizin, ein Glykosid, das der Lakritze ihre leberschützenden, schleimlösenden, auswurffördernden und entzündungshemmenden Eigenschaften verleiht, das jedoch auch Bluthochdruck in Verbindung mit Ödemen fördert und einen Kaliumverlust bewirkt.
Wegen seiner antiviralen, entzündungshemmenden und schleimhautschützenden Wirkung wird Süßholz bei Magen- oder Zwölffingerdarmgeschwüren, chronischer Magenschleimhautentzündung, Halsschmerzen, Mandelentzündung, Husten, Aphthen, viralen Entzündungen (besonders Schnupfen) und Entzündun-

gen der Atemwege (wie Katarrhe, Husten und Bronchitis) angewendet sowie zur äußeren Behandlung bei Ekzemen, Schuppenflechte und Herpes.

Anwendung: Bei einer einfachen Magenschleimhautentzündung nimmt man Süßholz in Form von Pulverkapseln zu den Mahlzeiten ein, und zwar in einer Dosierung von 0,6 g täglich (bei anderen Erkrankungen bis 15 g täglich). Diese Behandlung darf höchstens 6 Wochen dauern. Vom Flüssigextrakt nimmt man 3-mal täglich 1 Teelöffel zu sich. Für einen Teeaufguss lässt man ½ Teelöffel Süßholz pro Tasse 10 Minuten ziehen und trinkt täglich 3 Tassen.

Risiken und Gegenanzeigen: Bei Bluthochdruck, Lebererkrankungen wie Hepatitis mit Gallestauungen oder Leberzirrhose, schwerer Niereninsuffizienz oder Herzinsuffizienz sowie während der Schwangerschaft und Stillzeit darf Süßholz nicht angewendet werden. Bei der gleichzeitigen Einnahme von Digitalis oder seinen Derivaten, bestimmten entwässernden Medikamenten sowie von Kortikoiden wie auch der Pille kann es zu Wechselwirkungen kommen.

Süßholz wächst wild auf sonnigen Wiesen des Balkans, im Mittelmeerraum und im südwestlichen Indien. Die Wurzeln und ihre Ausläufer werden bei 3-jährigen Pflanzen im Herbst geerntet.

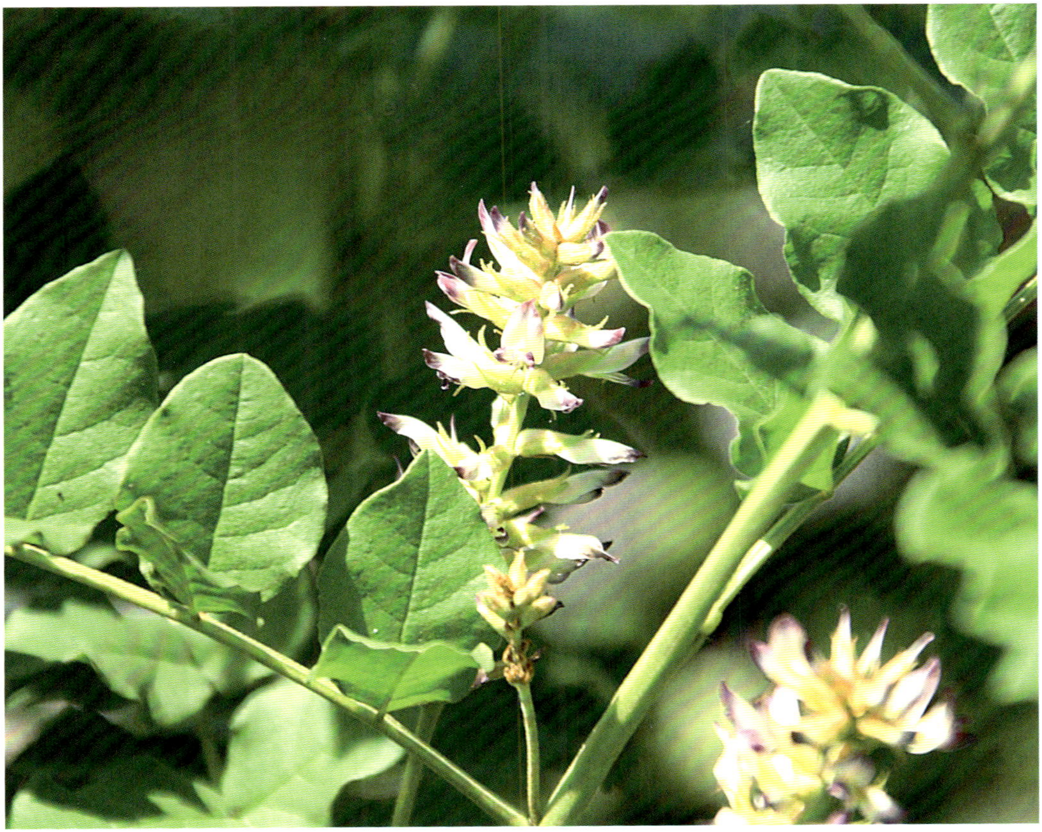

Taigawurzel, Borstige

Eleutherococcus senticosus Maxim. Araliaceae

• Anpassung an Stresssituationen | • wirkt allgemein stärkend | • regt das Immunsystem an | • Schwächezustände | • Viruserkrankungen • hoher Cholesterinspiegel | • Diabetes

Müdigkeit und Erschöpfung, Stoffwechsel und Ernährung

Die Taigawurzel ist ein Strauch aus China, der mit Stacheln besetzt ist, 2 bis 3 m hoch wird und vor allem in Mischwäldern wächst. An langen Stängeln sitzen 5-fächrig zusammengesetzte Blätter. Die männlichen violetten, weiblichen gelben und zwittrigen gelblichen Blüten sind zu kugelförmigen Dolden angeordnet. Aus den weiblichen Blüten entwickeln sich schwarze Beeren.

Die Wurzel dieser Pflanze wird im Frühling zu Beginn der Wachstumsphase geerntet oder im Herbst kurz bevor die Blätter fallen, dann ist ihr Gehalt an Wirkstoffen am höchsten.

Heilwirkung: Die Taigawurzel hilft dem Organismus, sich an Stresssituationen anzupassen, sie wirkt anregend auf das zentrale Nervensystem, sodass Müdigkeit und Schwäche nachlassen, sowie auf Hormondrüsen (die Nebennieren und die Geschlechtsdrüsen) und das Immunsystem. Außerdem hat sie entzündungshemmende Eigenschaften, und sie vermag den Blutzucker- und den Cholesterinspiegel zu senken. Der Extrakt aus der Wurzel ist gegen ein breites Spektrum von Viren wirksam.

Anwendung: Wenn man seinen Organismus bei Müdigkeit und Erschöpfung, bei Stress, in einer Rekonvaleszenzphase, bei Konzentrationsproblemen, Appetitmangel oder nachlassenden Abwehrkräften stärken und anregen will, nimmt man 3-mal täglich 1 Kapsel zu je 200 mg Trockenpulver oder 50 mg Nebulisat ein.

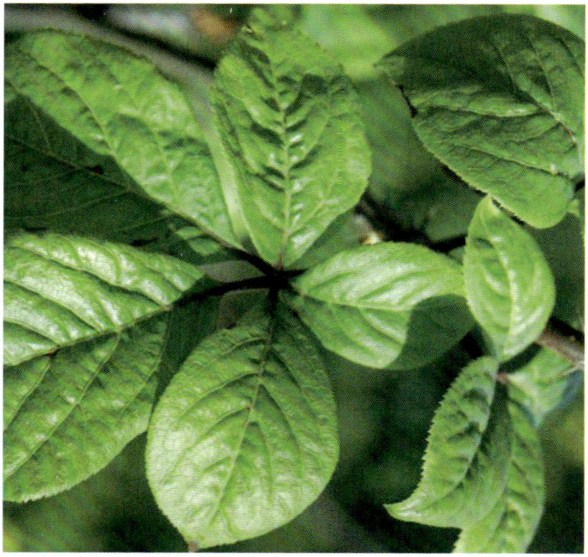

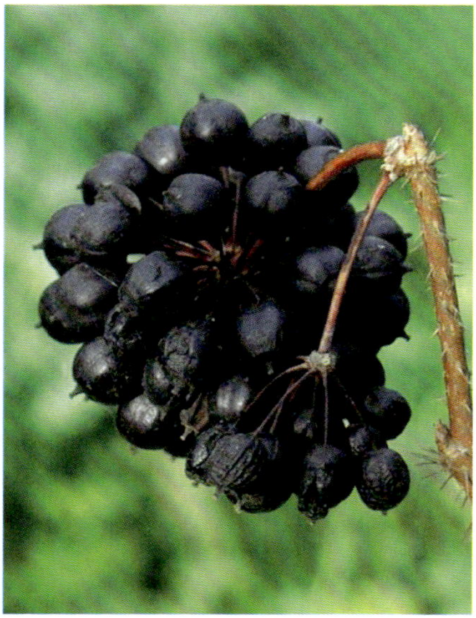

Vom Trockenpulver beträgt die maximale Tagesdosis 4 g. Einen Tee kann man aus 2 bis 4 g der getrockneten Wurzel zubereiten, die man mit 150 ml kochendem Wasser überbrüht und 5 bis 10 Minuten ziehen lässt. Davon trinkt man 1 oder 2 Tassen pro Tag. Vom Flüssigextrakt nimmt man täglich 2 bis 4 mg zu sich, auf 2 oder 3 Mal verteilt.

Risiken und Gegenanzeigen: Alle 6 bis 12 Wochen muss man eine Behandlungspause von 1 bis 2 Wochen einlegen. In seltenen Fällen kann die Taigawurzel vorübergehend Durchfall oder Schlafprobleme auslösen. Bei niedrigem Blutdruck, Schlafstörungen oder Nervosität sollte man die Taigawurzel meiden. Von der Anwendung bei Kindern vor der Pubertät wird abgeraten, ebenso bei schwangeren und stillenden Frauen, bei der Einnahme der Antibabypille sowie bei Übergewicht.

Tanne

Abies pectinata Lam. D.C. Pinaceae

• Erkältung | • Bronchitis

Atemwege und HNO

Die Tanne ist ein großer Nadelbaum, der bis zu 50 m hoch werden kann und in 400 bis 1000 m Höhe wächst. Er hat grüne Nadeln, deren Oberseite mehr oder weniger glänzt, während die Unterseite weißlich oder blau-grün ist (mit 2 Sorten parallel verlaufender weißlicher Bänder). Die Zapfen stehen aufrecht am Zweig; die rötlich-braunen Knospen sind nicht harzig.

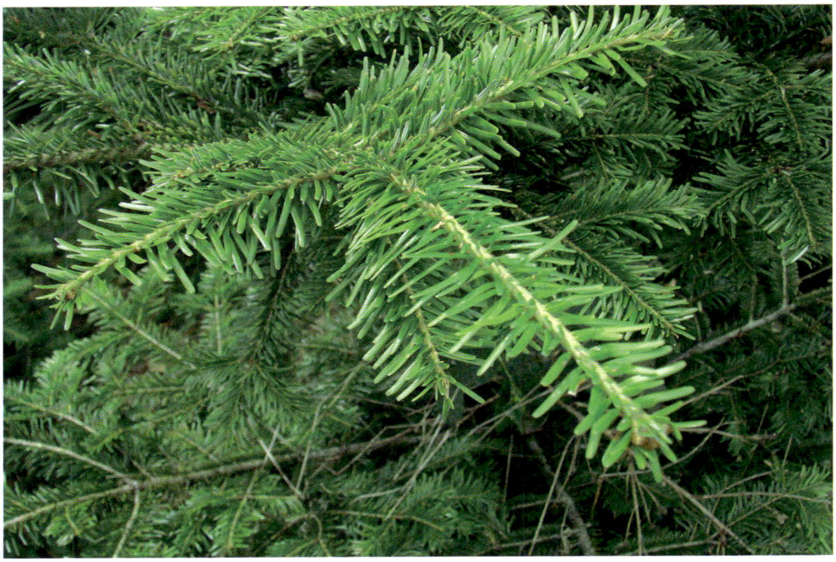

Tannentriebe können – sofern eine Genehmigung vorliegt – im April und Mai gesammelt werden.

Heilwirkung: Die hellgrünen Tannenspitzen haben durch ihr ätherisches Öl eine antiseptische Wirkung auf die Atemwege, das Harz eine heilende bei Wunden und Geschwüren.

Anwendung: Als Heilmittel ist die Tanne nur in der Volksmedizin bekannt. Ihre Knospen werden dagegen in verschiedenen Formen vermarktet. Ein Beispiel ist der Sirup aus frischen Tannentrieben, die man im April oder Mai sammeln kann und noch am selben Tag verarbeiten sollte. Man nimmt dazu 1 kg Tannentriebe, die beim Sammeln der Sonne ausgesetzt waren (weil sie dann ein Maximum an Saft enthalten), und gibt sie zu gleichen Teilen schichtweise abwechselnd mit Zucker in einen Tontopf. Dann fügt man 2 Teile Wasser hinzu, sodass die Mischung bedeckt ist. Anschließend legt man einen Teig aus Wasser und Mehl darauf, um den Geschmack zu bewahren. Das Ganze wird am selben Tag 3 Stunden lang gekocht, dann filtert man und presst die Mischung aus. Bei Husten oder Grippe nimmt man täglich 1 bis 2 Esslöffel der Flüssigkeit. Für einen Kräutertee übergießt man 20 bis 30 g frische Tannentriebe mit 1 l kochendem Wasser und lässt 10 Minuten zugedeckt ziehen. Diesen Tee trinkt man über den Tag verteilt.

Risiken und Gegenanzeigen: Tannentriebe dürfen nicht ohne die Erlaubnis der Besitzer gesammelt werden, in Wäldern ist es generell verboten.

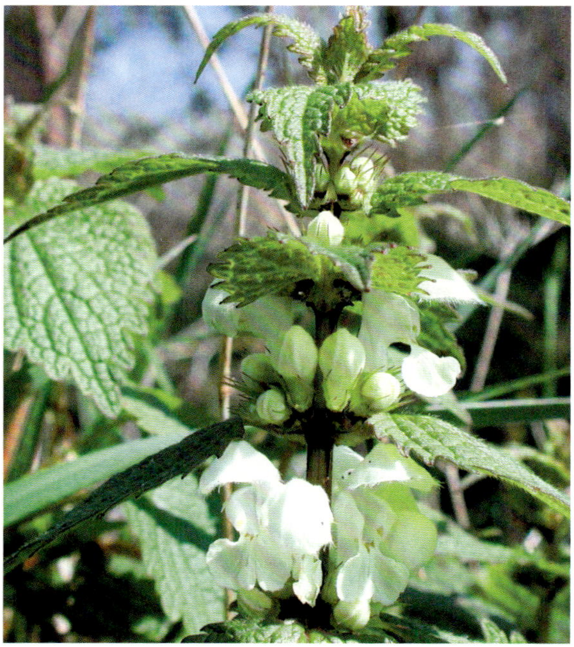

Taubnessel, Weiße

Lamium album L. Lamiaceae

- **Durchfall** | • **Blutungen** | • **Blähungen**
- **schmerzhafte Regelblutungen**
- **vaginaler Ausfluss**
- **Menstruationsstörungen/ Zwischenblutungen (Metrorrhagie)**
- **Erkrankungen der Harnwege**

Die Weiße Taubnessel ist eine mehrjährige krautige Pflanze von 35 cm Höhe mit einem hohlen, vierkantigen und behaarten Stängel. Die gesägten Blätter sind herzförmig zugespitzt, die weißen Blüten sitzen kranzförmig in den Achseln der oberen Blätter. Die Weiße Taubnessel kann vor

Die Blüten und die oberirdischen Teile werden im April und Mai geerntet.

der Blüte mit der Brennnessel verwechselt werden, gehört jedoch zur Familie der Lamiaceae (wie Thymian oder Lavendel) und nicht zu der der Urticaceae, wie ihre Blüten klar zeigen.

Heilwirkung: Die Blätter und vor allem die Blüten sind ein wichtiges Heilmittel bei Durchfall, Zwischenblutungen, Bluthusten (Hämoptyse) und sonstigen Blutungen, bei vaginalem Ausfluss, schmerzhaften Menstruationsblutungen und Katarrhen der Atemwege. Diese Verwendungen erfolgen im traditionellen Rahmen, es sind keine Risiken bekannt. Neuere Forschungen deuten auf eine entzündungshemmende Wirkung bei Beschwerden im Bereich der Harnwege oder des Verdauungstrakts (Durchfall, Blähungen).

Verdauung, Gynäkologie, Urologie

Anwendung: Für einen Teeaufguss nimmt man 2 Teelöffel der getrockneten Blüten auf 150 ml kochendes Wasser und lässt 5 Minuten ziehen. Dieselbe Zubereitung kann man auch bei Entzündungen der Haut und Schleimhäute verwenden, z.B. als Vaginalspülung, die man 1- bis 2-mal täglich durchführen sollte. Für eine blutreinigende Wirkung nimmt man zu den 3 Hauptmahlzeiten jeweils 1 Kapsel à ungefähr 300 mg ein.

Tausendgüldenkraut

Centaurium erythraea Rafn. Gentianaceae

• Leberinsuffizienz | • Verdauungsbeschwerden | • Appetitmangel
• Blähungen | • Müdigkeit | • Haarausfall | • Lausbefall

Das Tausendgüldenkraut hat vierkantige, lange, dünne Stängel, die sich in den oberen Bereichen der Pflanze verzweigen. Die eiförmigen Blätter sind kurz gestielt und bilden eine grundständige Rosette, am oberen Stängel sind sie wechselständig angeordnet. Die rosafarbenen Blüten bilden endständige Trugdolden. Die Frucht ist eine Kapsel mit vielen winzigen Samenkörnern.

Verdauung, Müdigkeit, Dermatologie

Heilwirkung: Die Pflanze wirkt kräftigend und fördert die Verdauung, indem sie die Bauchspeicheldrüse und die Gallensaftproduktion anregt. Außerdem hat sie eine beruhigende Wirkung auf den Verdauungstrakt. Sie vermag auch Fieber zu senken; in dieser Hinsicht ist sie mit dem Chinarindenbaum vergleichbar.

Anwendung: In der Pharmazie steht der Name Cenataurii herba für das Kleine Tausendgüldenkraut. Aus 2 bis 3 g der fein geschnittenen Droge kann man einen Teeaufguss zubereiten, den man 10 Minuten ziehen lässt. Alternativ lässt man 2 bis 3 g pro Tasse über mehrere Stunden kalt einweichen. Die Behandlung sollte höchstens ca. 10 Tage andauern.

Risiken und Gegenanzeigen: Die Verwendung des Tausendgüldenkrauts über einen längeren Zeitraum kann eine Reizung der Magen- und Darmschleimhäute auslösen, daher darf diese Pflanze bei einer Entzündung im Bereich des Verdauungstrakts nicht eingesetzt werden.

Das Tausendgüldenkraut wächst auf trockenen Wiesen und wird im Juli zur Zeit der Blüte geerntet.

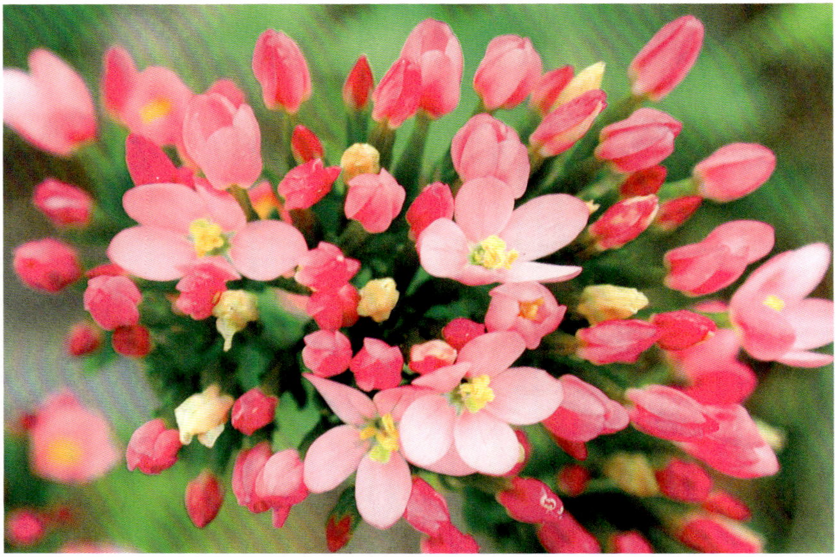

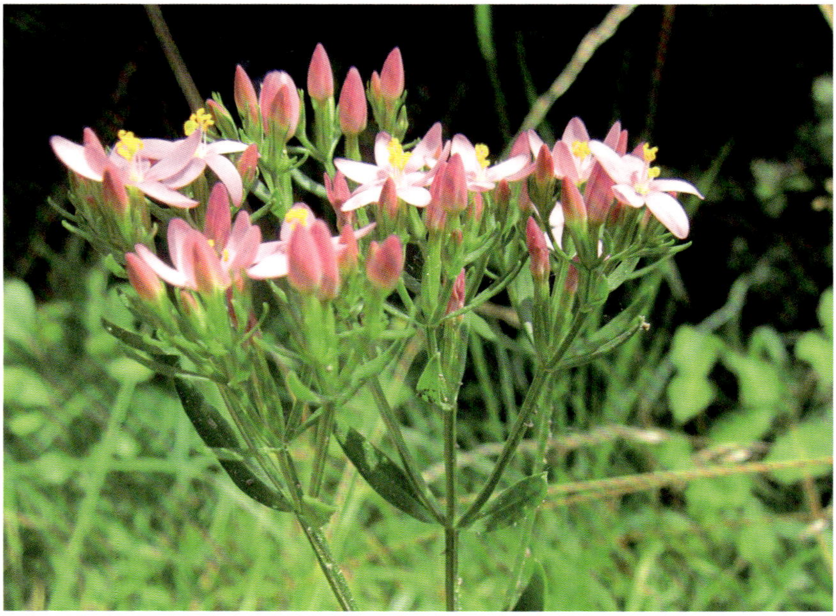

Tee, Grüner

Camellia sinensis L. Theaceae

• erleichtert die Verdauung | • Müdigkeit | • Übergewicht

Über Jahrhunderte hinweg war jeglicher im Handel befindliche Tee weiß oder grün, der Oxidationsprozess der Blätter wurde erst in der chinesischen Ming-Dynastie (vom 14. bis 17. Jahrhundert) entdeckt. Der Teebaum ist ein kleiner Baum, der wild wachsend eine Höhe von bis zu 10 m erreichen kann, in Kulturen jedoch maximal bis zu 2 m hoch gehalten wird. Der Grüne Tee ist unfermentiert und reicher an Antioxidantien als der Schwarze Tee.

Müdigkeit und Immunabwehr

Heilwirkung: Aktuellen Forschungen zufolge scheint Grüner Tee die Verdauung zu erleichtern, die physische und intellektuelle Aktivität zu erhöhen, die Widerstandskraft des Körpers gegen Krankheiten zu steigern, die Ausscheidung von Fetten und Giften zu beschleunigen, die Regeneration der Haut zu fördern, Karies durch den Schutz des Zahnschmelzes vorzubeugen, gegen depressive Stimmungen zu wirken sowie das Risiko von Herz-Kreislauf-Krankheiten und Schlaganfällen zu verringern.

Bis zu 4-mal im Jahr kann Tee geerntet werden. Die Knospe ist am meisten begehrt, dann die jüngsten hellgrünen Blätter und danach die breitesten Blätter.

Anwendung: Man gießt den Grünen Tee (vorzugsweise als Blätter) mit 70 bis 80 °C heißem Wasser auf und lässt ihn 8 bis 10 Minuten ziehen. Durch die Catechine wird er bitterer und wirkt adstringierend (zusammenziehend). Wird der Tee nicht aus gesundheitlichen Gründen, sondern als reines Genussmittel und wegen des Geschmacks getrunken, lässt man ihn nur 3 Minuten ziehen. Die entscheidende

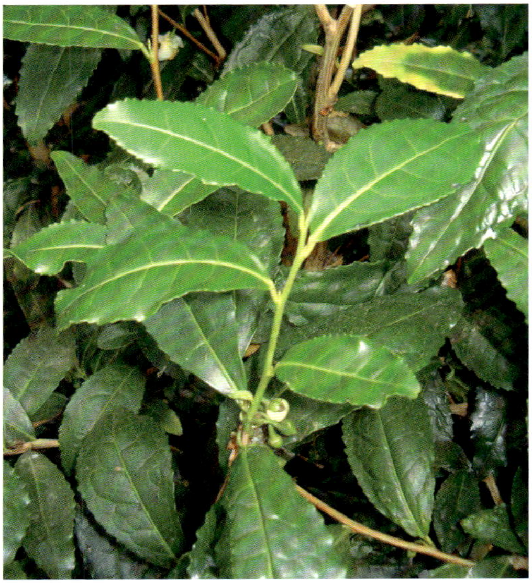

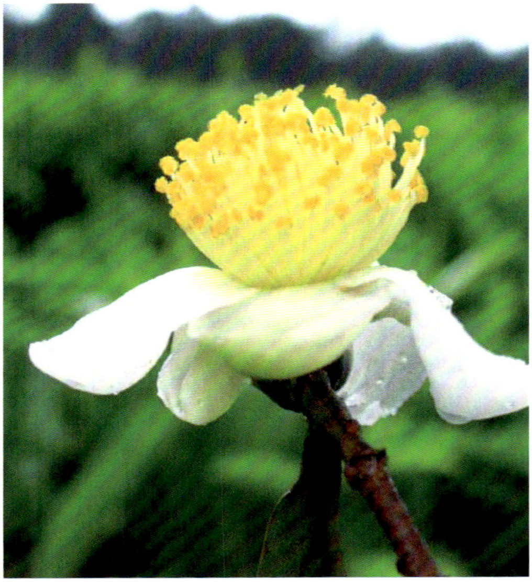

Menge an Koffein oder Teein wird in den ersten 30 Sekunden herausgezogen. Will man Koffein meiden, kann man den ersten Aufguss verwerfen und die nassen Blätter noch einmal neu aufgießen. Im Durchschnitt braucht man 2,5 g Tee pro Tasse (das entspricht 1 gestrichenen Teelöffel).

Risiken und Gegenanzeigen: Um eine Verringerung der Aufnahme von Eisen aus pflanzlichen Nahrungsmitteln zu vermeiden, sollte der Tee 1 oder 2 Stunden vor oder nach den Mahlzeiten getrunken werden.

Teufelskralle, Afrikanische

Harpagophytum procumbens (Burch.) DC. ex Meisn. Pedaliaceae

• Arthritis | • Arthrose | • Gicht | • Entzündungsschmerz • Sehnenentzündung | • Gelenkschmerzen | • zu hoher Cholesterinspiegel (Hypercholesterinämie) | • Appetitlosigkeit | • Verdauungsstörungen

Rheumatische Beschwerden, Stoffwechsel und Ernährung

Die Afrikanische Teufelskralle ist eine krautige Pflanze, deren Hauptwurzel (Primärwurzel) bis zu 1 m tief in die Erde reicht und dicke, Arm-artige Seitenwurzeln bildet.

In den Blattachseln sitzen 4 bis 6 cm große trichterförmige Einzelblüten, die zunächst hellrosa, dann rot-violett gefärbt sind. Die 10 bis 20 cm großen verholzenden Früchte liegen direkt auf dem Boden und tragen spitze, hakenförmige Dornen an 5 bis 8 cm langen Arm-artigen Auswüchsen.

Der Hauptanteil der weltweit zu Hunderten von Tonnen gehandelten Wurzeln der Afrikanischen Teufelskralle stammt von wild wachsenden Pflanzen. Europäische Hersteller versuchen diese Pflanze – eine der meistgehandelten der Welt – in der Wüste Kalahari in Südafrika zu kultivieren.

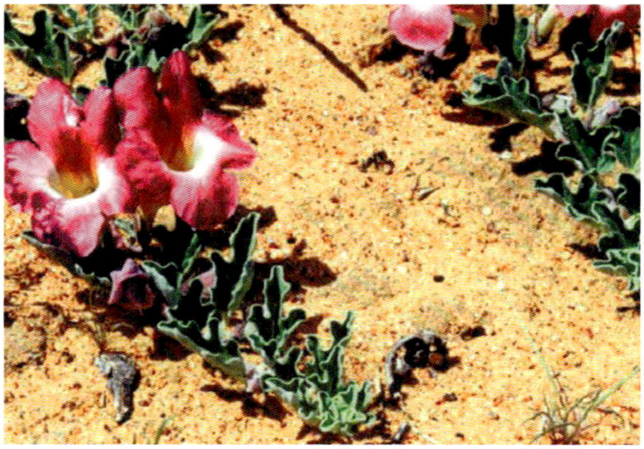

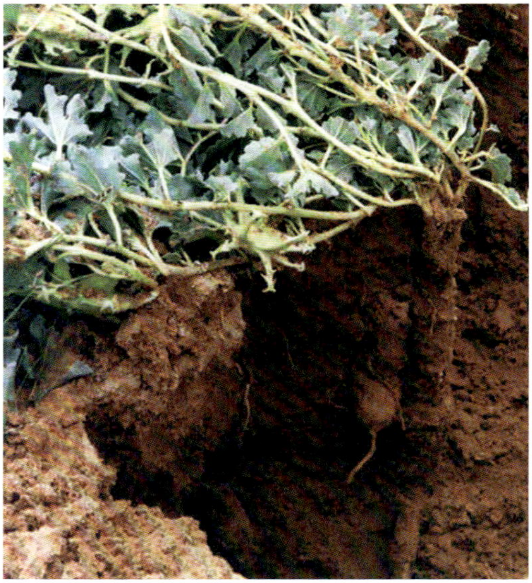

Heilwirkung: Die Sekundärwurzeln verfügen über rasch entzündungshemmende und antirheumatische Eigenschaften; sie senken den Cholesterinspiegel und helfen bei Gicht. Die volle Wirkung tritt allerdings frühestens nach 3 Behandlungswochen ein. Bei Appetitlosigkeit, Verdauungsstörungen, bei degenerativen Veränderungen des Bewegungsapparats (am Skelett, den Muskeln und Gelenken) kann die Afrikanische Teufelskralle ebenso eingesetzt werden wie bei Schmerz-, Entzündungs- und krampfartigen Zuständen, wie sie bei Arthritis, Arthrose, Hexenschuss (Lumbago), Sehnenentzündung, Schleimbeutelentzündung, Synovitis (einer Entzündung der inneren Schicht der Gelenkkapsel) und Verstauchungen vorkommen.

Anwendung: Im Akutfall nimmt man 3-mal täglich zu den Mahlzeiten 1 bis 6 g Pulver (Trockenextrakt) in Kapselform aufgelöst in einem Glas Wasser ein. Vom Flüssigextrakt trinkt man 1 bis 3 Teelöffel pro Tag in einem großen Glas Wasser.

Nebenwirkungen und Gegenanzeigen: Die Behandlung sollte möglichst über 2 bis 3 Monate fortgeführt werden. Seltene Nebenwirkungen sind Magen-Darm-Beschwerden oder allergische Reaktionen.
Die Afrikanische Teufelskralle darf nicht in der Schwangerschaft und Stillzeit angewendet werden sowie bei Magen- und Darmgeschwüren oder einer Allergie. Wechselwirkungen mit anderen Medikamenten sind möglich.

Thymian

Thymus vulgaris L. Lamiaceae

• schleimlösend bei Husten | • Antiseptikum im Bereich der Atemwege • Verdauungsbeschwerden | • Blähbauch | • Magenbeschwerden | • Erkrankungen der Harnwege | • gynäkologische Beschwerden

Atemwege und HNO, Verdauung, Gynäkologie

Thymian ist eine krautige mehrjährige Pflanze aus dem Mittelmeerraum, die in der prallen Sonne gedeiht und nährstoffarme, trockene Böden bevorzugt. Die gegenständig sitzenden Blätter sind klein und oval-lanzettlich, von grün-weißlicher Farbe und auf der weißlichen Unterseite flauschig. Die rosafarbenen oder weißen Blüten bilden endständige, mit Blättern durchsetzte ährenartige Scheinquirle. Der Thymian verströmt einen starken aromatischen Duft.

Heilwirkung: Bereits im antiken Griechenland war der Thymian als Heilmittel bekannt. Auch im Mittelalter fand er nicht nur als Gewürz Verbreitung, Heilkundige und Mönche setzten ihn auch als allgemeines Tonikum ein. Thymian verfügt über ein breites Spektrum an gesundheitsfördernden Eigenschaften. Er wirkt antibakteriell, antimykotisch und im Verdauungstrakt oder bei Husten krampflösend, er hilft bei Verdauungsproblemen wie einer langsamen Verdauung, Blähungen oder Magenbeschwerden, bei Kraftlosigkeit und Bronchitis. Darüber hinaus löst er den Schleim bei Husten und kann als Zusatzmittel bei Asthma oder einem Emphysem, bei vorübergehender Heiserkeit durch eine Luftröhrenentzündung, bei Katarrhen oder als Ergänzung bei Keuchhusten eingesetzt werden.

Die Blätter des Thymians werden kurz vor der Blüte im April und Mai geerntet, die Blüten von Mai bis Juni. Dann muss man sie behutsam und vor der Sonne geschützt trocknen.

Anwendung: Für einen Teeaufguss nimmt man 2 Teelöffel pro Tasse und lässt 5 Minuten zugedeckt ziehen. Davon trinkt man täglich mehrere Tassen. In Form von Kapseln kann man pro Tag 900 bis 1500 mg Pulver einnehmen, vom Flüssigextrakt mehrmals täglich ½ bis 1 Teelöffel. Unter ärztlicher Kontrolle wird das ätherische Öl – wegen seiner antiseptischen Wirkung, die allerdings auch stark reizen kann – sehr oft bei HNO-Erkrankungen wie Nasennebenhöhlenentzündung oder Ohrenentzündung sowie bei Erkrankungen der Harnwege (Blasen- und Harnröhrenentzündung) und gynäkologischen Erkrankungen (Scheiden- oder Gebärmutterhalsentzündung) und nicht zuletzt bei Akne und Ekzemen etc. eingesetzt. Soll das ätherische Öl des Thymians lokal angewendet werden, damit die Nasenschleimhaut abschwillt, mischt man einige Tropfen davon mit Eukalyptus- und Nelkenöl.

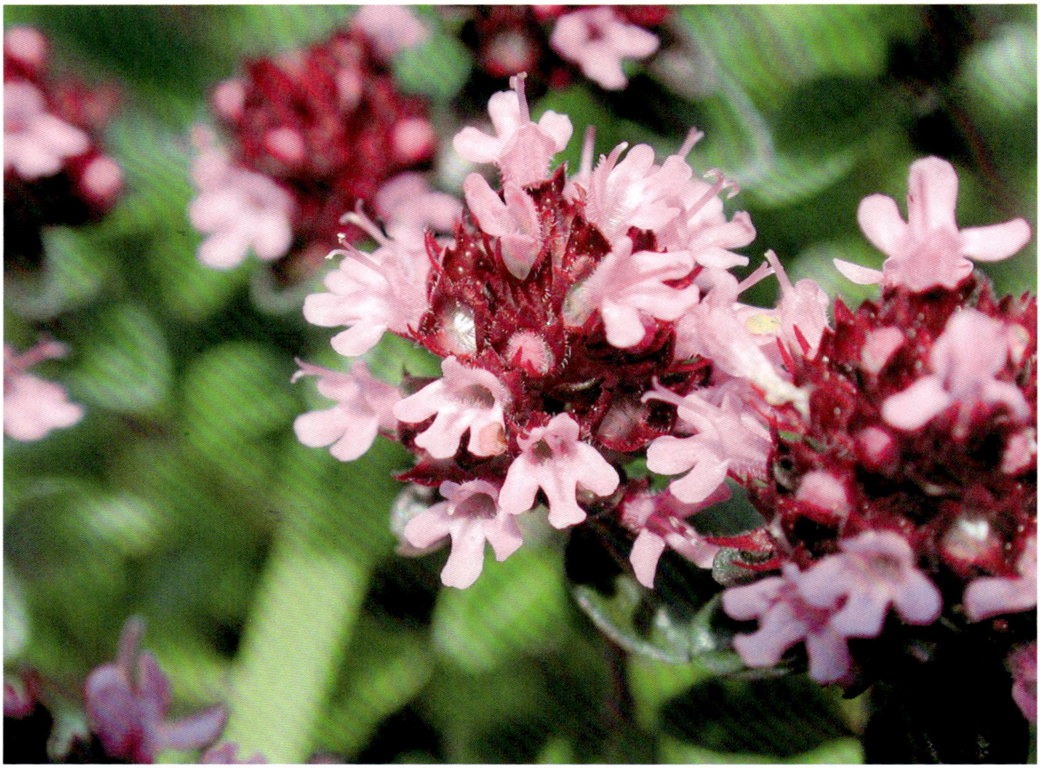

Vogelknöterich

Polygonum aviculare L. Polygonaceae

• Durchfall | • Hämorrhoiden | • Husten, Bronchitis

Diese kleine einjährige Pflanze ist sehr unauffällig. Sie hat zahlreiche verzweigte, meist niederliegende Sprosse. Die kleinen weißen oder rosafarbenen Blüten sitzen in den Blattachseln der länglichen wechselständigen Blätter. Man findet den Vogelknöterich in der Nähe von Wohngebieten, auf unbebautem Gelände und Wegen. Der Japanische Knöterich ist dagegen eine wuchernde, buschwüchsige Sorte, die gerne als Bienenweide genutzt wird.

Verdauung, Nervosität, Durchblutung

Heilwirkung: Der Vogelknöterich ist reich an Gerbstoffen, Flavonoiden und Pflanzenschleim. Die ganze Pflanze besitzt kräftigende Eigenschaften (insbesondere bei Tuberkulose dank der Kieselsäure) und hilft bei Durchfall (Darmkatarrh, Ruhr) und Blutungen (Hämorrhagie) besonders im Verdauungstrakt. Bei Diabetikern kann die Pflanze helfen, den Durst zu stillen, und sie steigert die Widerstandskräfte des Organismus z.B. bei Behandlungen nach einer Tuberkulose. Bei Bronchitis und Husten hat sie schleimlösende Eigenschaften und fördert den Auswurf. In der Volksmedizin kommt die Pflanze mit oder ohne Wurzel in Kombination mit Opiumderivaten bei der Behandlung von hartnäckigem Durchfall zum Einsatz.

Anwendung: Bei Problemen mit der Verdauung oder im Bereich der Lungen kocht man 50 g der getrockneten Pflanze 10 Minuten lang in 1 l Wasser, lässt dann 10 Minuten ziehen und trinkt von diesem Aufguss täglich 4 Tassen.

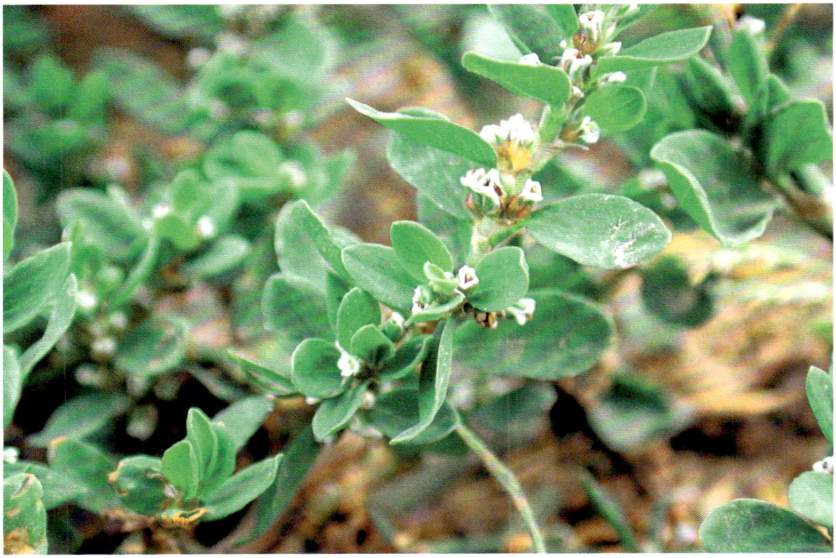

Der Vogelknöterich wird während der Blüte im Juni oder Juli gepflückt. Zum Trocknen bindet man ihn zu Sträußen zusammen.

Wacholder

Juniperus communis L. sensu lato Cupressaceae

• wirkt harntreibend | • Rheuma | • Verdauungsstörungen im Bereich des Magens • Blähungen | • Ödeme | • Muskelbeschwerden

Urologie, Verdauung

Der Wacholder ist ein zweihäusiger, d.h. getrenntgeschlechtlicher, langsam wachsender dichter Busch, der bis zu 6 m Höhe erreichen kann und in den Bergen bis in 2000 m Höhe zu finden ist. Die dunkelgrünen nadelförmigen Blätter stehen in Dreiergruppen zusammen, sind sehr schmal und enden in einer scharfen Spitze. Auf ihrer Oberseite sind die blau-weißen Streifen heller. Die beerenförmigen weiblichen Zapfen sind im ersten Jahr grün. Im zweiten Jahr reifen sie heran und werden schwarz-blau.

Heilwirkung: Die Beeren enthalten 0,5 bis 2 % ätherisches Öl, das reich an Monoterpenen und bitteren Wirkstoffen ist, die für seine verdauungsfördernde Wirkung verantwortlich sind. In der Homöopathie wird es auch als Heilmittel für Frauenleiden verwendet.

Anwendung: Bei Verdauungsstörungen wie Krämpfen, Blähungen oder Blähbauch zerstößt man 2,5 g Beeren (1 Teelöffel) und lässt sie 10 Minuten lang in 150 ml kochendem Wasser ziehen, filtert und trinkt täglich 1 bis 3 Tassen vor den Mahlzeiten. Bei Beschwerden der Harnwege bereitet man einen Absud aus 10 g Beeren auf 750 ml kochendes Wasser, lässt das Ganze 20 Minuten kochen, filtert und trinkt täglich 2 oder 3 Tassen. Will man Rheuma oder eine Sehnenent-

Die Ernte findet im dritten Jahr im Oktober und November statt, wenn die Beeren schwarzblau, vollreif und schwer sind. Sie werden in dünnen Lagen ausgebreitet und immer wieder gewendet, um jeglicher Feuchtigkeit entgegenzuwirken. Man sollte immer die jüngsten Beeren verwenden, da ihr Aroma und ihre heilenden Eigenschaften mit der Zeit abnehmen.

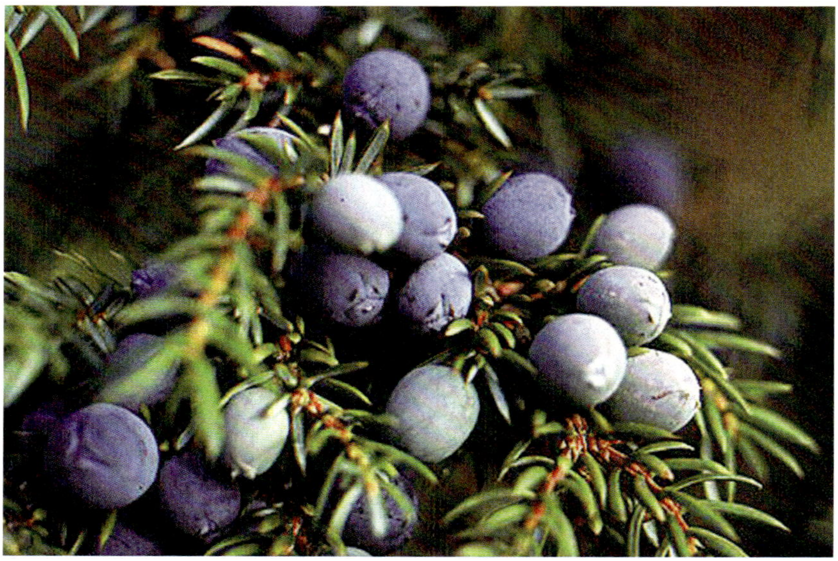

zündung mit Wacholder behandeln, gibt man das ätherische Öl in ein qualitativ hochwertiges Pflanzenöl (beispielsweise Olivenöl), sodass eine 3- bis 5%ige Verdünnung entsteht, und reibt die betreffende Stelle 2- bis 3-mal täglich ein.

Risiken und Gegenanzeigen: In der Schwangerschaft, bei Entzündungen der Harnwege oder Niereninsuffizienz dürfen Wacholderbeeren nicht angewandt werden! Achten Sie darauf, dass Sie Wacholder nicht überdosieren. Bei längerer Anwendung kann der Urin nach Veilchen riechen, dies ist ein Zeichen für eine Nierenreizung durch Überdosierung. Wacholder sollte nicht länger als 5 bis 6 Wochen eingenommen werden.

Waldmeister

Galium odoratum (L.) Scop. Rubiaceae

• Verdauungsprobleme | • Krämpfe | • Nervosität | • Übererregbarkeit
• Schlaflosigkeit | • Krampfadern

Verdauung, Nervosität, Stress und Schlaflosigkeit, Durchblutung

Diese mehrjährige Pflanze hat tiefe, holzige Wurzeln von bräunlich-roter Farbe. Die aufrechten Stängel sind zierlich, kahl und knotig. An jedem Knoten gruppieren sich 7 bis 8 Blätter in Quirlen um den Stängel. Die Blätter sind elliptisch bis lanzettlich, glatt und glänzend an der Oberfläche und etwas rau an den Rändern. Im April und Mai entfalten sich kleine weiße, gestielte, sternförmige Blüten, die endständige Trugdolden bilden. Die Klettfrüchte sind mit hakenförmigen Borsten

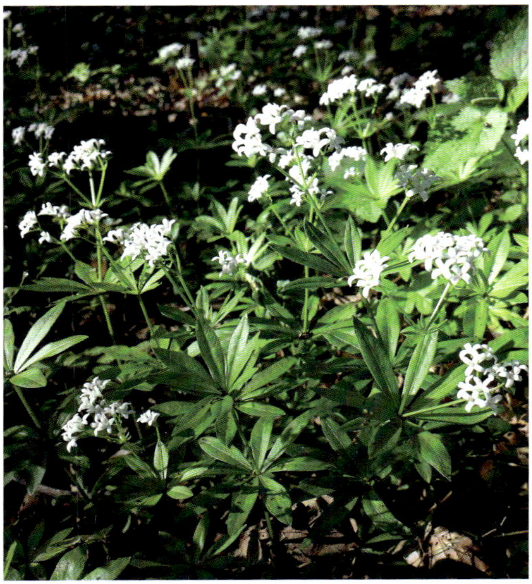

Von Mitte April bis Anfang Mai wird der duftende Waldmeister vor der Blüte geerntet. Die Sprosse müssen eine Länge von 10 bis 12 cm haben. Nach der Auslese und dem Säubern werden sie in Sträußen mit dem Stängel nach oben in einem dunklen, gut belüfteten Raum getrocknet.

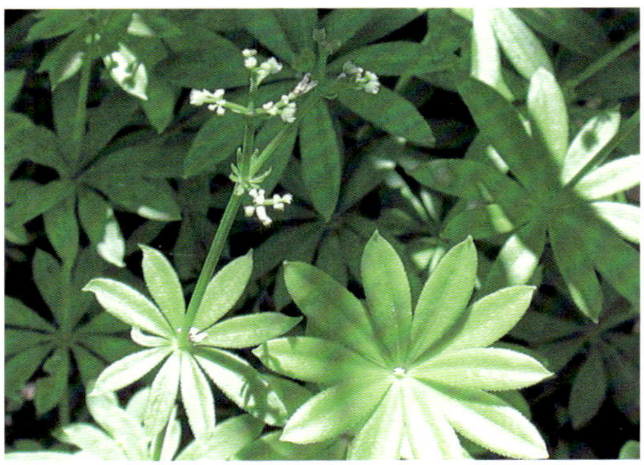

bedeckte Achänen. In frischem Zustand duftet der Waldmeister überhaupt nicht, erst wenn das gepflückte Kraut getrocknet wird, entfaltet sich ein sehr angenehmer Duft. Pferde, Kühe und Ziegen fressen ihn sehr gern.

Heilwirkung: Waldmeister wirkt harntreibend, krampflösend und beruhigend. Wie beim Steinklee ist der Gehalt an Cumarin für die blutgerinnungshemmende Wirkung verantwortlich, die bei Durchblutungsstörungen in den Venen hilfreich sein kann. Waldmeister vermag auch die Lymphfunktion zu regulieren und wird daher von Phytotherapeuten bei Krampfadern und Thrombosen verschrieben. Manchmal wird Waldmeister wegen seines angenehmen Geruchs mit Tabak vermischt; dieser Cumaringeruch hat den Amsterdamer Tabak berühmt gemacht.

Anwendung: Für einen Teeaufguss nimmt man 1 Esslöffel Waldmeister auf 250 ml kochendes Wasser und lässt 10 Minuten ziehen. Bei Nervosität, leichter Erregbarkeit, Krämpfen oder Verdauungsproblemen trinkt man davon täglich 2 bis 3 heiße Tassen. Bei Schlaflosigkeit trinkt man ½ Stunde vor dem Schlafengehen 1 Tasse.

Walnussbaum

Juglans regia L. Juglandaceae

Verdauung, Dermatologie, Durchblutung

- **Durchfall** | • **Hauterkrankungen (Akne, Ekzeme, Geschwülste)**
- **wirkt gegen Pilze (fungizid)** | • **Wiederherstellung der Darmflora**
- **Venen- und Lymphzirkulation**

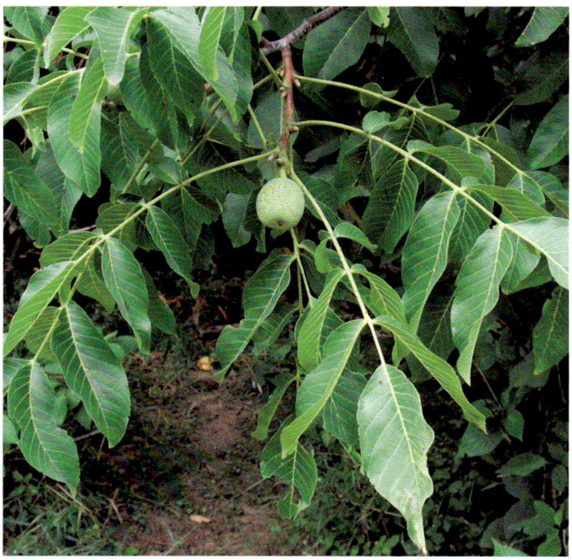

Der Walnussbaum wird zwischen 15 und 25 m hoch, die Rinde ist gräulich und glatt, die wechselständigen Blätter sind unpaarig gefiedert mit 5 bis 9 (meist 7) ganzrandigen Fiederblättchen und erreichen eine Länge von bis zu 30 cm. Der Blütenstand in Form von hängenden Kätzchen setzt sich aus vielen männlichen Blüten zusammen, die weiblichen Blüten sitzen zu zweit oder zu dritt an den Zweigenden. Die Steinfrüchte sind von einer glatten Schale umgeben, die erst grün und dann braun wird. Ein Nussbaum kann 300 Jahre alt werden.

Heilwirkung: Diese Pflanze wirkt kräftigend (tonisierend), im Magen- und Darm-

Trakt reinigend (antibakteriell). Klinische Forschungen haben ergeben, dass sie Diabetes entgegenwirken kann. Der konzentrierte Teeaufguss sorgt für einen niedrigen Blutzuckerspiegel, weshalb die Verwendung von Nussbaumblättern nach den Mahlzeiten sinnvoll ist. Die Blätter haben neben der antibakteriellen Wirkung auch beruhigenden Einfluss.

Anwendung: Zur inneren Anwendung bei Durchfall und zur Wiederherstellung der Darmflora gibt man 10 g getrocknete Blätter auf 1 l kochendes Wasser, lässt 15 Minuten ziehen und trinkt diesen Aufguss über den Tag verteilt. Bei Aphthen und Halsschmerzen kann man den Teeaufguss auch für Mundspülungen (wegen der Aphthen) oder zum Gurgeln verwenden. Das Öl von Walnüssen ist reich an Omega-3-Fettsäuren und wirkt daher entzündungshemmend, blutverdünnend und antidepressiv. Wein aus Walnüssen (hergestellt aus der weichen bzw. grünen Nuss, bevor die Schale hart wird) ist ein guter Aperitif mit verdauungsfördernden und blutreinigenden Eigenschaften.
Zur äußeren Anwendung werden Cremes oder Gels bei Akne, Ekzemen und Hautentzündungen und -geschwülsten benutzt.

Risiken und Gegenanzeigen: Wenn die Zubereitungen zu stark konzentriert sind, reizen sie die Schleimhäute. Da der Nussbaum Juglon enthält, eine beruhigende, den Schlaf verlängernde, aber potenziell giftige Substanz, ist bei der Verwendung Vorsicht geboten.

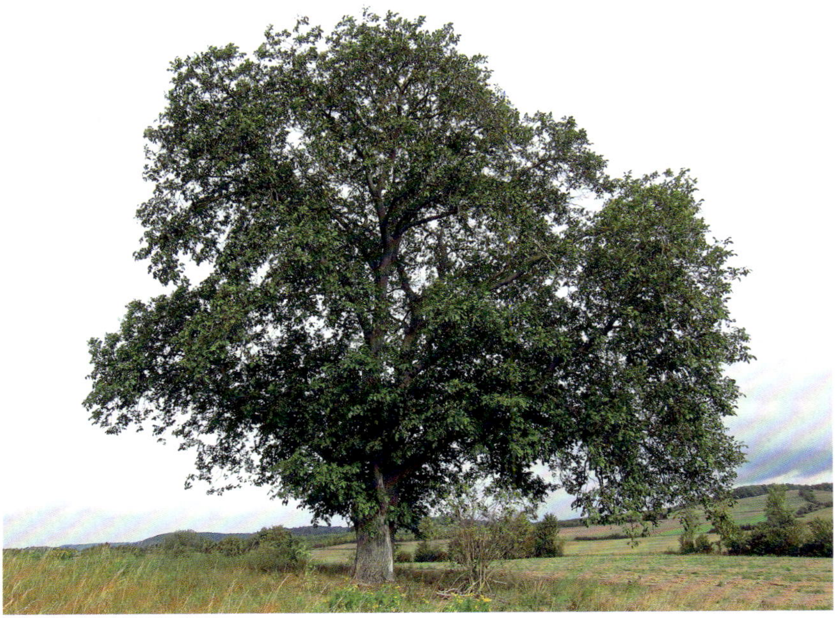

Die Blätter werden während der ganzen ›schönen Jahreszeit‹ geerntet und danach schnell getrocknet. Die Ernte der grünen Nüsse erfolgt meist kurz vor dem Johannistag Ende Juni, je nach Region verschieden: im Norden am 21. oder 22. Juni, im Süden am 24. Juni.

Wegerich

Plantago sp. Plantaginaceae

• antiallergische Pflanze im HNO-Bereich | • volkstümliches Heilmittel bei Wunden

Atemwege und HNO, Wundbehandlung

Die Wegeriche sind mehrjährige Pflanzen mit Blättern in grundständigen Rosetten.
Die Blüten bilden zylindrische oder eiförmige Ähren. Die Wegeriche sind auf Feldwegen, Böschungen und Brachland sehr verbreitet und wachsen gerne in der Nähe von Brennnesseln.

Heilwirkung: Spitz-, Breit- und Mittlerer Wegerich haben eine antibakterielle, blutstillende, entzündungshemmende und antiallergische Wirkung, Letzteres bei Allergien im Bereich der Atemwege oder bei Insektenstichen. Auch Husten kann durch diese Wegericharten gestillt werden. Beim Spitzwegerich nimmt man heutzutage an, dass er bei der äußeren Anwendung am wirkungsvollsten ist. Der Mittlere Wegerich hat eine schwächere Wirkung.

Die Blätter des Wegerichs werden von Juni bis September geerntet.

Anwendung: Zur äußeren Anwendung nimmt man eine Kompresse mit kalt zubereitetem wässrigem Extrakt. Diesen stellt man her, indem man 50 g frische Blätter mit Wasser bedeckt und 6 bis 12 Stunden einweichen lässt. Alternativ kann man den reinen Saft der Pflanze oder reine Muttertinktur verwenden. Heiße Zubereitungen wie ein Teeaufguss oder Absud sind bei der äußeren Anwendung unwirksam.

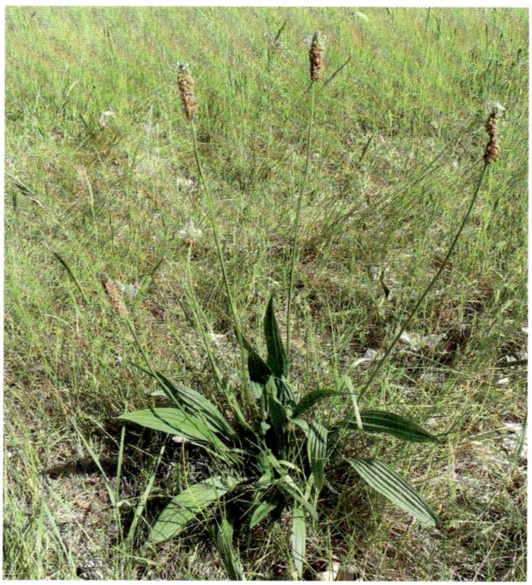

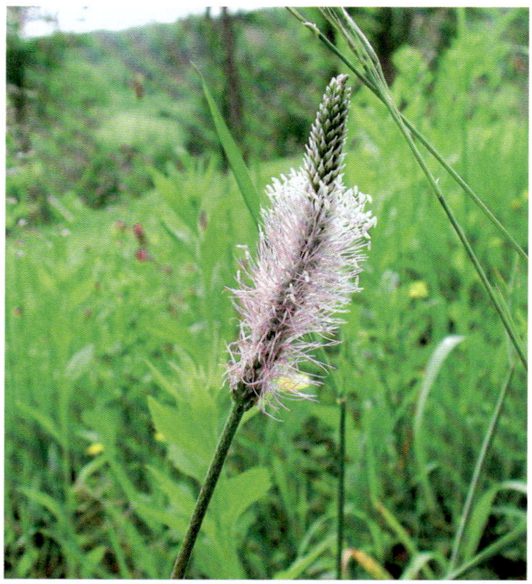

Hat man Brennnesseln berührt oder sich eine kleinere Verletzung zugezogen, reibt man die betreffende Stelle mit Wegerichblättern ein, bis die Wunde gut desinfiziert werden kann. Wegerich kann außerdem als Augenwasser bei Augenreizungen oder als Salbe bei Insektenstichen oder Schrunden eingesetzt werden. Zur inneren Anwendung bei Asthma, Halsentzündung, Kehlkopfentzündung, Bronchitis oder Husten bereitet man einen Teeaufguss aus 1 Teelöffel pro Tasse kochendes Wasser, lässt 5 Minuten ziehen, filtert und trinkt täglich 3 Tassen zwischen den Mahlzeiten. Man kann auch vor jeder der 3 Hauptmahlzeiten 1 Kapsel à ungefähr 300 mg einnehmen oder 2-mal täglich 50 Tropfen Flüssigextrakt.

Weidenröschen

Epilobium sp. Onagraceae

- **gutartig vergrößerte Prostata**

Urologie

Das Weidenröschen ist eine mehrjährige Pflanze mit einem ca. 80 cm hohen Stängel, der wie die langen, leicht gezähnten Blätter behaart ist. Es hat rote oder rosafarbene Blüten mit 4 Kelchblättern, 4 Blütenblättern und 8 Staubgefäßen. Die Früchte sind schmale Kapseln in Form einer Schote, die im Reifezustand an 4 Seiten aufspringt, um die behaarten Samen freizugeben.

Heilwirkung: Epilobium angustifolium, das Schmalblättrige Weidenröschen – auch als Stauden-Feuerkraut, Waldweidenröschen oder Waldschlagweiden-

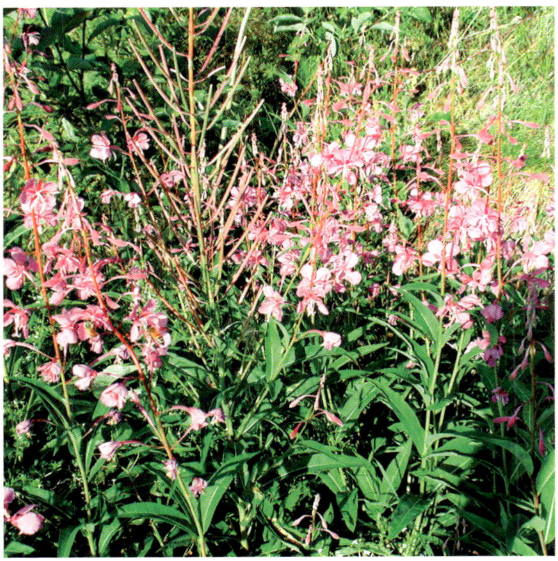

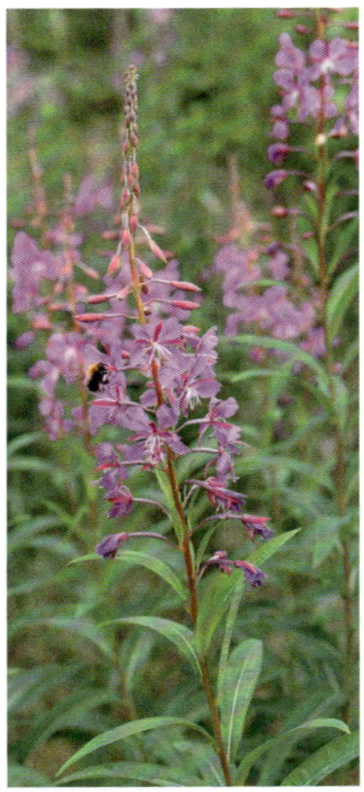

Blüten und Blätter werden von Juni bis September gegen Ende der Blüte geerntet. Diese Ernte bleibt Spezialisten vorbehalten, da es häufig zu Artenkreuzungen kommt. In Europa gibt es ungefähr 15 Arten von Weidenröschen.

röschen bekannt –, ist eine mehrjährige Pflanze, die in kalten und feuchten Zonen der Bergregionen wächst. Diese große Weidenröschen-Art wird bei gutartigen Vergrößerungen der Prostata (Prostatahypertrophie) angewendet. Seit 2008 ist ihre Wirksamkeit (ebenso wie die verschiedener anderer Epilobium-Arten) wissenschaftlich nachgewiesen. Nicht bewiesen sind allerdings die Zeugnisse von Ethnologen, die der Pflanze schlaffördernde bzw. betäubende Eigenschaften zuschreiben. Am häufigsten wird Epilobium parviflorum, das Kleinblütige Weidenröschen, eingesetzt.

Anwendung: Bei harmlosen Prostatabeschwerden übergießt man 2 Teelöffel des Kleinblütigen Weidenröschens mit kochendem Wasser, lässt 10 Minuten ziehen und trinkt davon täglich 3 Tassen zusammen mit Kürbisöl-Kapseln (3 pro Tag) und Brennnesselwurzel-Kapseln (ebenfalls 3 pro Tag).

Weinrebe, Rote

Vitis vinifera var. tinctoria Raf. L. Vitaceae

• Durchblutungsstörungen der Venen | • Hämorrhoiden

Durchblutung

Die Rote Weinrebe ist ein kletternder Strauch, der von den Jungfernreben (auch Zaunrebe oder ›Wilder Wein‹ der Gattung Parthenocissus) mit schwarzen, kleineren Früchten zu unterscheiden ist.

Die Blätter der Weinrebe werden im Herbst geerntet, wenn sie rot gefärbt sind.

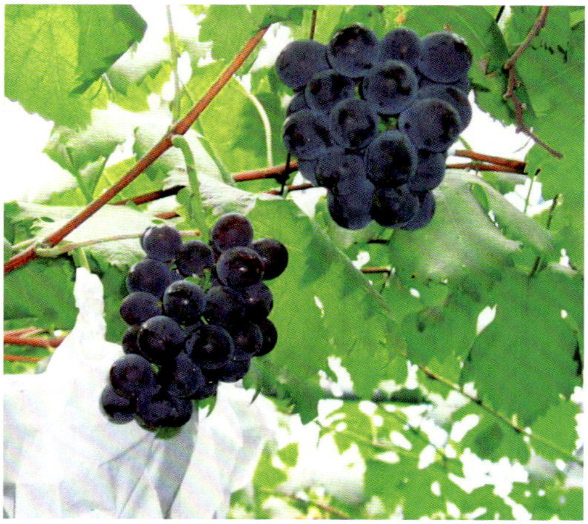

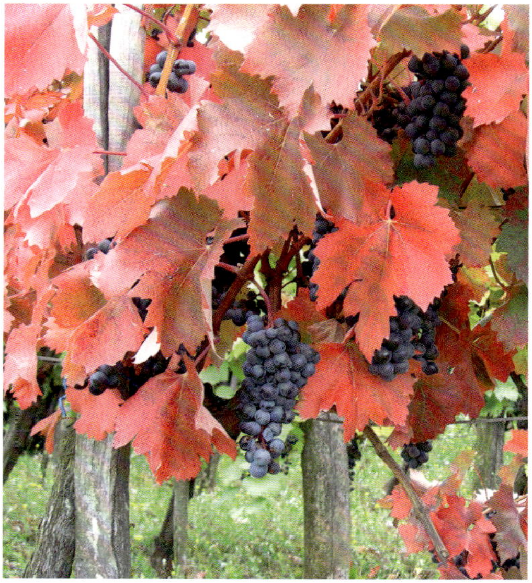

Heilwirkung: Die Wirkung der Roten Weinrebe geht hauptsächlich auf Anthocyanoside, die roten Pigmente der herbstlichen Blätter, zurück, teilweise auch als Vitamin P bezeichnet. Es verringert die Durchlässigkeit der Kapillaren, steigert ihre Widerstandskraft und erleichtert den venösen Rückstrom. Außerdem vermeiden Flavonoide vom Quercetin-Typ und Resveratrol (ein Polyphenol, das in der Haut der roten Weintrauben und im Rotwein vorhanden ist) venöse Stauungen, indem sie die Blutgefäße verengen (Vasokonstriktion), sie wirken antioxidierend und stabilisieren das in den Membranen der Blutgefäße vorhandene Kollagen.
Die Rote Weinrebe ist die Pflanze schlechthin für Durchblutungsstörungen: Sie hilft bei schweren Beinen, Krampfadern, Hämorrhoiden oder auch Durchblutungsstörungen in Verbindung mit den Wechseljahren sowie bei Problemen mit den Hautkapillaren wie erweiterten Äderchen, Blutergüssen oder Petechien (stecknadelkopfgroßen Blutungen aus den Kapillaren in die Haut oder Schleimhäute). Die Pflanze wirkt durch ihre adstringierenden (zusammenziehenden) Gerbstoffe auch bei manchen Formen von Durchfall und Blutungen.

Anwendung: Für einen Kräutertee nimmt man 1 Esslöffel rote Weinrebenblätter auf 1 Tasse kochendes Wasser, lässt 10 Minuten ziehen und trinkt davon täglich 2 bis 4 Tassen zwischen den Mahlzeiten. Vom Trockenextrakt nimmt man 3-mal täglich 2 Kapseln à 100 mg (wenn nötig auch bis zu 2 g täglich, auf 3 Mal verteilt).

Weißdorn

Crataegus sp. Rosaceae

• Nervosität | • Krämpfe | • Herzerkrankungen

Nervosität, Stress und Schlaflosigkeit

Der Weißdorn ist ein dichter Strauch mit dornigen Zweigen. Er hat glatte, glänzende Blätter, die tief in 3 bis 7 Segmente gelappt und fast fiederspaltig geteilt sind (beim Eingriffeligen Weißdorn, Crataegus monogyna Jacq., dessen Beeren nur 1 Kern haben) oder 3 bis 5 weniger tief gelappte Segmente haben (beim Zweigriffeligen Weißdorn, Crataegus oxyacantha, mit Beeren, die 2 bis 3 Kerne aufweisen). Die weißen oder rosafarbenen Blüten bilden in den Blattachseln Doldenrispen und riechen sehr angenehm. Die kleinen eiförmigen Früchte werden teilweise vom Blütenkelch bedeckt und sind bei der Reife im Herbst rot gefärbt.

Heilwirkung: Der Weißdorn ist die Pflanze für das Herz: Er reguliert den Herzrhythmus und hilft bei Herzklopfen, Beklemmungsgefühlen, Nervosität und Schlaflosigkeit. Die Blüten verbessern die Durchblutung der Herzkranzgefäße, steigern die Leistung des Herzmuskels und fördern seine Sauerstoffversorgung. Sie wirken bei Rhythmusstörungen wie Paroxysmalen Tachykardien (anfallsweise auftretendem Herzrasen) oder Herzstolpern (Extrasystolen). Die intensivste Wirkung wurde mit eingeweichten jungen Trieben erzielt, deshalb werden häufig die ganz jungen Blätter verwendet.

Anwendung: Einen Teeaufguss bereitet man aus 1 bis 2 Teelöffeln getrockneter Blüten auf 1 Tasse kochendes Wasser zu, lässt das Ganze 10 Minuten ziehen und trinkt davon täglich 2 oder 3 Tassen, und zwar immer 3 Wochen lang innerhalb eines Monats. Bei leichten Herzbeschwerden oder leichteren Schlafproblemen nimmt man vor jeder Mahlzeit 1 Kapsel à 270 mg ein.

Die Blüten werden zu Beginn der Blütezeit im April gepflückt, bevor sie sich voll entfaltet haben, da sie nach der Ernte noch weiter aufgehen. Man erntet sie einzeln oder in Trauben gemeinsam mit den Blättern und trocknet sie im Schatten in einem gut belüfteten Raum. Die Blüten sind empfindlich, deshalb muss man sehr vorsichtig mit ihnen umgehen. Sie dürfen nicht gepresst werden.

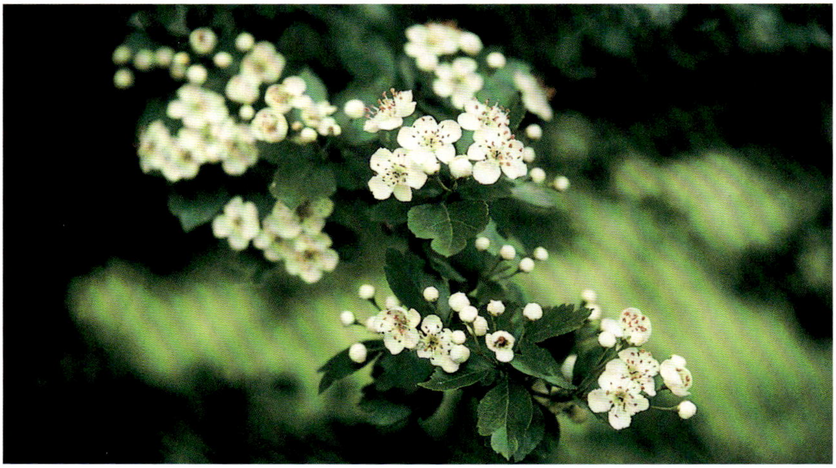

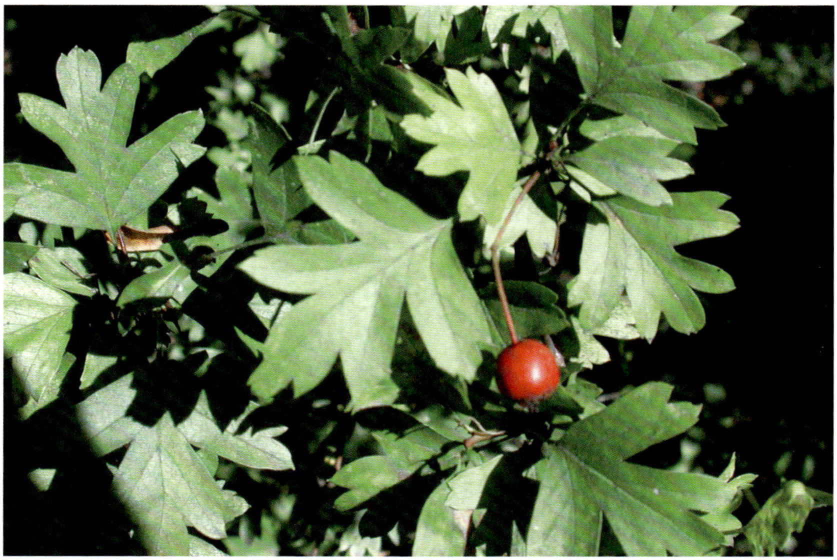

Wermut

Artemisia absinthium L. Asteraceae

• Verdauungsbeschwerden | • Appetitlosigkeit | • Blähungen | • träge Verdauung

Wermut ist eine buschige, winterharte Pflanze, die 80 bis 90 cm hoch wird. Die beidseitig grün-silbrigen Blätter sind in lange Segmente gespalten und im Bereich des Blütenstandes, der aus zahlreichen gelben, nickenden Blütenköpfchen gebildet wird, dicht behaart. Wermut wächst bevorzugt auf trockenen oder sandigen Böden in der Nähe von Wasserläufen. Er ist bis zu einer Höhe von 3500 m anzutreffen.

Heilwirkung: Wermut unterstützt den Menstruationsfluss, kräftigt die Gebärmutter und wurde wegen dieser Wirkung insbesondere beim Ausbleiben der Monatsblutung bei jungen Mädchen (Amenorrhö) infolge allgemeiner Schwäche des Uterus eingesetzt. Des Weiteren hilft er bei Ausfluss, wirkt fiebersenkend, appetitanregend und bekämpft Magenprobleme und Darmträgheit. Sein ätherisches Öl ist reich an Thujon, dessen Gehalt bis zu 50 % betragen kann, worauf die Giftigkeit des Wermuts bei hoher Dosierung und die frühere Verwendung im Zusammenhang mit Abtreibungen beruhen.

Anwendung: Für einen Teeaufguss mischt man Wermut im Allgemeinen mit anderen Kräutern, trotzdem ist dieser Tee extrem bitter. Er kann als Heilmittel bei Verdauungsstörungen, Blähungen und Völlegefühl angewendet werden. Man nimmt dazu 1 Teelöffel pro Tasse, lässt 10 Minuten ziehen und trinkt davon täglich 2- bis 3-mal nach den Mahlzeiten.

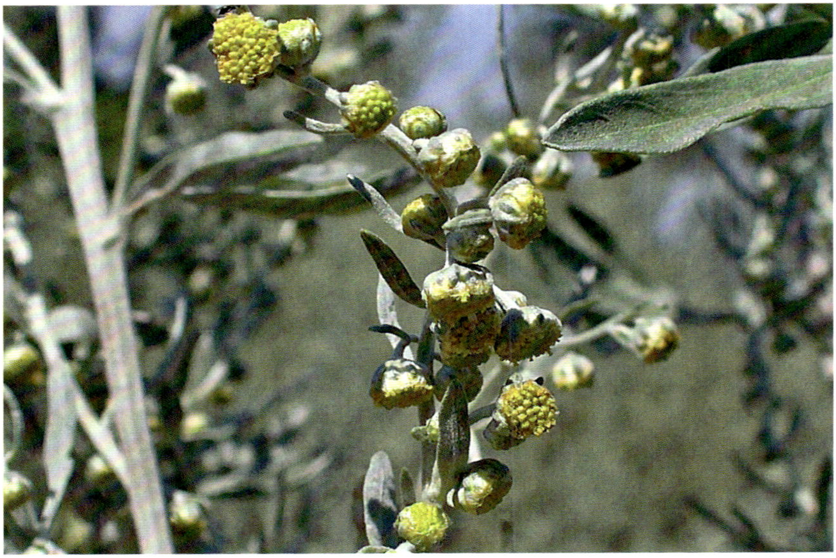

Wermut blüht von Juli bis September. Man erntet die Blätter und blühenden Triebe erst ab dem zweiten oder dritten Jahr.

Risiken und Gegenanzeigen: Wermut darf ausschließlich auf ärztlichen Rat angewendet werden, niemals während der Schwangerschaft. Man darf ihn nur in schwacher Dosierung und über einen begrenzten Zeitraum einnehmen.

Wiesenklee (Rotklee)

Trifolium pratense L. Fabaceae

• Wechseljahresbeschwerden | • Hauterkrankungen

Gynäkologie, Dermatologie

Der Wiesenklee ist eine mehrjährige aus Europa und Asien stammende Pflanze, die wild auf den Wiesen wächst. Sie ist eine gute Futterpflanze und dient auch den Bienen als wichtige Nahrungsquelle. Durch ihre Eigenschaft, Stickstoff im Boden zu binden, gilt sie als Bodenverbesserer. Verschiedene andere eurasische Sorten werden derzeit in Studien erforscht.

Heilwirkung: Wiesenklee ist reich an Isoflavonoiden und Phytoöstrogenen (anderen als in der Sojapflanze). Auszüge aus dem Wiesenklee werden verwendet, um Wechseljahresbeschwerden und Osteoporose zu mildern sowie bestimmten kardiovaskulären (d.h. den Blutkreislauf betreffenden) Problemen insbesondere bei Frauen vorzubeugen. Zubereitungen der Volksheilkunde aus Wiesenklee sollen gegen Krebs wirken. In-vitro-Untersuchungen mit menschlichen Krebsstammzellen haben das zwar bestätigt, doch es wurden bis heute keine Forschungen am Menschen durchgeführt. Kräuterkundige verschiedener Länder in Asien wie im Okzident sprechen dem Wiesenklee schleimlösende, harntreibende, die Gallensaftproduktion anregende, krampflösende und blutreinigende Eigenschaften zu wie auch bei äußerer Anwendung eine Milderung von Ekzemen, Schuppenflechte und Hautjucken.

Die Blüten werden von Mai bis September geerntet.

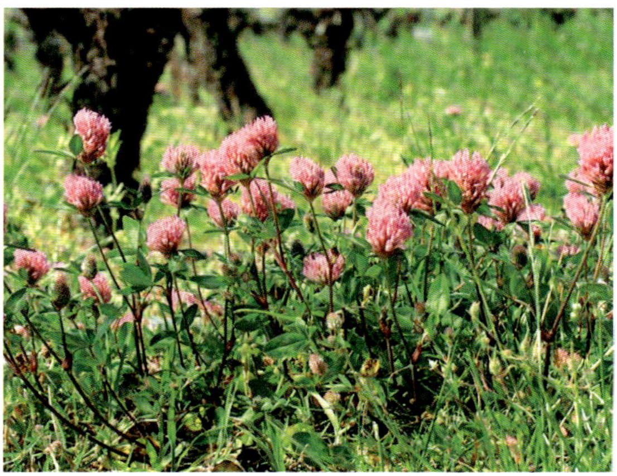

Anwendung: Einen Teeaufguss bereitet man mit 4 g der getrockneten Blüten in 250 ml kochendem Wasser zu und lässt 15 Minuten ziehen. Man trinkt davon täglich 2 bis 3 Tassen. Die Tagesdosis in Form von Pulverkapseln beträgt bis zu 4 g, vom flüssigen Extrakt kann man pro Tag bis zu 3 ml einnehmen.

Risiken und Gegenanzeigen: Es wird allgemein davon abgeraten, Phytoöstrogene in der Schwangerschaft einzunehmen. Bei einem hormonabhängigen Tumor dürfen sie keinesfalls angewendet werden!

Wiesenlabkraut und Echtes Labkraut

Galium mollugo L. und Galium verum L. Rubiaceae

• Krämpfe | • Verdauungsprobleme

Echtes Labkraut

Das Echte Labkraut ist eine krautige Pflanze von 30 bis 50 cm Wuchshöhe. Sie hat eine mehrjährige lange Kriechwurzel. Die aufrechten Stängel sind knotig, verzweigt und abstehend kurz behaart. Die schmalen, nadelförmigen, gefurchten, am Rand zurückgerollten Laubblätter sind quirlig angeordnet, ihre Unterseite ist weißlich und behaart, die Oberseite hart und glänzend. Viele kleine gelbe Blüten von 2 bis 3 mm Durchmesser bilden rispenartige Blütenstände und verströmen einen angenehmen honigartigen Geruch. Die Blütenkrone ist radförmig, der Kronzipfel kurz bespitzt. Die Frucht ist glatt und unbehaart und umschließt 2 Samen.

Wiesenlabkraut

Das Wiesenlabkraut ist eine sommergrüne, mehrjährige krautige Pflanze, die bis zu 1 m hoch werden kann. Aus den kahlen vierkantigen Stängeln gehen Blattquirle hervor, die aus meist 8 lanzettförmigen, am Rand scharfen Einzelblättern bestehen. Die kleinen weißen Blüten sitzen an den Spitzen der Haupt- und

Die Ernte der Blüten findet von Mai bis September statt.

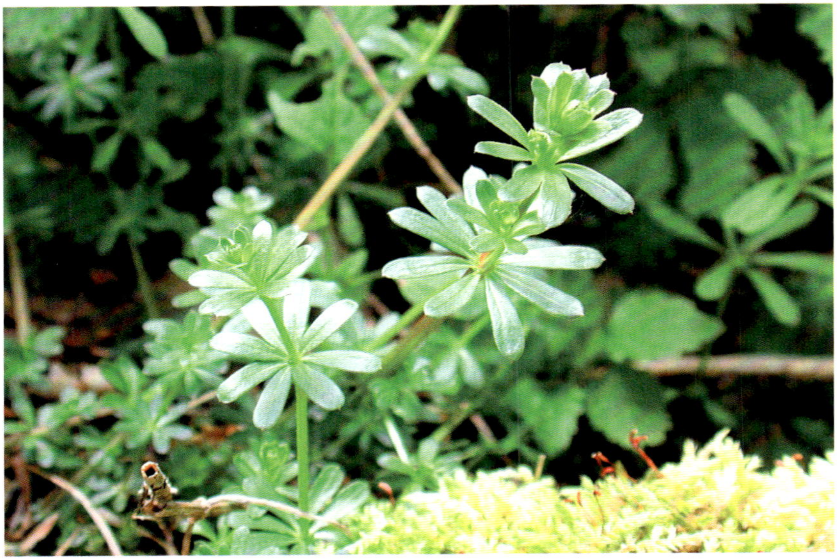

Galium mollugo

Nebenstängel und bilden traubige Blütenstände. Die Pflanze blüht ab April auf Brachland und im Unterholz. Sie enthält das Enzym Lab, das wegen seiner Funktion beim Ausfällen von Milcheiweiß bei der Käseherstellung verwendet wird.

Anwendung: Beide Pflanzenarten wirken gleichermaßen krampflösend im Verdauungstrakt, harntreibend und beruhigend. Für einen Teeaufguss nimmt man 1 Esslöffel Blüten auf 250 ml kochendes Wasser und lässt 10 Minuten ziehen. Davon trinkt man täglich zwischen den Mahlzeiten 3 Tassen.

Risiken und Gegenanzeigen: Aufgrund des teilweise erheblichen Gehalts an Cumarinderivaten können die Labkräuter leberschädigend (hepatotoxisch) sein, deshalb dürfen bei der Anwendung keine Leberprobleme vorliegen. Labkräuter dürfen weder in hohen Dosierungen noch über einen zu langen Zeitraum eingenommen werden.

Wunderbaum (Rizinus)

Ricinus communis L. Euphorbiaceae

- **wirkt abführend**

Verdauung

Der Wunderbaum ist ein Strauch mit wechselständig bis spiralig stehenden großen Laubblättern, die grün (bei manchen Arten auch rötlich), glänzend und 5- bis 11-lappig (handförmig) sind und lange Blattstiele haben. Er blüht von August bis

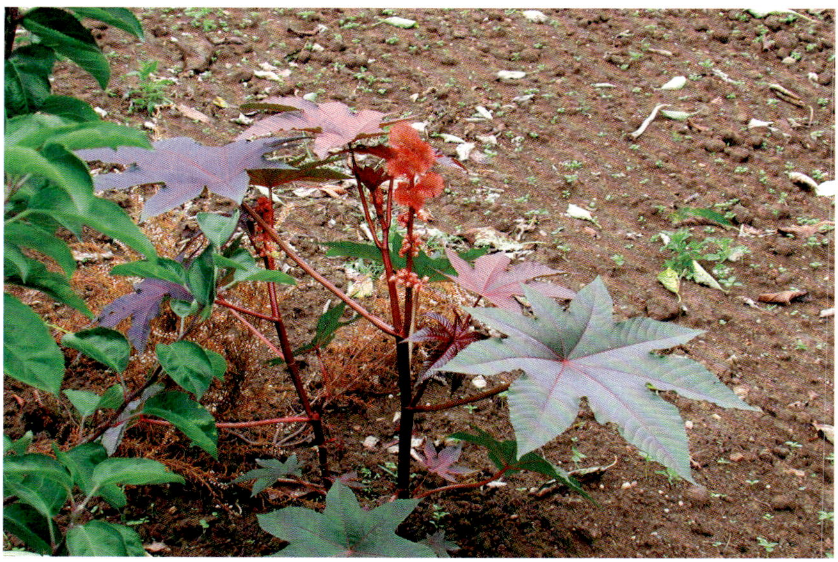

Der Rizinusbaum stammt aus Ostafrika und wird in allen tropischen Regionen angebaut. Die Kapselfrüchte werden das ganze Jahr über geerntet, kurz bevor sie reif sind, und dann in die Sonne gelegt, um den Reifeprozess fortzuführen.

Oktober mit großen, endständigen rispigen Blütenständen. Dabei werden in der oberen Hälfte nur weibliche Blüten gebildet, die an den roten Stempeln zu erkennen sind, im unteren Bereich findet man die männlichen Blüten mit ihren typischen gelben Staubblättern. Die Samen des Wunderbaums sitzen in mit weichen Stacheln besetzten rot-braunen Kapselfrüchten.

Heilwirkung: Das seit Jahrtausenden verwendete Rizinusöl diente früher zur ›Reinigung des Organismus‹, und noch heute hilft es bei Vergiftungen. Rizinusöl ist ein starkes Abführmittel, das die Muskeltätigkeit des Dickdarms (Peristaltik) und damit die Ausscheidung fördert. Die Wirkung erfolgt ca. 3 bis 5 Stunden nach der Einnahme. In Indien verwendet man das Öl häufig, um die Brüste stillender Frauen zu massieren und damit die Milchbildung zu fördern, worauf auch die homöopathische Verwendung des Wunderbaums in Europa zurückzuführen ist. Dies sollte allerdings nur unter medizinischer Aufsicht erfolgen. Auch bei kosmetischen Präparaten findet Rizinusöl Verwendung.

Risiken und Gegenanzeigen: Die Samen des Wunderbaums sind potenziell giftig; der Verzehr von nur 3 bis 5 Samen ist bei Kindern tödlich. Das Öl ist nur für den Gebrauch über einen kurzen Zeitraum bestimmt. Pro Tag kann man 1 Esslöffel einnehmen, und die Anwendung sollte nicht länger als 10 Tage dauern. Bei einer regelmäßigen Einnahme kann es durch den Gehalt an Ricinolsäure zu ernsten Darmbeschwerden kommen, weiterhin zu einem Verlust von Kalium, der folgenschwere Herzrhythmusbeschwerden auslösen kann. Auch eine verminderte Aufnahme bestimmter Vitamine (A, D, E, K) ist möglich. Im Fall einer Schwangerschaft darf Rizinusöl nur nach ärztlicher Verordnung angewendet werden.

Zaubernuss

Hamamelis virginiana L. Hamamelidaceae

• Veneninsuffizienz | • Hämorrhoiden

Durchblutung

Die Indianer benutzten die Hamamelis oder Zaubernuss sowohl als Heilmittel wie auch zur Zierde. Die Pflanze stammt von der Ostküste Nordamerikas und ist ein Strauch oder kleiner Baum von 2 bis 7 m Höhe, der dem Haselnussstrauch ähnelt. Die Blüten bestehen aus 4 gelben Kronblättern in Bänderform und entfalten sich, wenn die breit elliptischen bis verkehrt eiförmigen und buchtig gekerbten Blätter mitten im Winter abfallen.

Heilwirkung: Die Zaubernuss wurde 1736 in Europa eingeführt. Sie übt eine starke Wirkung auf den Kapillarkreislauf aus, indem sie die kleinen Blutgefäße kräftigt, schützt, ihre Durchlässigkeit verringert und ihre Widerstandskraft steigert. Einen ähnlich positiven Einfluss hat die Pflanze auf die Venen, die sie ebenfalls stärkt und verengt, sodass der Venenrückfluss besser erfolgen kann. Die Anwendung der Zaubernuss empfiehlt sich bei schweren Beinen, Ödemen der unteren Gliedmaßen, Krampfadern, Hämorrhoiden, bei den Folgen von Venenentzündungen, Empfindlichkeit der Kapillaren und deren Folgen wie Petechien, spontane Blutergüsse oder erweiterte Äderchen.

Die Ernte der Blätter findet im Laufe des Sommers statt, bevor sie braun werden.

Anwendung: Will man die Zaubernuss in Form von Kapseln anwenden, nimmt man täglich 1 bis 2 g Pulver aus der Pflanze auf 3 Mal verteilt ein oder 400 mg Trockenextrakt. Einen Absud kann man aus 20 g der Blätter auf 1 l Wasser herstellen. Man kocht ihn 3 Minuten lang und filtert dann. Vom Flüssigextrakt kann man täglich 2 bis 6 g (oder auch 10 g, d.h. ungefähr 2 Teelöffel) einnehmen. Bei der Muttertinktur liegt die Tagesdosis bei 50 bis 100 Tropfen, in einem Glas Wasser eingenommen.
Zur äußeren Anwendung gibt es Gels und Salben, die Zaubernuss enthalten. Man trägt sie 1- bis 2-mal täglich auf.

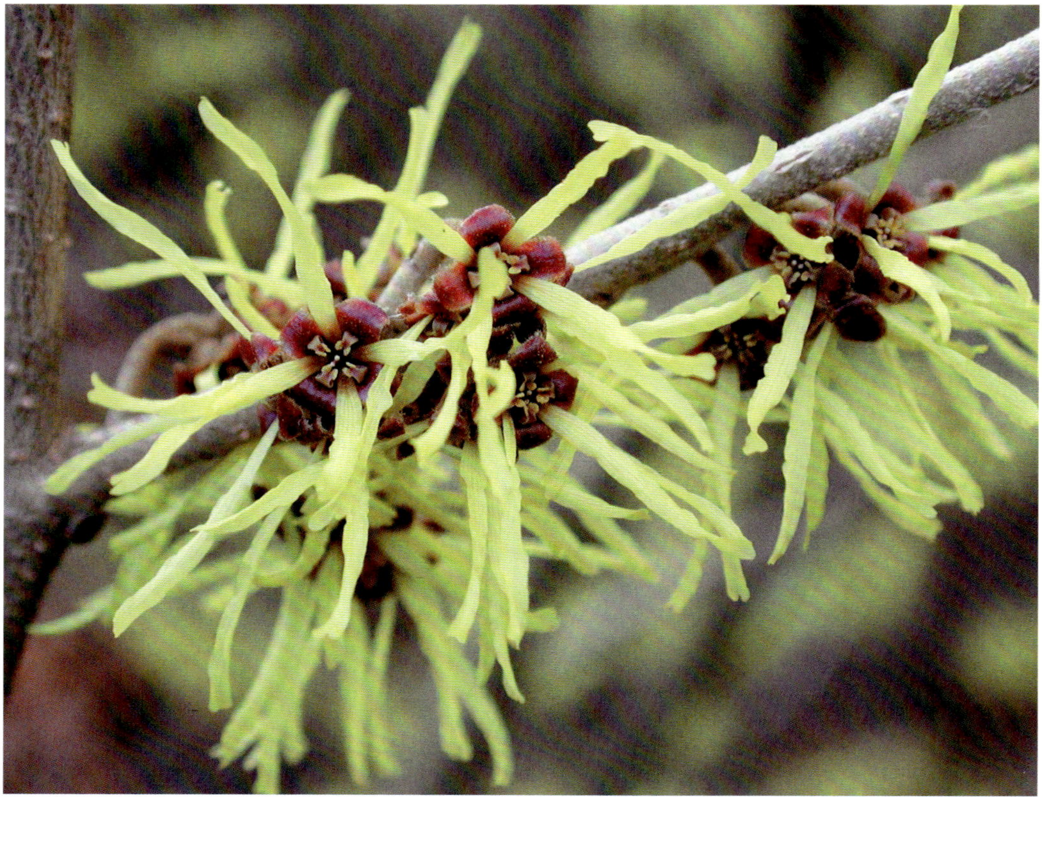

Zitronenverbene

Aloysia triphylla (L'Hér.) Britton Verbenaceae

- **Verdauungsstörungen mit Krämpfen**

Verdauung

Der Zitronenstrauch kann manchmal bis zu 2 m hoch werden; er stammt aus Südamerika, wo er auch wild wächst, und hat längliche Blätter, die einen Zitronenduft verströmen, wenn man sie zwischen den Fingern zerreibt. Die kleinen weißen oder leicht bläulichen Blüten bilden endständige Ähren. Der Strauch ist leicht zu kultivieren, aber nicht winterhart. Abgesehen von seiner Heilwirkung wird der Zitronenstrauch oft auch als Gewürz (sowohl im Obstsalat und zu anderen Desserts als auch mit Gemüse bzw. zum Hauptgericht) verwendet.

Heilwirkung: Das ätherische Öl des Zitronenstrauchs ist reich an Citral und dessen Derivaten. Es reguliert den Appetit und erleichtert die Verdauung. Zudem wirkt es krampflösend. Der Teeaufguss der Zitronenverbene wird herkömmlicherweise bei Verdauungsbeschwerden wie Blähbauch, Aufstoßen, Blähungen, langsamer oder krampfartiger Verdauung sowie auch bei leichten Schlafstörungen und Nervosität bei Kindern und Erwachsenen angewendet.

Anwendung: Einen Teeaufguss bereitet man aus 5 bis 20 g der Blätter pro Liter Wasser zu und lässt ihn 10 Minuten zugedeckt(!) ziehen. Man trinkt ihn über den Tag verteilt hauptsächlich nach den Mahlzeiten. Diese Dosis entspricht 6 Tropfen des ätherischen Öls pro Tag.

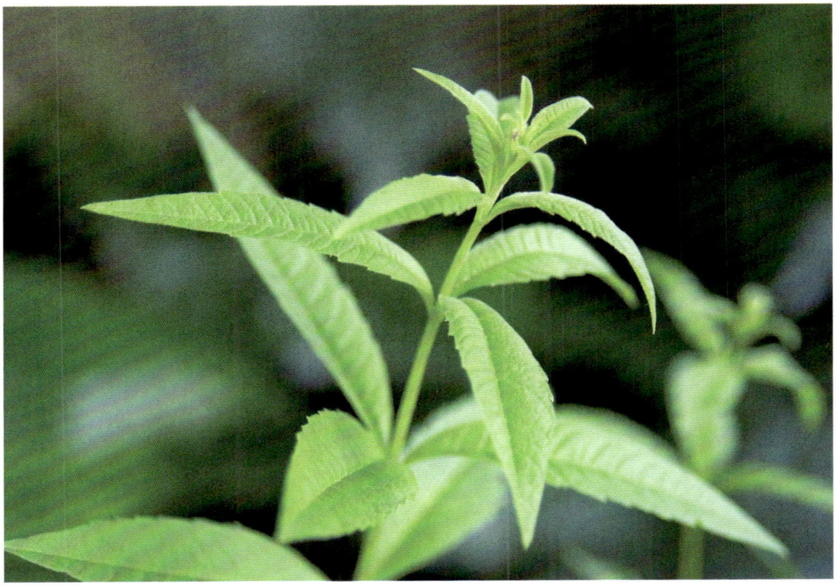

Die jungen Zweige werden im Juli vor der Blüte abgeschnitten und dann wieder im Oktober.

Zwiebel

Allium cepa L. Liliaceae

• Vorbeugung von Arteriosklerose | • Erkrankungen im Hals-Nasen-Ohren-Bereich oder der Bronchien

Die Zwiebel stammt aus Zentralasien und Indien, wo sie in dicken, sehr milden Formen wächst.
Seit Jahrtausenden wird sie als Nahrungs- und auch als Heilmittel geschätzt. Es werden ihr traditionell unzählige Anwendungsweisen bei Infektionen, Diabetes, bei Darmparasiten und verschiedenen Verdauungsproblemen (sowohl im Bereich des Magens als auch des Darms) zugeschrieben.

Heilwirkung: Die Zwiebel hat eine cholesterinsenkende Wirkung, weshalb sie sich zur Vorbeugung arteriosklerotischer Erkrankungen eignet. Die vielen thermolabilen, d.h. bei Erhitzung unwirksam werdenden Schwefelverbindungen verleihen dem Zwiebelsaft bakteriostatische und antimykotische Eigenschaften. Es gibt zahlreiche volksmedizinische Verwendungsarten bei grippalen Infekten, Schnupfen, Husten, Mandelentzündungen, Ohrenschmerzen und gewissen Darmstörungen, dabei müssen jedoch die Risiken und Gegenanzeigen berücksichtigt werden (siehe unten). Die Thiosulfinate (Schwefelverbindungen) scheinen eine entzündungshemmende Wirkung zu haben, welche die Kontraktionen der Bronchien infolge eines Allergens bei Asthma verringert. Außerdem wirkt die Zwiebel schleimlösend.

Anwendung: In Form von Pulverkapseln nimmt man täglich 1 g auf 3 Mal verteilt zu den Mahlzeiten ein.
Wenn man leicht angewärmte frische Zwiebelstückchen in ein Tuch eingeschlagen an die Ohren hält, können Ohrenschmerzen rasch verschwinden. Bei Kindern sollte man das Zwiebelsäckchen allerdings nicht zu lange einwirken lassen, da ihre Haut oft noch sehr empfindlich ist.

Risiken und Gegenanzeigen: Beim Menschen ruft die äußere Anwendung, wenn sie zu lange andauert, eine Körperflüssigkeiten ableitende Wirkung hervor (was bei Phlegmonen, d.h. bakteriellen Entzündungen des Bindegewebes, oder Verbrennungen etc. manchmal erwünscht sein kann). Es kann sogar zu Nekrosen (dem Absterben von Zellen) kommen. Beim Tier kann der Verzehr von Zwiebeln in großen Mengen eine Vergiftung in Form einer hämolytischen Anämie auslösen. Viele Menschen vertragen keine Zwiebeln. Der Saft der Zwiebel muss vorsichtig eingesetzt werden, da er die Gefahr einer Reizung mit sich bringen kann.

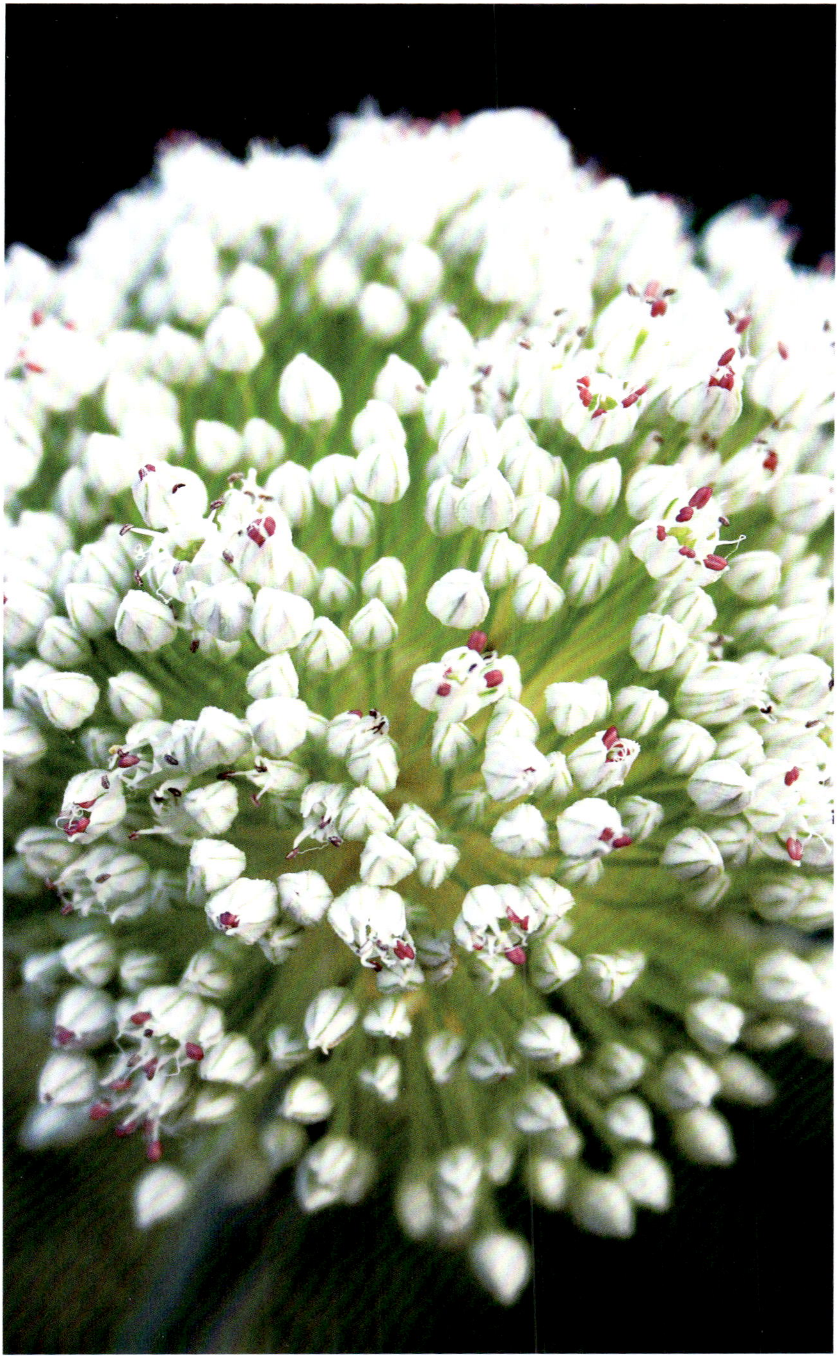

Die Zwiebelknollen werden mehrmals im Jahr geerntet, ungefähr vier Monate nach der Aussaat.

Zypresse, Echte

Cupressus sempervirens L. Cupressaceae

• Durchfall | • Hämorrhoiden | • Venenerkrankungen | • Fieber

Durchblutung, Verdauung

Die Echte Zypresse ist ein Baum mit grau-roter Rinde, der eine Höhe von 20 bis 25 m erreichen kann. Die Blätter sind klein, schuppenförmig und stehen kreuzgegenständig in 4 Reihen an den Zweigen. Die weiblichen Blüten bilden Früchte, die Zapfen, die aus runden, fleischigen Samenschuppen gebildet sind und in reifem Zustand grau-gelb werden.

Heilwirkung: Bei manchen Menschen wirkt die Zypresse besser auf die Venen als die in diesem Zusammenhang sehr bekannte Zaubernuss (Hamamelis). In Malaysia und Indien scheint man außerdem seit Jahrhunderten um die antivirale Wirkung bei Herpes zu wissen, die auf freie antiradikale Gerbstoffe zurückzuführen ist. Bei der Verwendung von standardisierten flüssigen Auszügen gilt diese Wirkung auf Herpes-Viren bei Erkrankungen des Menschen an verschiedenen Stellen als belegt. Der Einfluss der Zypresse bei Gürtelrose und Bronchiolitis wird derzeit untersucht. Bei Tieren ist außerdem ihr positiver Einfluss bei Grippe und Lungenerkrankungen, die von Coronaviren hervorgerufen werden, bekannt.

Anwendung: Bei schweren Beinen, Krampfadern, Durchfall, zu starken Regelblutungen, Blutandrang im Beckenraum und Prostatabeschwerden überbrüht man 2 bis 3 g pro Tasse mit kochendem Wasser und lässt 10 Minuten ziehen. Davon

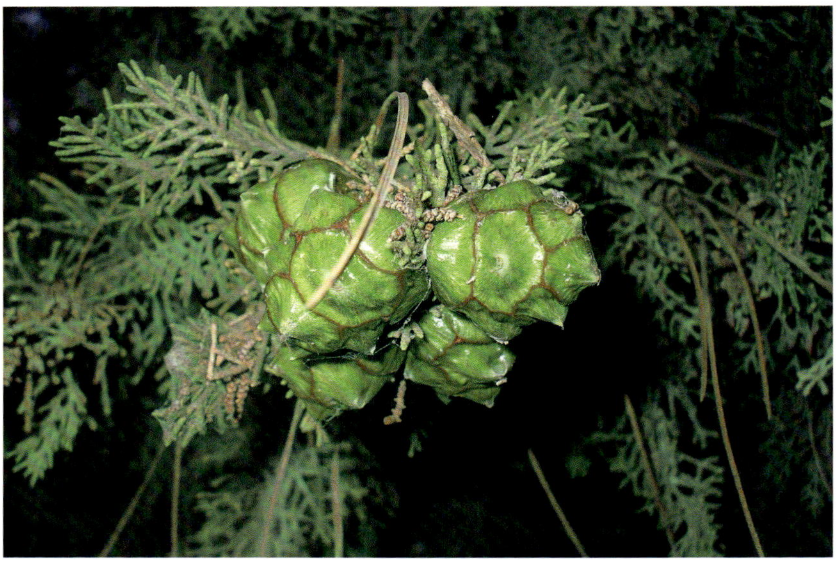

Die Zypresse ist eine Mittelmeerpflanze, die meist zur Zierde oder als Windschutz angepflanzt wird. Die Zapfen werden in reifem Zustand im Winter geerntet.

trinkt man im Verlauf des Tages 4 bis 5 Tassen. Von Pulverkapseln à 300 mg nimmt man täglich 1 bis 3 ein.
Das ätherische Öl der Zypresse wird äußerlich angewendet. Es ist ein abschwellendes Mittel bei Problemen mit der Venen- und Lymphzirkulation und hat in Verbindung mit anderen Substanzen auch eine positive Wirkung bei Hitzewallungen.

Bildnachweis

Christian und Elisabeth Busser, Obernai, Frankreich: Titelbilder; Seite 2, 9 links, 12, 13 rechts, 14 links, 15, 17 links, 20 rechts, 21 links, 22, 26, 28 rechts, 29, 30, 31, 33, 34 links, rechts oben und rechts unten, 35, 37 links, 38, 40 oben und unten, 41 links und rechts, 42, 43, 47 rechts, 50 rechts, 51, 53, 54 rechts oben und rechts unten, 55 rechts, 57 rechts, 58 links, 62, 63, 64, 65, 68 links, 69, 72, 73, 74, 75, 76, 78 rechts, 79 rechts, 80, 83, 84 rechts, 86, 87 rechts, 89, 90, 95, 97, 98, 100, 101, 102, 104, 105, 106 links, 108 rechts, 110 oben, 111, 112, 115 rechts, 118, 121 links, 122, 125, 128, 129 links, 131, 132, 133 rechts, 134 links, 135, 137, 138, 139 links, 140, 142 oben, 143 rechts, 144 links, 146, 147 links, 150, 151 links, 152, 154 oben links, 155, 158, 159, 160, 162 oben, 163, 164, 166, 167, 169, 173, 175, 176, 178 oben, 179 links und rechts, 180 links und rechts, 182, 183, 184, 185 rechts, 186, 188 rechts, 189 links, 190 links, 192 unten, 194, 195, 196, 198, 199, 201, 202.

Shutterstock: Seite 96 (Peter Radacsi).

Weleda-Archiv, Schwäbisch Gmünd: Seite 11, 14 rechts, 18 (Walter Schneider), 19 links (Walter Schneider), 23, 28 links, 36 (Tobias Görner), 46 links und rechts, 48, 50 links, 55 links und 56 (Christina Kiehs-Glos), 57 links (Walter Schneider), 60, 84 links, 85, 87 links (Christina Kiehs-Glos), 93 (Eva Walle), 106 rechts, 113, 119 links und rechts, 123 (Walter Schneider), 124, 127 (Juerg Buess), 133 links, 134 rechts, 142 unten rechts (Ulrike Meyer), 143 links (Tobias Görner), 144 rechts, 149, 154 oben rechts, 154 unten (Tobias Görner), 157 (Ulrike Meyer), 162 unten (Ulrike Meyer), 170, 171, 192 oben (Walter Schneider).

Die folgenden Fotos sind der freien Enzyklopädie Wikipedia entnommen (http://www.wikipedia.de bzw. http://www.commons.wikimedia.org) (siehe auch http.//www.creativecommons.org): Seite 9 rechts (Mateus Hidalgo); 13 links (H. Zell); 16 (Hans Hillewaert); 17 rechts, 19 rechts (Christian Fischer), 20 links (H. Zell), 21 rechts (Walter Siegmund), 24 links und rechts (AnRo0002), 25 links, 25 rechts (Maren Winter), 27 (Bob Blaylock), 32 (Hans Bernhard), 37 rechts (Hedwig Storch), 44 (Andreas Bauer), 45 links (Walter Siegmund), 45 rechts (Olivier Pichard), 47 links (H. Zell), 49 (Christian Fischer), 54 links (Willow), 58 rechts (Gideon Pisanty), 61 links (Dahola), 61 rechts (Alvesgaspar), 66 (Archwizard), 67 (Cayambe), 68 rechts (Drginseng), 71 links und rechts (Σ64), 77 (Vassil), 78 links (Christian Fischer), 79 links (Gocedelcevdh), 81 (AnRo0002), 92 (H. Zell), 94 (Aelwyn), 99 (H. Zell), 107 (Matt Lavin), 108 links (H. Zell), 110 unten (Uebersbach8362), 114

(ArtMechanic), 115 links (Glibber 23), 117 (Ivar Leidus), 121 rechts oben (Roland zh), 121 rechts unten (Jebulon), 126, 129 rechts (Roman Köhler), 139 rechts oben (Epukas), 139 rechts unten (Abalg), 142 unten links (Vera Buhl), 145 (AnRo0002), 147 rechts (Adampauli), 151 rechts (Friedrich Böhringer), 165 (Carolin Feneberg), 168 (AnRo0002), 174 links und rechts (Stanislav Doronenko), 178 unten (AnRo0002), 185 links (Stefan.lefnaer), 187 (Rainer Lippert), 188 links (Hajotthu), 189 rechts (kallerna), 190 rechts, (PavdK), 193 (H. Zell).

Wir danken der Weleda AG für die freundliche Unterstützung.

Register

C

D

E

F

G

H

Q

R

S

T